U0202978

中国医院

人才管理

韩根东 张铁山◎主编

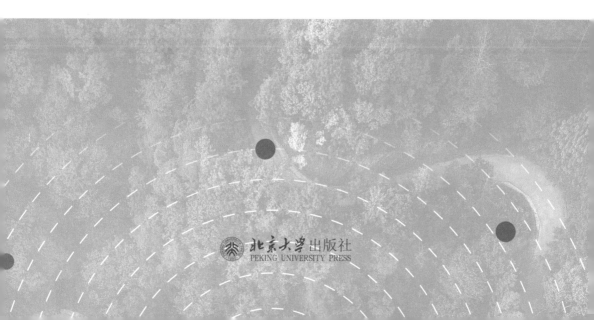

北京大学出版社
PEKING UNIVERSITY PRESS

图书在版编目（CIP）数据

中国医院人才管理 / 韩根东，张铁山主编 . —北京：北京大学出版社，2022.9
ISBN 978-7-301-33381-5

Ⅰ.①中… Ⅱ.①韩… ②张… Ⅲ.①医院－人才管理－中国 Ⅳ.① R197.322

中国版本图书馆 CIP 数据核字 (2022) 第 172572 号

书　　　名	中国医院人才管理
	ZHONGGUO YIYUAN RENCAI GUANLI
著作责任者	韩根东　张铁山　主编
策 划 编 辑	任京雪
责 任 编 辑	任京雪　李　娟
标 准 书 号	ISBN 978-7-301-33381-5
出 版 发 行	北京大学出版社
地　　　址	北京市海淀区成府路 205 号　100871
网　　　址	http://www.pup.cn
微信公众号	北京大学经管书苑（pupembook）
电 子 信 箱	em@pup.cn
电　　　话	邮购部 010-62752015　发行部 010-62750672　编辑部 010-62752926
印 刷 者	北京宏伟双华印刷有限公司
经 销 者	新华书店
	720 毫米 ×1020 毫米　16 开本　18.25 印张　333 千字
	2022 年 9 月第 1 版　2022 年 10 月第 2 次印刷
定　　　价	69 .00 元

未经许可，不得以任何方式复制或抄袭本书之部分或全部内容。
版权所有，侵权必究
举报电话：010-62752024　电子信箱：fd@pup.pku.edu.cn
图书如有印装质量问题，请与出版部联系，电话：010-62756370

《中国医院人才管理》编委会

学术顾问
许树强

主 编
韩根东 张铁山

副主编
曾 勇 任 勇 曹英娟 张艳丽 刘海艳

专家委员会成员（按姓氏笔画排序）

王一方 北京大学医学人文学院教授

王爱杰 山东省卫生健康委员会医疗管理服务中心党委书记、主任

任 勇 山东中医药大学附属医院院长

邢佑文 滕州市中心人民医院党委书记

刘 钊 开封市中心医院党委副书记

刘永东 北京市西城区医疗机构管理服务中心主任

刘海艳 《中国医院人才管理》课题组核心专家、同树健康（北京）研
究院执行院长

伏广照 临沂市妇幼保健院党委副书记

杨海慧 普洱市人民医院副院长

杨劲松 普洱市中心医院党委书记

何浩欣 普洱市中心医院院长

张铁山 《中国医院人才管理》课题组副组长、中日友好医院信息部主任

张艳丽 临沂市妇幼保健院院长

陈文乾 同树健康（北京）研究院研究员

陈金雄　CMIA 与 CPDE 电子病历与电子健康专业委员会主任委员
周云波　玉溪市人民医院副院长
徐希胜　北京中医药大学房山医院前院长
徐　峰　山东大学齐鲁医院副院长
贾新华　山东中医药大学附属医院副院长
郭　伟　首都医科大学附属北京天坛医院副院长
高华斌　云南省医疗服务质量评估中心副主任
曹英娟　山东大学齐鲁医院护理部主任
崔永生　广州医科大学附属第二医院副院长
曾　勇　昆明医科大学第二附属医院院长
韩根东　《中国医院人才管理》课题组组长、首席管理学家
褚福明　同树健康（滕州）研究院执行院长
樊春雷　中国科学院心理研究所研究员

参编人员（按姓氏笔画排序）

于　杰　邓志勇　白凤连　代郑重　朱姝月　刘志东　刘建红
米文杰　李东芬　李师军　李静蔚　杨学伟　杨　洁　陈雅棠
孟佳艺　张艳艳　武　杰　岳寿伟　赵　凯　俞　水　梁　宁
韩雨彤　韩　旭　韩　数　臧春光

人才管理引领医院改革创新高质量发展

　　"发展是第一要务、人才是第一资源、创新是第一动力"。为中华民族的伟大复兴筑牢人才之基，打下健康基础，加快提高卫生健康供给质量和服务水平，是新时代赋予党和人民的重要任务。从改革开放提出"尊重知识、尊重人才"，到人才强国战略成为我国社会发展的基本战略之一，人才管理工作受到各行各业的高度重视，推动着各行各业的改革创新。从人才"支撑"到人才"引领"发展战略定位的转变，为进一步深入实施新时代人才强国战略、促进人的全面发展提供了新的遵循。

　　习近平总书记在中国科学院第二十次院士大会上发表重要讲话，指出："面向世界科技前沿、面向经济主战场、面向国家重大需求、面向人民生命健康"，"深入实施科教兴国战略、人才强国战略"，指明了人才强国战略的重点领域和方向。其中，"面向人民生命健康"深入实施新时代人才强国战略，对医疗卫生行业提出了更高的要求。结合健康中国战略，打造一支面向人民生命健康、满足人民健康需求、高质量的医疗卫生人才队伍，是新时代赋予医疗卫生行业发展的重大机遇。

　　医院，是当代中国医疗卫生服务人才的聚集地，医疗卫生服务供给的主阵地，尤其是公立医院，是我国医疗卫生服务的主力军。面对人民日益增长的美好生活需要以及时代变革和发展的要求，医院需要进行自主创新和供给侧结构性改革，建立和完善现代医院管理制度，促进医院高质量发展。其中，医院人才管理正是医院制度、机制和管理创新领域之一。尤其是 2021 年国务院办公厅印发《关于推动公立医院高质量发展的意见》，提出"三个转变"，指出"公立医院发展方式从规模扩张转向提质增效，运行模式从粗放管理转向精细化管理，资源配置从注重物质要素转向更加注重人才技术要

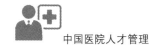

素"，并指出"激活公立医院高质量发展新动力"在于"改革人事管理制度""改革薪酬分配制度""健全医务人员培养评价制度"等，可见，要提高医疗卫生服务质量、效率和医务人员的积极性，其核心动力与活力来自医院的人才，管理的突破点之一是人才管理。

唯有通过有效的人才管理，才能实现高质量发展的动能转化；唯有"人尽其才"，才能"物尽其用"，也才能"事尽其善"；唯有把人才发展摆在改革创新的最优先位置，才能加快推动医院管理变革、动力变革，开辟医院发展新境界。

人才，国之重器。人才管理将成为促进技术创新、精细化管理的重要管理实践。医院高质量发展必将激发医院人才管理的新跨越，人才管理的全面提升也将成为医院高质量发展的新引擎。医院人才管理不单是高端人才培养、人才引进竞争、绩效薪酬管理、人才选拔任用等人才管理方法的简单应用，更是从"以物质资源为重点"向"以人和技术为核心"的医院管理理念转变，构建"人人皆可成才、人人尽展其才"的人才管理和治理体系，通过强化医院人才管理战略，完善部门间的战略协同，激发全员人才发展的主体责任，树立人才管理生态观，利用管理体制机制创新和人才管理方法集成应用，持续提升人才管理在支撑和引领医院改革创新发展方面的效能。

《中国医院人才管理》课题组（以下简称"课题组"）通过全国范围内不同地区、不同医院的大样本抽样调查，完成了一百余家医院的人才管理基线调查及一千多名医务工作者的深度访谈，收回了一万余份人才管理生态调查问卷，初步形成了《中国医院人才管理发展报告》，为公立医院高质量发展提供了循证决策依据。

为了更好地将人才管理创新理论落地实践，课题组又组织三十余位医院管理专家和一线工作者进行理论研讨与实践应用，并将科研成果转化，完成了《中国医院人才管理》一书的编纂工作，向广大医务工作者呈现了一部科学循证的人才管理研究成果。

本书结合当代医院变革的认识、政策研究和趋势分析，提出了医院人才管理的新理念、新生态、新趋势，基于泛医政管理理念、学科健康度评估、人才盘点等具体理论方法，从人才选拔、任用、激励、培育、保留、继任等六个环节，重点围绕人才的使用与培养，从医院和个体两个方面，从管理和治理两个维度，从医院战略、部门协同、个体激发三个层级提出了人才管理的创新应用指引，研创了简单实用的胜任力、成长力、进化力人才管理模型，提出了医院人才管理进化优势理论与方法，为各级医疗机构人才管理实践提供了有力支撑。

　　医院人才管理是医院管理实践的一个重要领域，从理论到实践是一个艰苦的探索过程，既需要"人民至上、生命至上"的改革情怀，又需要管理理念、管理工具、管理方法的主动创新作为，更需要通过实践积累应用经验。希望本书为当下关注医院人才管理的人们提供一个借鉴和指引，让人才管理引领医院改革创新，发挥更大的效能。

国家卫生健康委员会体制改革司司长

2022 年 6 月于北京

　　纵观我国公立医院七十余年治理变革，我们坚持用中国式办法破解医改世界性难题，并取得了重大阶段性成效。特别是党的十八大以来，"以人民健康为中心"的新时代医改更着眼"健康中国"建设、数字化转型、社会需求基准提高，以及全球治理与区域一体化等多因素驱动（换言之，公立医院治理变革具有全球性）。从传统的行政化治理模式向自主化、法人化的新治理模式转型，是全球公立医院改革的必然。

　　如果说当前我国医改步入"深水区"，那么现代医院管理制度绝不再是一种"形式"。未来公立医院改革最大的挑战是如何避免新政执行"两层皮"，如何由"虚"变"实"表里如一。而让政策落地生根的关键是政策入心，上下同心。在协同夯实现代医院管理制度的同时，推动公立医院治理结构从单向管理转向双向协同治理，从行政权力主导转向学术权力主导，从科层制组织结构转向平台化与生态化医院建设，构建简约、高效的卫生健康治理体系，是公立医院改革的必由之路。

　　"医院治理法人化、医疗体系整合化、医院结构平台化与生态化"是未来公立医院改革呈现的三大趋势。而应对变化的最佳实践是"建立自主变革创新的基因和进化优势"，而"人"是创造价值、创新变革的根本。对此，管理者面临两大挑战：一是能否适应变化；二是如何让员工保持激情。身处复杂多变的世界，管理者要学会混沌的思维方式；构建医院弹性应变的组织能力；不断打破内部平衡，重构人与组织的关系。"组织与个人视域融合、医院与人才价值共生"是未来医院发展的新趋势。

　　医院作为一种"特殊"的社会组织，其独特性体现在它以提供医疗卫生服务为组织存在的目的。服务的提供者和服务的对象都是人，医院的一切活动都是围绕人展开的。医院的运营效率、医疗质量与安全、患者满意都有赖

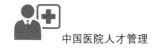

于人的积极性和价值的发挥。而医院员工作为典型的知识型员工，具有较强的自我意识，其主动性与成长性是医院可持续发展的关键。因此，人才是医院运行和发展的"发动机"，是医院战略发展的核心动能。大力营造公平、公正、充满活力的人才发展生态环境，不仅是公立医院新旧动能转换、实现高质量发展的新要求，还是应对数字化叠加 VUCA（Volatility，易变性；Uncertainty，不确定性；Complexity，复杂性；Ambiguity，模糊性）时代大变局的良方。

聚英才，赢未来。医院人才管理是一个多维视域下生态化、系统化、集成化的管理实践。从线性管理思维到生态管理思维，医院与人才相互支撑、彼此借力、点与点链接，形成医院结构网，构筑医院与人才"协同共生、价值共享"的新型合作关系，是本书的核心主旨。

观大势，看趋势。公立医院高质量发展离不开人才释放的创新动能。从"成事"到"成人"，从"管控"到"赋能"，从"胜任"到"创造"，从传统的"人力资源管理"到"人才管理"，不单是理念创新，更是在"选用育留"的基础上实现的"人才盘点""薪酬哲学""继任机制""学习地图""管理解剖"等新概念、新技术的应用，更加凸显人才管理对医院战略目标达成的重要性。

纵观历史发展，唯有新知新觉，才能激发变革的行动。作为知识型组织，医院更应是学习型医院，管理者需要通过系统性思维、成长性思维与批判性思维去推动医院创新实践。审视当下卫生管理干部，面临的不仅是领导力的挑战，更是领导力发展的挑战，尤其是决策层认知能力与水平的提升和开发。捧起书本来学习，俯下身子抓业务。现代医院管理者凭的是"科学管理"而不是"既有经验"，凭的是"真才实学"而不是"花拳绣腿"，凭的是"赋能创造"而不是"命令控制"，凭的是"务实举措"而不是"浮在面上"。管理者唯有拆掉思维里的"墙"，突破自我心中的"霍布森之门"，主动寻找第二曲线，方可在破立并举中推进医院高质量发展进入新阶段。

《中国医院人才管理》课题组遵照"面向人民生命健康，深入实施新时代人才强国战略，全方位培养、引进、用好人才"的指示精神，将马克思对"人的全面发展理论"的界定和"人的全面发展"的思想研究，以及促进人的自由而全面发展是中国特色社会主义理论体系的价值追求，加强卫生人才队伍建设是实施人才强国战略的必然要求，作为本书重要的理论指导思想和科研立项依据，开展《中国医院人才管理》课题研究及科研成果转化。

　　课题组通过田野调查与实证研究，组织开展了百家调研、千人建言、万人认知，旨在为我国医院把脉问诊，为人才精准画像，为理论服务实践提供行动指南和工具抓手，为公立医院改革提供循证决策依据。

　　"泛医政管理趋势""人才管理生态观""人才管理进化论"是本课题理论创新的三大支点，也是科研成果转化与推广、实现公立医院新旧动能转换的新路径，以及公立医院高质量发展的新指向。

　　泛医政管理趋势：以人的健康照护为中心，以多学科协同治理、全方位均衡发展为目标，以医学的人文性、人体的整体性、学科的协同性为纽带，旨在推进健康促进、预防、诊断、控制、治疗、康复六位一体深度融合。同时，从局部管理到系统化、集成化管理，从关注事到关注人，建立人与事、人与人之间的相互依存、相互促进、和谐统一关系，实现人与人的链接、人与组织的链接，最大限度地释放个人和组织的效能，是泛医政管理的关键所在。

　　人才管理生态观："人人皆可成才、人人尽展其才""将驱动人的价值实现作为组织的使命""坚持以人为本，促进人的全面发展"是新时代人才管理的核心内涵和本质要求。而贯穿始终落到实处的首先是建立科学的人才管理生态观。同时，这也是突破当前公立医院人才管理盲人摸象、昙花一现、点状发力、发展不平衡及不充分问题的关键。研究显示，未来公立医院人才管理呈现五大变化：一是人的主体性彰显，从工具论到目的论，价值至上；二是关注员工体验，从外驱力到内驱力，幸福为标；三是人才管理生态化，从直线管理到生态管理，开放赋能；四是人才发展战略化，从辅助支持到战略影响，人才为大；五是数字化人才转型，从人为支持到智能支持，体验为尊。对此，课题组以整体观、系统论、辩证法为指导，首发首创"中国医院人才管理生态全景图"。

　　人才管理进化论："物竞天择"是进化论的精髓。在"物竞"与"天择"中，"天择"的前提是"物竞"。人才管理也是如此。特别是随着社会的进步与发展，人的自我意识增强，创造力被激发，个人价值实现的愿望比以往任何时候都更为迫切。在此背景下，管理者须从权力驱动转向使命驱动，强调协同而非分工，强调价值约束而非制度约束，鼓励探索创新，尊重并激活个体价值，持续变革与创新。为此，课题组从五个方面打造人才管理进化优势和实践指南：

　　（1）EAP（Efficiency，Ability，Potential）人才价值赋能模型。该模型旨

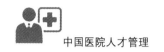

在通过释能、建能与赋能三大作用机制，以组织人才能力为目标，基于现实盘活存量，基于未来构建增量，提高整体效能，从个人能力走向组织能力，让人才能力真正成为组织竞争力的源泉。

（2）学科健康度。将学科作为生命体，不仅是学科建设的新视角，更是新时代赋予学科建设的新内涵。事实上，学科发育是在内因与外因的交互作用下实现生命体的进化与生长。学科健康度评估两大指向，一是人才盘点素养评估，二是专业技术服务评估。其核心是"硬件软件双诊断"，重在"人技协同、人际协作"双提升，强调技术是人的本质力量的延伸。

（3）CPD（Continuing Professional Development）管理进阶。CPD 译为持续专业发展。CPD 通过一系列方式、方法的结合，管理个人的学习和发展。其目的在于使个人的学习和发展与其职业需求相符。个人通过完成 CPD 而保持并更新专业知识和技能，以确保在快速变化的环境中胜任不同的挑战，完成进阶性职业发展和能级递进。

（4）TAT（Transfer，Ability，Tutor）人才成长模式。该模式旨在通过"管理解剖"完成角色转换认知进阶；通过"岗位历练"完成创新实践能力进阶；通过"教练技术"完成赋能创造管理进阶。"三进阶"是 TAT 人才成长模式的核心价值内涵。"唤醒认知双驱动——教学相长双促进——职业教育双元制——螺旋层次双递进"是 TAT 人才成长模式的关键路径。

（5）人际协作价值共生文化构建。人与人的连接靠什么？不同的认知、不同的文化、不同的价值观追求会有不同的答案。而"信仰"是最精准的"识别器"。对于知识型组织的医院而言，构建"价值共同体、精神共同体、命运共同体"是公立医院新文化之魂。对于知识型员工而言，最高境界就是把工作当作自己的信仰，让职业信仰成为一种核心素养。在实践中，如何把专业、职业、信仰三者有机结合是培养面向未来优秀人才的重要内容。

本书最大的亮点是将医院人才管理的"道""法""势""器""术"系统呈现。授人以鱼不如授人以渔。本书不仅有理论创新、最佳实践、方法论的完美呈现，而且有人才管理专家手把手教你人才识别、驱动与激励，以及人才盘点、薪酬激励及继任计划在人才管理中的应用。他山之石，可以攻玉。读者在高端访谈"院长说"中碰撞新思想，在最佳实践"十锦囊"中遇见更好的自己，集大成者成大器。如何有计划地选拔、培养和发展优秀人才，提升组织持续健康发展的能力，成为公立医院高质量发展的战略思考。

本书由理论创新、最佳实践和方法论三部分组成。全书框架、技术路线、修订与统稿工作由韩根东、张铁山共同完成。理论创新部分包括第一至第六章，由韩根东、张铁山、刘海艳、曾勇执笔；最佳实践部分包括第七章，由曾勇、任勇、曹英娟、张艳丽、刘海艳、徐峰执笔，他们分别作为西医、中医、护理、妇幼、精神卫生、医院管理暨综合医院、中医医院、妇幼保健院及科研院所代表提供了典型样本，汇集了中国医学科学院北京协和医院、中日友好医院、山东大学齐鲁医院、山东中医药大学附属医院、昆明医科大学第二附属医院等一百余家医院经验分享；方法论部分包括第八章，由刘海艳、曾勇、俞水、周云波、刘永东、邓志勇完成高端访谈、调查统计、数据分析、模型研创、表单制作、文稿校对审核工作。郭伟、何浩欣、徐希胜、崔永生、刘钊、陈文乾等五十余位医院党委书记、院长及专家参与编写部分章节。全书经《中国医院人才管理》课题组专家委员会审定。

喜迎二十大，奋进新征程。本书作为国庆献礼之作，深知人才是强国之根本。深入实施新时代人才强国战略，加快建设世界重要人才中心和创新高地，卫生健康领域已行动。本书旨在帮助中国医院突破人力资源管理 2.0 时代（人岗匹配），迈过 3.0 时代（人才管理），跨向 4.0 时代（数据智能）。值此，特别感谢国家卫生健康委员会体制改革司的指导与帮助，北京大学出版社张涛副社长、经济与管理图书事业部林君秀主任和任京雪编辑的鼎力支持，以及所有参编人员的参与和辛勤付出，包括我们挚爱的家人给予的支持、理解与温暖陪伴。也正是有了大家的共同努力，才让我们不负此生留下文字，让思想永恒，尽己所能为国家服务。

由于作者水平有限，书中错漏之处在所难免。恳请各位专家及读者批评指正。

《中国医院人才管理》课题组组长、首席管理学家

2022 年 6 月于北京

目 录

第一章　人才管理引领医院创新发展 / 1

第一节　聚人才之势，应未来之变 / 3

第二节　站在巨人肩膀上看人才管理 / 16

第二章　人才管理的泛医政理念 / 27

第一节　医院治理新趋势 / 29

第二节　泛医政管理新思维 / 43

第三节　医院人才管理新内涵 / 55

第三章　人才管理生态调查 / 65

第一节　人才管理基线调查 / 68

第二节　人才管理发展报告 / 76

第三节　人才管理优化建议 / 84

第四章　人才管理的政策趋势 / 95

第一节　中国之治下的人才发展观 / 97

第二节　繁荣人才生态共创行业新价值 / 102

第三节　现阶段我国人才管理地方实践 / 111

第五章　人才选拔、任用与激励 / 121

第一节　人才盘点：洞察人才基线的"必修课" / 123

第二节　人才选拔：人岗匹配，人事相宜 / 136

第三节　人才任用：激活"胜任力" / 142

第四节　人才激励：提升人效 / 155

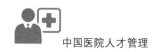

第六章　人才培育、保留与继任 / 161

　　第一节　人才培育：构建人才"成长力" / 163

　　第二节　持续专业发展：激活人才"进化力" / 179

　　第三节　人才管理提升学科健康度 / 190

第七章　最佳实践 / 193

　　第一节　高端访谈"院长说" / 195

　　第二节　最佳实践"十锦囊" / 215

第八章　医院人才管理方法论 / 241

　　第一节　悟"道"——医院人才管理五大新思维 / 243

　　第二节　明"法"——医院人才管理生态全景图 / 248

　　第三节　取"势"——EAP 人才价值赋能与 CPD 管理进阶 / 249

　　第四节　成"器"——医院岗位胜任力魔方 / 254

　　第五节　用"术"——医院人才管理三大核心能力 / 258

参考文献 / 269

后记 / 273

第一章
人才管理引领医院创新发展

　　"医者,国之大事",关乎十四亿人民的生命健康。而杏林春满、大医精诚则需体制机制改革创新,涵养人才发展生态,积极构建人才引领卫生健康事业高质量发展的新格局,推动现代医院管理走向新一极。

第一节 聚人才之势，应未来之变

未来已来，唯以变应变。以改革创新应对变化是发挥主观能动性对变化的一种引领和适应。自 2009 年新一轮医药卫生体制改革发轫至今，改革日益走入深水区。医药卫生体制改革从点到线、从线到面，进入了集成显效、攻坚克难的新时期。在以推进国家治理体系和治理能力现代化为主要目标的全面深化改革进程中，中国医药卫生事业进入改革攻坚、创新驱动、高质量发展的新阶段。

本章从医院之变、管理之变、人事之变的多维视角，聚人才之"势"，应未来之"变"。从组织发展理论、现代管理科学理论和人力资源理论三个视角出发的理论研究发现，"以人为本"的发展趋势、价值导向的组织发展、多元共治的新格局构建等现代管理科学理论，为医院人才管理"道""法""势""器""术"全面重塑提供了理论指导和实践指南。

一、破题"中国医院人才管理"

"人材者，求之则愈出，置之则愈匮。"（《默觚下·治篇》）人才是知识经济时代最重要的资源。人才管理是推动高质量发展的"硬核"力量。本书以"中国医院人才管理"为主题，旨在以"道"唤醒认知，以授之以渔赋能实践，让人才管理成为医院高质量发展的新引擎，并为中国医院人才管理提供创新理念和实践指南。

（一）医院之变：从"以物为重"向"以人为本"的回归

1. 现代医院：工业革命塑造的科学救治场所

在工业社会及自然科学尚未发展充分之前，"医院"是病患的收容之地，是病患的安慰之所，是人与人之间的一种照护和相互慰藉。在没有先进的诊断设施、先进的治疗手段，以及对生命、疾病和身体的科学认识之前，照护、疗养等仅凭人与人之间的人文关怀来应对人类共同面对的苦难。这时的医院或医疗，人们深感"有时治愈，常常帮助，总是安慰"。

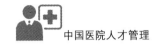

随着自然科学与技术的突飞猛进，人类拥有了更强大的能力，诊断设备、治疗药物、外科手术、洁净病房、科学护理、物理化学产品、普遍成熟的医疗空间等，塑造了工业时代的科学救治场所——现代医院。故现代医院被人类改造和创新的各类医疗救治工具、场所及流程填充。尤其是到了 21 世纪，人类破解了自己的基因，医疗被自然科学的光晕和工业制造的创新能力极度地"物化"，医院在宏大的现代化建筑中，充斥着各类先进的工业化仪器，人与人之间的照护以及人与人之间的人文关怀慢慢淡化了，"有时治愈，常常帮助，总是安慰"的医学格言变得不再那么深入人心，物质的神奇价值给人们对疾病的治疗带来了更高的期望和极大的渴望。科学塑造的物质力量掩盖了医疗的人道主义精神和人与人之间相互照料的本质。"人性的光辉"与"人的能力"在医疗物化的过程中被逐渐弱化。

2. 泛生物医学："生物—心理—社会"医学模式的启蒙

面对工业革命与科学发现给医学带来的成就，一批清醒的学者看到了现代医学的不足。遗传因素、心理因素、社会因素共同作用给人们健康带来的影响受到了更广泛的关注，医疗对人类寿命与健康的贡献度被深入研究。尤其是美国罗切斯特大学医学院精神病学和内科教授乔治·L.恩格尔（George L. Engel）于 1977 年在《科学》杂志上发表了题为"需要新的医学模式：对生物医学的挑战"的文章，批评了现代医学即生物医学模式的局限性，指出该模式已经获得教条地位，不能解释并解决所有的医学问题。为此，他提出了一个新的医学模式，即生物—心理—社会医学模式，给由自然科学与工业化推动的生物医学提出了"冷静的启蒙"。这种泛生物医学模式的提出，在重视科学与技术对人类疾病的价值的基础上，更加强调了心理、社会因素同等重要的价值，重新激发了趋向物化的医疗的人文关怀，让人们再次关注医疗的人本属性；与此同时，促进了"以病人为中心""以人的健康为中心"的泛生物医学实践的发展。

3. 以人的健康为中心：以人为本的医疗照护价值回归

新医学模式被广泛认知和关注，促进了医疗照护人文关怀的回归，促进了医院"以物为重"向"以人为本"的价值回归。无论多么发达的现代科技、多么先进的科学理论，都是人类改变自然为人类自身服务的一种实践活动，人与人之间的"帮助、安慰和照护"的人性光辉不能被物化。人与自然、人与人的关系是最根本的两大关系，医院作为社会组织，其职能是从保护生产力的角度，最大限度地保障和照护人的健康，而不仅仅是医学产业的发展。以人的健康为中心是以人为本的医疗照护价值回归的方向之一，从生产力的角度来看，劳动者作为生产力中最活跃的要素，医疗通过为劳动者赋能，最大化地促进生产力的提升。

此外，以人为本的医疗照护价值回归需要关注提供医疗照护的卫生人才的核心地位回归，医院管理从"以资源配置为重点"转向"以人才和技术为重点"，回归到医疗科技创新以及预防、治疗、康复工具创新，都是对人才驱动的本质认识。为了使人类对生命与健康的认知更加深入、对生命与健康的照护更加充分，我们应避免被现代科学取得的成绩"一叶障目"，避免拿来主义的"实用哲学"让医疗照护事业"昙花一现"。

医疗、医院的价值回归，泛生物医学模式的启蒙，让自然科学与工业创造更好地为人的健康服务，保护人这一最核心的生产力；同时，让人更好地引领自然科学与工业创造。将人置于最核心的位置，方能实现"人尽其才、物尽其用、事尽其善"。

(二) 管理之变：从"单向管控"转为"多维共治"

1. 精准与效率：工业生产培育的单向管控思维

受益于现代工业与自然科学成果的现代医院，在管理上自然而然地模仿和追随着工业化生产培育的单向管控思维。医院科层制的管理设置，以质量安全、效率效益为导向的管理方法多数脱胎于现代科学管理的控制论、系统论。通过制订计划、调动资源、控制流程，实现既定目标。系统化的管理、精准、控制、稳定、纪律是单向管控思维不断追求的价值观。

这种单向管控思维将"人"与"物"等同于实现管理目标的资源，按照科学管理的方法，极致地利用量化的手段，最大限度地提高资源的使用效率。在这一理念的引导下，带来了人与自然、人与人关系的失衡，带来了生态环境的破坏，由人构成的各类组织效能的发挥遭遇瓶颈。

在单向管控思维模式下，医院将医疗卫生人才置于与医疗设施设备同等的地位来调控、管控，促进了医院管理目标的实现，在一定发展阶段促进了医院效率和效益的提升，但也因其物化了医疗照护这一具有强大人文关怀精神的伟大事业，从长久来看，一方面不利于技术创新，另一方面带来了医患关系的失衡，也带来了医疗照护体系协作机制的失衡。因此，将人置于更高的战略地位来创新医院管理，是本质上就是"人与人"互相照护事业的必然要求，医院管理不能单纯照搬工业生产的单向管控思维，把人置于与物同等的地位。

2. 个性与全面：数字化时代重塑医疗照护格局

人需要相互协作，在劳动中构成社会关系，形成各种类型的组织形态，进行

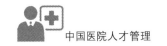

群体性生产活动。从原始社会群居狩猎,农业社会家庭劳作,到资本主义社会大规模工业化生产,人在群体和协作中提升个体的生产能力与生活水平,同时也受制于一同协作的组织和群体。

大规模的工业化生产活动一方面强化了劳动者某一方面的技能,但另一方面弱化了劳动者多元化发展的可能性。人的自由而全面发展在高度分工、严密协同的工业化生产过程中不是被强化而是弱化,人受益于高度发达的物质,也受制于高度发展的物质化生产模式。

数字化时代极大地促进了人类的解放和自由而全面发展,也极大地改变了组织的规模与个人的生产生活方式,对人与自然、人与人之间的关系进行潜移默化的重构。人对工业化生产的终极目标仍是提高人类的福祉,那么医疗照护更不是为了物质生产,而是为了人与人的终极关怀以及面对人类共同的苦难而相互安慰、帮助和照顾。

数字化时代一方面将提高人工智能操作对自然的改造和工业化制造水平,逐步减少人类面向自然的直接劳动,为人类提供更多的"休闲时间";另一方面将促进人的个性化需求的满足,增进人与人之间的交流和互助。数字化转型将对医疗照护和医院模式带来革命性的变革,人工智能、生活监测、健康预警、手术导航、数字化药物、大数据决策等都将重塑医疗照护格局。而这种重塑将进一步约束医疗照护物化趋势,减少对建筑、药品、设备、设施等物质资源方面的强度依赖,减少人与物之间的"重链接";顺应"人本价值回归"的趋势,加强人与人之间关怀照护的价值属性,增加人与人之间的"轻链接";进一步凸显需求方"以人民健康为中心"的重要性以及供给方医院人才管理的重要性。

3. "人—事—物":价值回归推动的多维共治

医疗的本质价值是人与人之间的照护,是人与人之间的关系。认识到这种价值回归的发展趋势,就不难理解一切服务于人与人之间医疗照护关系的物质资源都处于被支配的地位,医院管理事务的发展演变流程、标准、控制规则都是为最终价值服务。生命与健康的科学就像宇宙空间科学一样将是人类追求的终极认知,对生命的尊重、对自然的敬畏是理性做事的动力。

医院是掌握生命科学技术的专业机构,利用自然科学与工业化技术制造的工具和物质资源,为有健康需求的人们提供健康照护。以人为本的医疗价值回归推动着以人的健康为中心的"事业"、以医院人才为中心的"人才管理"及以精细化资源使用为导向的人—事—物多维共治。

这种共治模式是人才主导创新驱动的事业发展模式,需要构建卫生专业技术人员的紧密协同关系、医患双方充满人文关怀的照护关系,以及资源精细化使用的人与自然之间的和谐关系。在这种多维共治模式下,人是核心,人的生命与健康价值是目标,医院各类人才拥有人的生命与健康促进能力是关键,保持人的健康促进意识、调动卫生人才创新健康促进方法是重点,而为照护健康而生产的各种资源是保障。医院要不断完善体制机制、构建现代医院管理制度、完善人才管理机制等,促进人—事—物多维共治模式的健康发展。

(三)"人事"之变:从"劳动人事管理"转向"全员性人才管理"

医院之变和医院管理之变,必然带来医院人事管理之变。"人事",简而言之,是关于人的一系列事务性管理工作。只有从部门级的人事管理,上升到医院战略级的人力资源管理,最终实现"人人参与,层层有责,部门协同,战略引导"的全员级人才管理,聚人才之"势",才能更好地适应医院面临的未来之"变"。

1. 部门级战术:保持医院人力供应的人事管理

医院人事部门是仿照现代企业管理的模式,基于管理职能分工而在医院内部形成的一个服务部门,是医院为了完成生产目标,像保障资源供给一样提供医院所需人员的招聘、遴选、培训等服务,尤其是在医院初创、规模扩张、战略目标转型的一些重要节点,人事部门为了完成医院的生产目标,从而提供可持续的人员保障。

传统的医院人事管理是一种落实医院管理分工的职能,随着工作内容逐渐扩展和深化,人事管理的地位和价值不断提升,权力也不断增加,但仍以执行医院管理职能为主要目标,只是部门职责、边界、内容随着人事管理的内涵和外延发展而不断演进。

作为医院固有的一种管理职能派生,医院人事部门的管理职能仍停留在"战术性"工作,其效能和价值受限于部门建制的自身能力和偶然的领导素质。而且,随着医院规模扩展、功能转型,部门间的职能划分越来越分散。例如,绩效考核划归财务部门,教育培训划归教育部门,创新管理划归科研部门。为了更广泛地促进医院人事管理效能的提升,必将诉求更高层级的统筹,因此战略人力资源管理逐步发展。

2. 医院级战略:支撑医院管理创新的人力资源管理

随着医院的不断发展,人的价值和核心作用日益凸显,人被作为一种医院发展的核心资源,提升为医院管理创新甚至改革发展的关键要素,传统的人事管理突破了人事部门的职能,分散在不同的管理部门,上升到医院战略规划高

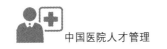

度,开始了自上而下的主动规划,将人力资源纳入医院发展的核心进行统筹推进,极大地提升了人力资源在医院发展中的作用和管理价值。

战略级的人力资源管理超越了人事部门的战术级工作,从医院更长远发展、人才更综合发展的角度,从顶层设计、规划、实施人事管理工作,构建人事管理制度和机制。这种人事管理的战略思维一方面提高了医院人事管理的统筹效率,有助于增强传统人事管理的效能,尤其是支持医院管理创新的人力资源保障;但另一方面,这种发自"顶层"的战略规划仍是单向管控思维引导的管理模式,其效能因层层消减和部门间的协同消耗,并未达到预期的战略目标。

战略级的医院人力资源管理的主要目标是提升医院人事管理的关注层级,统筹多部门人事管理职能,促进人事管理工作集成增效,但科层制的人事管理理念仍不能最佳地触达全员对人事工作、人力资源战略的感知,"人人皆可成才、人人尽展其才"上下同心的人才发展态势尚难形成。

3. 全员级态势:促进医院创新变革的人才管理

广义的"人才"是"人人皆可成才、人人尽展其才"的"人民性"人才观。知识经济时代,人才取代物质资料成为最重要的资源。在医院管理中,长久以来存在重物轻人的现象。过去十年来医院规模化无序扩张的结果是,医院多了大楼、大型检查设备,却少了"大师",医疗卫生人才的价值和效能未得到充分的发挥,不但推高了医疗服务成本,还与人民群众期待的高质量医疗服务存在差距。调研发现,人才管理在医院中属于新概念,常常被认为是人事部门的事,或者与人力资源管理混为一谈。医院管理者对人才管理的必要性认识不足,更缺乏系统、有效的管理方法和工具。

"医者,国之大事",关乎十四亿人民的生命健康。"健康中国 2030"战略目标的实现,需要一支医疗服务成熟度高的医疗队伍、一批大医精诚的医学领军人才、一支高素质的卫生管理干部队伍。人才是构建医院核心竞争力的根本,是医院可持续发展的动力源泉。

人才强国战略提出"面向人民生命健康",落实在医疗卫生行业就是坚持人民至上、生命至上的理念,为人民群众提供全方位、全周期的健康服务。而医疗技术水平的提升、高质量医疗服务的保障,以及整个医疗卫生服务体系服务理念和服务模式的发展,其核心落脚点都是医疗卫生人才。人才是医院履行社会职能、战略发展、学科发展的重要支撑,是医疗价值提升的关键,是解决医院发展问题的核心。"聚人才者赢"成为医院可持续发展的突破口,以及医院高质量发展的新引擎。

人才管理是一种自下而上的面向全员,整合传统人事管理、人力资源管理理念和方法,构建全员人才发展态势的管理理念和方法,是医院面向未来变革的着眼点。用好、用活人才,释放人才动能,是每个医院管理者的使命与担当。如何构建适应时代发展要求的人才管理生态系统,从管控到赋能,从胜任到创造,让人在组织中更有意义、更有价值、更具创造力,是新时代人才管理的重要命题。

综上,人才管理三级模型如图 1-1 所示。

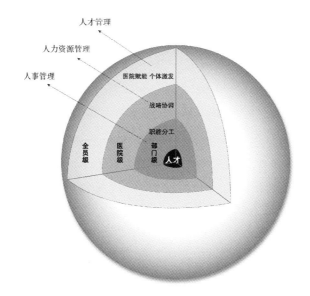

图 1-1　人才管理三级模型

二、医疗卫生行业人才发展新趋势

（一）"健康中国 2030"释放健康人才发展活力

没有全民健康,就没有全面小康。《"健康中国 2030"规划纲要》提出,"推动健康服务从规模扩张的粗放型发展转变到质量效益提升的绿色集约式发展";"加强健康人力资源建设,加强健康人才培养培训";"创新人才使用评价激励机制,落实医疗卫生机构用人自主权,全面推行聘用制,形成能进能出的灵活用人机制";等等。这为激活医院高质量发展新动力、释放健康人才发展新活力提供了政策支持。公立医院是我国医疗卫生服务体系的主体,是落实"健康中国 2030"规划的主力军。其发展方式的转变,人才选拔、任用、培育、评价等用

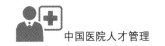

人机制的转变,对于激活医疗卫生人才队伍、释放健康人才发展活力具有重要意义。

(二)公立医院改革为创新人才管理体制机制"松绑"

建立符合医疗卫生行业特点,体现以知识价值为导向的公立医院薪酬制度,是深化医药卫生体制改革和事业单位收入分配制度改革的重要内容。特别是"两个允许"①的提出,增加了公立医院人才激励的自主权,为创新性人才管理举措的实施提供了足够的发挥空间,在一定程度上为公立医院用人制度松绑。此外,卫生专业技术人员职称制度改革也从健全评价体系、完善评价标准、创新评价机制、促进评价与使用相结合、改进职称管理服务方式等方面,对公立医院人才管理进行了全方位的改革,为人才管理模式、评价方式改革提供了契机,对于确立公立医院激励导向和增强公立医院公益性,调动医务人员的积极性、主动性、创造性,推动公立医院事业的发展具有重要意义。

(三)公立医院高质量发展呼唤人才管理新变革

1. 高质量发展聚焦"三个转变",人才发展是核心

2021年6月,国务院办公厅印发《关于推动公立医院高质量发展的意见》,明确提出坚持以人民健康为中心,以建立健全现代医院管理制度为目标,强化体系创新、技术创新、模式创新、管理创新,加快优质医疗资源扩容和区域均衡布局,力争通过5年努力,公立医院发展方式从规模扩张转向提质增效,运行模式从粗放管理转向精细化管理,资源配置从注重物质要素转向更加注重人才技术要素。

公立医院高质量发展,更加强调人才释放创新动能。过去十年,规模化扩张产生了更多同质化的医疗卫生服务,使得医疗卫生行业的竞争更加激烈。当量的积累无法产生质的提升时,人才的重要性就凸显出来了,医疗卫生领域的竞争由此转入技术、质量、效益、价值的竞争,对高端医疗卫生专业技术人才的渴求比以往任何时候都更加强烈。人才成为公立医院高质量发展的新引擎。

2. 公立医院绩效考核加速医疗服务提质增效

2019年1月,国务院印发《关于加强三级公立医院绩效考核工作的意见》,拉开了我国公立医院绩效考核的大幕。公立医院绩效考核"用一根尺子测量全国",通过科学的指标体系和评估工具,发现问题和差距,提升医院综合管

---

① 两个允许即允许医疗卫生机构突破现行事业单位工资调控水平,允许医疗服务收入扣除成本并按规定提取各项基金后主要用于人员奖励。

理水平。四项一级指标(医疗质量、运营效率、持续发展、满意度评价)中,质量安全是医院的"生命线",考核医院医疗质量和医疗安全;运营效率通过考核收支结构指标,间接反映医疗收入结构合理性,引导医务人员提高技术水平,为薪酬制度改革创造空间;持续发展通过考核人才队伍建设与教学科研能力等指标,推动三级公立医院增强核心竞争力,从人才结构、人才培养、学科建设等角度为医院持续发展提供动能;满意度评价除了患者满意度,医务人员满意度同样重要,只有一线员工满意度提升,才能更好地为患者提供高质量的医疗服务。

3. 医保支付方式改革"顶天立地"的关键在人才

2021 年 11 月,国家医疗保障局发布《关于印发 DRG/DIP 支付方式改革三年行动计划的通知》。DRG(按疾病诊断相关分组付费)/DIP(按病种分值付费)的全面推行必然引发医院发展和管理模式的变革。由此,医院竞争策略转变为"顶天立地的发展战略"。首先,大医院三级、四级的手术权重要高,才能治疗别人治不了的病,才能做到当地患者不外流,这个"天"就顶住了。其次,赋能基层,把院前、术前工作下放到社区去解决,既方便了患者,又降低了成本,这就是"立地"。要支撑这种发展模式,医院对高水平专业技术人才的需求更加迫切,对人才管理的必要性认识更加充分,能者上、庸者下成为医院的基本生存法则。

此外,建设国家医学中心、临床医学研究中心、区域医疗中心和中医药传承创新中心,形成临床重点专科群等目标的实现,需要一大批高水平的领军人才、学科带头人和业务骨干。可以说,谁掌握了人才,谁就掌握了竞争优势。此外,DRG/DIP 支付方式改革之后,医院对经营管理人才的需求也开始显现。随着 DGR/DIP 支付方式改革的推进,医院内部人事制度和分配激励机制也将相应发生改变。

三、医院人才管理的内涵、挑战与意义

(一)医院人才管理的内涵

医院人才管理是从"以物质资源为重点"向"以人和技术为核心"的医院管理理念转变,构建"人人皆可成才、人人尽展其才"的人才管理和治理体系,通过强化医院人才管理战略,完善部门的战略协同,激发全员人才发展的主体责任,树立人才管理生态观,利用管理体制机制创新和人才管理方法集成应用,持续提升人才管理在支撑和引领医院改革创新发展方面的效能。

以上医院人才管理的新内涵有别于以往的人力资源管理和人事管理概

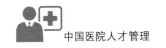

念,医疗卫生人才从被管理的对象变为主体;从实现组织的既定目标变为人才的发展和价值实现;从传统的岗位管理变为人才能力供应链管理;从传统的追求效率和公平变为差异化、个性化和生态化管理;从传统的人力资源模块管理变为以素质模型、人岗匹配、赋能创造为核心的人才管理生态全景图。

1. 以知识型员工为主导的人才队伍

管理学大师彼得·德鲁克(Peter Drucker)在《后资本主义社会》一书中提出了知识经济与知识型员工的概念。知识型员工一方面能够充分利用现代科学技术知识提高工作的效率,另一方面他们本身具备较强的学习知识和创新知识的能力。医疗卫生人才作为典型的知识型员工,具有独立性、创新性、流动性、成就性的特点。医疗卫生人才是医院的重要资源,能否维持好、利用好则是医院盛衰成败的关键。医院管理者只有充分了解并掌握医疗卫生人才的特点,才能实施科学化、人本化管理。

2. 科层制下的医院人才管理突破

科层制是指一种按理性的目标取向的、实行固定的专业化分工的、按公认的规则行事的组织结构。德国社会学家马克斯·韦伯(Max Weber)认为,在现代工业社会中,科层制既无可避免又是必需的,正是那种像机器一样的效率带来了经济的繁荣。然而,科层制强加了一种新的控制形式。现代社会中的个体越来越感觉到受制于科层制的僵硬规则,就好像被困在理性化的"铁笼"中。

我国公立医院具有典型的科层制组织结构特点:明确的劳动分工,严密的等级制度,严格的规章体系,理性且非人格化、契约式的职业制度。一项针对北京6所公立医院进行的深入访谈结果表明:医院的组织结构主要为"党委领导下院长负责制"的"直线职能型"结构,其优势在于工作人员遵守制度和规则、较高的团队合作水平等,但是也会造成办事效率低下、难以适应社会变化等弊端(刘晨昕等,2018)。

实践证明,公立医院科层制的组织结构造成管理层级复杂、管理程序烦琐、管理机制僵化,缺乏创新和激励,不利于对人的价值的尊重以及人在组织中的联结和互动。

3. 医院人才管理能力待构建

华为技术有限公司创始人任正非说:"人才不是华为的核心竞争力,对人才进行管理的能力才是企业的核心竞争力。"管理学中常常对人才的能力进行评估,建立各种胜任力评估模型,但是很少有人设计一种模型,对组织的人才管理能力进行评估。以往评估一家医院的人才管理能力,只能凭借一些感性的认识,例如医院的业务发展、学科建设怎么样,或者员工对医院领导的评价怎么样,这些评价带有很强的主观随意性,不利于医院之间的横向比较,也不利于医院内部查找问题和提升人才管理水平。要科学评估一家医院的人才管理到底怎么样,需要科学、系统的评估模型和工具。

凯文·S. 格罗夫斯(Kevin S. Groves)提出了人才管理能力(Talent Management Capabilities, TMC)的概念,专门针对医疗机构提出了八组关键能力,包括高管团队支持、人才评估实践、绩效评估实践、薪酬激励实践、领导力培养文化、基于角色的领导力培养、遴选与入职实践以及人才管理的投资回报率(ROI)(见图1-2)。通过一整套评估体系,就能为医院的人才管理能力打分,并为医院人才管理能力的提升和改进提供循证的维度。

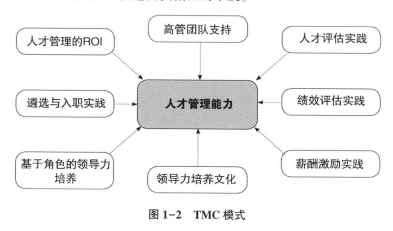

图1-2　TMC模式

资料来源:格罗夫斯.人才制胜:医院如何选对人、用好人、留住人[M].杨小红,胡航,石璐,译.北京:科学技术文献出版社,2021:4.

4. 医院人才管理的制度创新是关键

公立医院作为我国医疗卫生行业的主体,尽管改革开放已经四十多年,但其管理体制仍保留着"官本位"的行政管理模式,管理层靠任命,下级必须服从上级。医院的整体工作效率、员工的工作积极性受到影响。传统的公立医院组织结构复杂,管理机构臃肿,办事流程混乱,办事效率低下,常常出现某些文件传遍整个医院的各个职能部门却还是"议而不决"。以行政管理为核心的旧医院管理模式,已经不再适应医院发展,颠覆性创新的科学管理时代已经到来。

(二)医院人才管理的挑战

为了适应医院内外部政策和行业竞争带来的变革与挑战,医院的管理模式

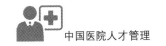

和权力结构也将进行调整与变革。为了向前发展,有时候彻底的改变是必要的,这意味着开辟一条与当前完全不同的新道路,而这通常要求人们对熟悉的问题拥有全新的视角,托马斯·库恩(Thomas Kuhn)将其称为"范式转移"。考虑到知识型员工的特点和需要,通过信任和结果来管理而不是靠控制与过程,将成为医院人才管理的新趋势。泛医政管理、学科健康度评估、人才盘点等新理念、新方法,以及一系列人才管理模型和工具的构建,将颠覆人们对医院人才管理的传统认知和实践模式,提升医院人才管理的能力和水平。

我国医院人才管理既遵循一般规律,又有其特殊的历史背景、体制机制藩篱和地域人口差异。传统的医院人才管理以行政命令为主,对人的重视不够,人才管理模式单一,缺乏科学的人才管理工具和方法。我国的公立医院脱胎于计划经济体制,人员编制管理与聘任制并行,这种"老人老办法、新人新办法"的双轨制管理办法,对医院人才管理的公平性和人才激励措施的有效性带来挑战。

课题组在百家医院基线调查及院长访谈中发现,公立医院尤其是广大基层医院面临人才短板,如人才结构不合理,人才梯队断层,岗位选拔、评估、任用、退出机制不健全,缺乏清晰的职业路径和培养计划,盲目引进人才,人才投入产出率不高,高层领导调动频繁,管理举措缺乏延续性,继任管理不足等。

此外,公立医院管理者大多是从临床提拔上来的,缺乏必要的管理专业知识和训练,往往依靠自己在管理实践中的经验和摸索开展工作,人才管理手段相对匮乏,主观性和随意性较强,领导能力和管理水平亟待提升。统计显示,大型综合性医院通常设有300多个种类的专业岗位,专业人才占人员总数的比重超过70%。此外,医疗卫生服务具有专业性、高风险、全天候的特点,医疗卫生人才的培养周期长、可替代性低。归结起来,医院人才管理面临"人才多样,管理复杂;前台先进,后台滞后;条块分割,职能分散"的局面和挑战。

(三)医院人才管理的重要意义

1.人才是医院战略发展、学科发展的重要支撑

"聚人才者赢"是组织可持续发展的要义,人才对于医院履行社会职能、战略发展、学科发展的重要性凸显。公立医院高质量发展从"重物质要素"转向"重人才技术",医疗卫生人才建设的战略意义凸显。医院的战略落地需要相应的人才战略支持,学科发展需要相应的人才梯队和后备人才队伍建设,这都需要大量高水平的专业技术队伍支持。

2.人才是医疗价值提升的关键

美国哈佛商学院的迈克尔·波特(Michael Porter)教授提出了价值医疗

（Porter，2010）概念，价值医疗的初衷是医疗机构的竞争战略宝典，实际上就是质量、安全、患者体验与成本的关系，其核心是提升医疗质量和医疗效果并降低医疗成本，最关键的是持续改进患者的医疗效果，这是实现医疗价值和节约医疗开支最重要的手段。

价值医疗概念提出医疗体系应以价值为核心，以向患者提供有价值的医疗服务为导向，要求医务人员以患者为中心，围绕患者特定疾病的整个医护过程来开展诊疗活动。这对医务人员的能力和诊疗过程中的价值输出提出了较高的要求。此外，医疗体系方面要求推动"以人为本的一体化服务"（People-Centered Integrated Care，PCIC）模式的建设。

3. 人才管理是解决医院发展问题的核心

医院发展问题归根结底是医院如何在当前的行业竞争中取得优势和发展。过去依靠规模扩张式的发展已经难以为继，接下来的重点转变为向管理要效益。基层医院的普遍难处一方面是缺乏足够的人才，尤其是引领医院发展的领军人才和高水平的专业技术人才；另一方面是缺乏激发人才动能的机制。人才管理是破解医院发展难题的关键。唐代的韩愈早就发出了这样的感慨："千里马常有，而伯乐不常有……策之不以其道，食之不能尽其材，鸣之而不能通其意，执策而临之，曰：'天下无马！'呜呼！其真无马邪？其真不知马也！"只有知人善任才能发现和培养人才，激发人才动能，进而提升医院绩效，助力医院高质量发展。人才管理也是现代医院管理制度的题中之义。

4. 人才管理是医院面向未来组织变革的着眼点

当前的医院人才管理模式单一，管理工具匮乏，管理思想滞后，管理效率不高；在吸引和留住人才、激励和培养人才、识别高潜能员工并留住他们，以及内部提拔领导角色的有效性等方面尚存在短板。面对这样的困境，医院的人才选拔需要一面镜子，人才使用需要一套工具，人才培养需要一条路径，人才保留需要一个锦囊。

医院面向未来的人才管理的着眼点，首先是完善人才治理体系，提升人才管理效能。其次是人才体验管理，采用人才触点管理，让人才对工作的满意度更高。再次是人才价值管理，通过公平、公正的价值评价和分配，更好地激活人才，从而让人才更投入地去创造并分享价值。对于优秀的人才而言，价值创造靠的是激励，而不是考核与控制。最后是数字化人才管理，基于数字化精准选人、精益化用人、高效能开发人。

5. 用好用活人才，是每个管理者的使命与担当

新时代我国人才工作发生的历史性变革主要体现在三个方面的转化：一是

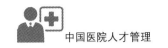

党管人才的政治优势正在转化为全球人才竞争的制度优势;二是人才队伍的规模优势正在转化为引领发展的创新优势;三是持续深化人才体制机制的改革红利正在转化为激发人才创新活力的环境优势。在此基础上,习近平总书记做出了"我国人才工作站在一个新的历史起点上"的科学判断。

习近平总书记于2021年12月16日在《求是》杂志上发表题为《深入实施新时代人才强国战略 加快建设世界重要人才中心和创新高地》的重要文章,指出加快建立以创新价值、能力、贡献为导向的人才评价体系。强调要用好用活各类人才。聚天下英才而用之,关键在用好用活,根本在于"让事业激励人才,让人才成就事业"。要充分释放人才创新活力,为人才搭建干事创业的平台,让有真才实学的人才有用武之地。用好用活人才,激发人才创新活力,是每个管理者的使命与担当。

(刘海艳　张铁山)

第二节　站在巨人肩膀上看人才管理

千秋基业,人才为本。人才管理作为一个独立的概念真正进入学术研究范畴,始于麦肯锡公司(McKinsey & Company)1997年关于"人才之战"(The War for Talent)的研究,并于2001年正式在《人才战争》一书中提出。过去30年,人才管理从成长走向成熟,成为发展最快的管理学研究领域之一(Nwanisobi and Christopher, 2020)。国内外研究者和实践者都认识到了人才管理的重要性,开展了大量的研究和实践。中国传统文化中的人才管理思想博大精深,价值独具,不仅强调了人才在安邦治国、成事兴业方面的重要性,而且论述了如何发现人才、如何管理人才、如何培养人才、如何使用人才等一系列问题,形成了比较全面、系统的人才管理思想。这些宝贵的文化遗产至今仍具有普遍的、重要的借鉴意义。

人才管理是组织发展战略管理的重要组成部分,培养高素质领导人才和未来医学领军人才是实现公立医院高质量发展的重要抓手。在医院中,人才管理还是一个较新的概念,医院人才管理是继人事管理、传统的人力资源管理及战略人力资源管理之后的新阶段、新趋势。但由于医院人才管理既具有人才管理的一般特征,又具有其独特性,因此需要在引入人才管理一般理论的基础上结合医院人才管理实践加以创新应用。

　　笔者将从人才管理的一般思想和理念入手,厘清医院人才管理的核心问题和创新实践,为医院管理者提供系统化的医院人才管理全景图。虽然医院是人才管理的新领域,但是管理者不是"白手起家",而是站在人才管理理论和实践"巨人的肩膀上",推动理论创新与最佳实践的完美融合,这必将极大地推动医院人才管理水平的提升。

一、人才管理的理念变迁

1. 从工具论到目的论:人的价值探寻

　　何谓人才? 人才的价值究竟是什么? 如何才能焕发出人才最大的效能?这应该是管理者首要关心的问题。古今中外众多思想家、哲学家都对人的价值进行了探寻和追问,"人在原始时代,当智识之初开,多以为宇宙间事务,皆有神统治之。人无法主宰自己的命运,且夕祸福都依附于天地鬼神"(冯友兰,2014)。到《易传》将"人"与"天""地"并称"三才",《荀子·王制》:"水火有气而无生,草木有生而无知,禽兽有知而无义,人有气、有生、有知,亦且有义,故最为天下贵也。"人的价值逐步彰显,人在与世界的互动中逐渐认识到自己的价值。古希腊哲学家普罗泰戈拉(Protagoras)提出"人是万物的尺度",法国思想家布莱士·帕斯卡(Blaise Pascal)把人比作"一根能思想的苇草",人的全部尊严就在于思想。人区别于动物的根本标志在于人是有意识的,是具有主观能动性的。20世纪存在主义、人本主义将人的主体性和价值提到了前所未有的高度。美国认知神经科学之父迈克尔·加扎尼加(Michael Gazzaniga)在《人类的荣耀:是什么让我们独一无二》一书中指出,只有人类会思考生命的意义。人类身处进化树的顶端,擅长的是认知而非尖牙利爪。因此,应该从人的价值实现及价值创造的层面去理解工作对于人的意义。随着社会生产力的不断发展和物质生活的极大丰富,劳动不再单纯是人谋生的手段,当满足了基本的生存需要之后,归属和爱的需要、尊重和自我实现的需要成为人在工作中新的价值需求点。单纯的物质激励已经无法满足更高层次的需求,无法激发员工的内在动机,无法唤醒员工的自我效能感。

2. 从效率最大化到价值最大化:人的异化与回归

　　人作为生产力中最活跃、最具有决定性意义的因素,人的价值也是在一定的社会关系中实现的,并通过人的各种现实活动表现出来。但是现今工业社会和管理体制的固化,使人的物化倾向越来越明显,人成为流水线上的一颗螺丝

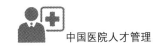

钉,对人的价值的认识带有明显工具化的倾向,甚至越来越有被机器和人工智能取代的风险。从人力资源管理到人才管理的转变,是把人从一种可被利用的资源转变为人是组织的核心,以激发人的价值和创造为目标。

经典管理学中对人的管理的认识,经历了从提升效率到尊重人的价值的转变。弗雷德里克·泰勒(Frederick Taylor)的科学管理原理解决了劳动效率最大化的问题,马克斯·韦伯的行政组织与亨利·法约尔(Henri Fayol)的管理原则解决了组织效率最大化的问题,弗雷德里克·赫茨伯格(Frederick Herzberg)的双因素理论解决了激励与满足感之间的关系问题。从效率最大化到人的价值最大化的转变,实质上是从工业社会到知识社会人才管理核心理念的转变。德鲁克前瞻性地提出了知识社会和知识型员工的概念。他认为,卓有成效的管理,其核心价值是激活人,让人与事、人与资源组合的时候产出最大化。

3. 从产业劳动到知识型员工:人的主体性彰显

知识社会是以知识、创新为核心的社会。德鲁克在《后资本主义社会》一书中指出,人类社会正在进入知识社会。对于该社会的基本特征,德鲁克认为,"这个社会最基本的经济资源,也就是经济学家常说的'生产资料',将不再是资本、自然资源,也不再是劳动力。无论是现在还是将来,它一定是'知识'。主要用来创造财富的源泉不再是生产所需的'资本',也不再是'劳动力'。现在,价值由'生产力'与'创新'来创造,二者都将知识运用于工作之中"(德鲁克,2021)。因此,德鲁克认为,它也必然引起整个管理范式的根本性革命,"提供知识以找出应用现有知识创造效益的最佳方法,事实上就是我们所说的管理"(德鲁克,2021)。德鲁克说,提高体力劳动者的生产率再也不能自行创造财富了,今后重要的是非体力劳动者的生产率,即知识的生产率以及使知识转化为生产力。

我们不能再用工业社会旧的管理方式来管理知识型员工。为什么硅谷的公司不用打卡,还把办公室布置得自由、随意和富有创意,因为知识型员工最好的工作状态不是被固着在工位上,靠加班的时长来提高生产率。一个神经外科专家做了十几个小时的手术可能是攻克了一个重大的疑难病症,而一名资历不深的住院医生耗费了同样的时间可能只是因为学艺不精。事实上,时间很难精准评估知识型员工的价值,但成果代表作可以。因此,对知识型员工的绩效评价和激励机制也要发生变革。

4. 从管控到赋能创造:人才管理变革

今天的医院,经历了前一轮的规模化扩张,在提升效率的大路上一路狂奔,某些超级医院甚至宣扬"日门诊量过万"。在一线城市的大型三甲医院,一名医生每天要接诊上百个病人,医生诊疗仿佛也成了流水线上的"作业",丧失了医疗照护应有的崇高价值感和人文关怀。这种追求劳动效率最大化的工业化思维今天仍然被大批医院管理者认可和推崇。在医院这种大型组织中,雇佣关系导致人们之间的角色固化、阶层固化,从而滋生出官僚主义,导致信息和功能的僵化,特别是下级必须无条件服从上级的心理契约,容易限制人们发挥自己的创造性。墨守成规的人多了,创造力和价值创造也易被抹杀,而那些真正有创造力、想打破禁锢的人只能选择离开。

如何激活个体成为医院人才管理的新命题。"稳定"的另一层意思是"固化",激活个体首先意味着打破组织原有的平衡。不能默许没有能力的人在岗位上,不能默许老朽的管理者在关键岗位上消磨时间直至退休,不能对市场上的技术采取观望的态度,不能放任服务水平下降而寻找借口,绝不能追求"一团和气"。这恐怕也是当前我国部分公立医院管理者急需面对和解决的问题。

"有没有人、人好不好用"是效果,"准确的、及时的"是效率,达到人才"数量"和"质量"的均衡是目标。组织赋能是一个系统工程,包含了"意愿、工具、能力、力量",培养是一个重要手段,但工具的进化、激励手段的多元化、面向未来人才的绑定手段与持续性培养基地建设,则是更为战略性的思考点(何欣,2020)。

从管控到赋能,从胜任到创造,管理者首先要承认人才的价值,激发人才的潜能,赋能人才可持续发展。很多医院院长抱怨人才匮乏,没有可用之人,或者找不到合适的人,这样的管理者还抱着一种固化的思维来看待人才。对此,弗里德里希·尼采(Friedrich Nietzsche)有一段经典论述:据说中国有句古语叫"金无足赤,人无完人",但是,如果谁真的打起灯笼来到市面上寻找完人,最终令他感到的可能不是一种失望,而是一种意外——完人其实就是那些终日为"善"而奔波,而又在不知不觉中实现了"美"的"真"实不虚的普通人。"千里马常有,而伯乐不常有",管理者需要的是一双善于发现人才的慧眼和一双点石成金的手,通过盘点发掘人才的潜能,通过岗位历练、教练技术、职业生涯规划等为人才赋能,为人才营造发挥作用和创造价值的空间。

二、人才管理的基本思想和理论

1.人才管理主要思想的演变

关于人才管理,并没有清晰一致的概念界定。Lewis and Heckman(2006)首

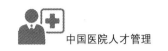

次归纳总结了人才管理界定的三种不同思想:第一种思想是将常规人力资源管理实践标记为人才管理,人才管理就是典型人力资源部门实践、职能、活动或专业领域的集合。第二种思想聚焦于人才库,将人才管理视为一个确保组织内部有足够员工流动的过程,其核心是预测人员的需求和管理员工的职位晋升,本质上类似于人力资源规划。第三种思想关注的是通用型人才,主张淡化具体职位或组织的界限,建立通用人才库而非具体的工作继任池。这一视角又进一步发展出两种截然不同的观点——排他观和包容观。其中,排他观关注高绩效或高潜力的人才;包容观则主张每个人都有才能,人才管理应该帮助每个人实现高绩效。Collings and Mellahi(2009)发展了第四种思想,认为人才管理的起点是确定关键职位,包括系统识别对组织可持续竞争优势有不同贡献的关键职位,开发一个差异化的人力资源框架促进有能力的员工填补这些职位,并确保他们对组织的持续承诺,这也是目前引用最多的人才管理定义(阳毅和万杨,2022)。

Tyskbo(2019)指出,人才管理是一门利用战略人力资源规划来提高企业价值,并使企业实现其目标的科学。招聘、保留、发展、奖励和激励员工的所有工作都是人才管理以及战略性员工队伍规划的一部分。企业人才管理战略应与业务战略和当地环境相联系,以更恰当地发挥其作用。

2. 中国文化下的人才管理

(1)人性论肇始的人才思想

人性论是关于人的共同本质的论述,肇始于西周、先秦时期,诸子百家通过观察他人、反思自我,围绕人性做了广泛而深刻的探讨,并由人性论而推导出不同的人才管理思想。孔子的人性论思想是"性相近也,习相远也"。孔子的人性论没有直接论述人性,而是以"德"为核心,与"仁、礼、欲"等概念组合在一起,构成人性论系统。

从先秦到宋明,各时期的人性论观点虽然都具有一定的时代性,受制于当时的社会环境,存在一定的认知局限性,但是对几千年来中国社会对人的认识、对人才的培养和使用产生了深远的影响。儒家的人才思想首先是"知人",即如何选拔人才。"知人"的方法有听其言、察其行、观于友、询于众、试以事,要不拘一格选拔人才。其次是如何用人,儒家的人才思想认为,善任需任人唯贤;贤的标准是德才兼备,以德为重;不要求全责备,而要宽容待人。儒家特别注重"育人",重视提高人才素质之法。

(2)"人尽其才""任其所长"的用人思想

人才是一种资源,不能合理地使用人才是一种极大的浪费。而如何合理地使用人才，是古代帝王将相终其一生思考的问题。早在春秋战国时期，管仲就提出用人要"任其所长"。他在《管子·形势解》中说："明主之官物也，任其所长，不任其所短，故事无不成而功无不立。"《孙子兵法·兵势篇》提出"择人而任劣"，"故善战者，求之于势，不责于人，故能择人而任势"。孙子指出，高明的领导者，其注意力放在"任势"上，而不苛求部属，因而他就能选到适当的人才，利用有利的形势。

（3）"尊贤重才""求贤若渴"的重才思想

北宋理学家胡瑗在《松滋县学记》中说，"致天下之治者在人材"，表达了治理的关键在人才的重要思想。《贞观政要·崇儒学》有云："为政之要，惟在得人。用非其才，必难致治。"意思是治理的关键是用人得当，若所用的人不能充分发挥其才能、长处，则必然很难达到治理的目标（程晓军，2021）。

中国历代帝王将相非常重视人才，留下了许多脍炙人口的典故。例如，汉高祖刘邦就精通用人之道，刘备三顾茅庐、唐太宗重用魏征的故事也流传千古，形成了尊贤重才的传统和氛围。

（4）"德才兼备""以德为先"的人才标准

关于人才的标准问题，《资治通鉴·周纪一》有云："才者，德之资也。德者，才之帅也。"清晰地表达了人才的两项要素：一是德行，二是才能，要辩证地看待二者的关系。《庄子·天下篇》提出"内圣外王"之道，"内圣"就是修身养德，做一个有德行的人，然后才可以"齐家、治国、平天下"。《中庸》对人才标准的要求是："好学近乎知，力行近乎仁，知耻近乎勇。知斯三者，则知所以修身；知所以修身，则知所以治人；知所以治人，则知所以治天下国家矣。"与我们今天强调的学习力、执行力、职业道德的人才标准异曲同工。《周易》有云："地势坤，君子以厚德载物。"意思是有道德的人就像大地一样可以承载万物。

（5）"不拘一格""唯才是举"的用才之道

关于人才选用的标准，管仲提出君主选用人才一定要审查三个问题："一曰德不当其位，二曰功不当其禄，三曰能不当其官。"（《管子·立政》）汉代王符对德薄能鲜者身居高位的危害做了深刻的分析："德不称其任，其祸必酷；能不称其位，其殃必大。"隋唐时期，中国经济、政治制度更加完善，特别是科举制的确立，成为此后封建社会选用人才的基本模式。

（6）中国共产党的百年人才思想

中国是世界上最大、最具活力的经济体之一，吸引、留住和培养人才始终是中国经济建设中的重要工作。中国情境下的人才管理需要立足中国国情，总结

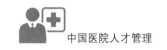

中国人才管理哲学和实践中的成功经验与做法,探讨中国特色的人才管理理论和思想。中国共产党的人才思想经过百年的淬炼和积淀,逐步形成了完备的理论体系,包括战略管控、时代考量、德帅才资、知行合一、价值旨归、汇聚英才六大实践向度。百年来,中国共产党的人才思想逐步明确了人才主体、人才选任、人才发展、人才价值、人才环境五大主题内容,实现了三次大的理论飞跃,为中国社会主义现代化事业发展和实现中华民族的伟大复兴所面临的人才问题提供了理论指引与现实依循。

习近平总书记在 2014 年全国职业教育工作会议上做出重要指示,提出"要树立正确人才观""营造人人皆可成才、人人尽展其才的良好环境",这也是马克思主义人才观的思想精髓。要从"人尽其才、物尽其用、事尽其善"的思想维度去看待人才,只要创造出人才适宜发展的环境,把人放在正确的位置上,采取适当的培养和激励措施,就能充分发挥出人才的效能。

中国的人才管理理念主要是从"人性"出发,基于对人性的认知构建人才管理思想,侧重于"道""法";而西方的人才管理理念更关注人才管理的具体领域,侧重于"器""术"。中国的人才管理实践在长期的"学西方"的过程中,过于注重外在的管控、激励层面,这种由外而内的管理方式造成了消极的后果,即人的主动性逐渐消解,创新创造意识淡薄。而中国的人才管理思想立足于人性,正是一种由内而外激发人才"内生动力"的过程。清末洋务派曾提出"中学为体、西学为用"的思想,"体"是主体,指核心理念、价值观和原则方法;"用"是辅助,指行为方法、工具等。我们在构建中国当代医院人才管理思想时,切勿"乱花渐欲迷人眼",对西方人才管理的模型和工具不加分辨,盲目引用,从而造成"水土不服"。

3. 人才管理的基本理论

(1) 人力资本理论

美国经济学家西奥多·W. 舒尔茨(Theodore W. Schultz)是人力资本理论的倡导者之一。该理论认为,除物质资本,例如土地、设备、材料、货币等有价产品外,人力资本是经济增长的主要动力,人才所蕴含的各种知识与技能是企业发展的关键,它强调了人才在组织发展中的重要地位,企业或组织应该将人力资本同样作为不亚于物质资本一样重要的存在。

该理论认为,在组织中,人应该被看作资本,并把员工培训、激励、保留产生的成本看作因投资该组织而产生的人力资本。人力资本被研究者视为组织绩效和战略人力资源管理的中间变量,企业通过人力资源管理实践提高员工知识、能力与技能,以提高组织的人力资本。

(2)ERG 理论

美国耶鲁大学的克雷顿·阿尔德弗(Clayton Alderfer)是 ERG 理论的典型代表,该理论与马斯洛的需求层次理论相比,更为贴近生活实际。阿尔德弗提出,人与人之间存在三种核心需求,包括生存(Existence)需求、相互关系(Relatedness)需求和成长(Growth)需求,即 ERG 理论。该理论除了在人与人之间适用,在员工与其所工作的组织中也同样适用。

ERG 理论与马斯洛的需求层次理论有相近之处,都是当较低层次的需求得到满足后,人们会向更高层次的需求前进;但二者不同的是,ERG 理论还提出了一种叫作"受挫—回归"的思想。马斯洛认为,当一个人的某一层次需求尚未得到满足时,他可能停留在这一需求层次上,直到得到满足。相反,ERG 理论则认为,当一个人向更高层次的需求前进而不断受挫时,则会退而求其次,以向低层次的需求回归作为替代。因此,如果一个人在某一工作环境中的更高需求一直得不到满足,那么他就会转而追求更加轻松的工作环境以得到满足(见图1-3),这一点在医疗卫生行业中体现得尤其突出。

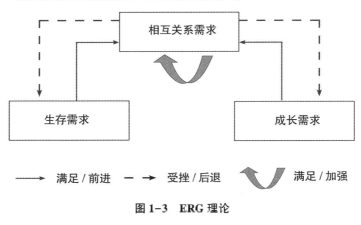

图 1-3 ERG 理论

资料来源:王卫.天津市公立医院人才管理研究[D].天津:天津大学,2018.

ERG 理论认为,多种需求可以同时作为激励因素而起作用,并且当满足较高层次需求的企图受挫时,人们会向较低层次的需求回归。因此,管理措施应该随着人的需求结构的变化而做出相应的改变,并根据每个人不同的需求制定相应的管理策略。

(3)场论

该理论由美国心理学家库尔特·勒温(Kurt Lewin)提出。他指出,需要、欲

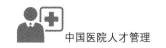

望、意图等内部刺激与外在自然和社会构成的环境相互作用形成"心理场",它不仅包括人感知到的环境,还与人认知到的意义有密切关系,在此基础上最终引发人的正向或负向行为。如果个体处于一种不良的环境中,例如所学专业与实际工作不对口、与工作的同事关系紧张、工作情绪不佳等,就很难发挥个体的全部能力,影响工作效率,从而降低创造的效益。因此,当人们发现无力改变自己所处的环境时,就会选择离开,去更舒适的环境工作。

场论是公立医院进行人才管理的重要理论之一。一项针对医疗卫生行业从业人员工作环境和离职情况的调查显示,工作环境是影响公立医院人才管理的一项最重要的因素。医务人员对医患关系、同事关系及工作情绪的重视程度,是衡量其离职意向的重要指标,因此,公立医院管理者在进行管理时,应该考虑到医院整体工作环境对人才效能及去留的影响。

（4）双因素理论

双因素理论也称"激励—保健因素"理论,是由美国行为科学家、心理学家弗雷德里克·赫茨伯格从人的激励动机问题出发提出的。该理论认为,个人对工作的不满意和满意并不是非此即彼的关系,影响不满意和满意的因素是两种不同性质的因素。影响不满意的因素主要是工作环境、工作条件、工作关系等,称为保健因素;影响满意的因素主要是工作内容的挑战性、工作成就感与责任感、个人发展的可能性等,称为激励因素。保健因素是基础,有了它们只能消除人的不满意情绪,起到维持工作现状的作用,缺乏时却会引起对工作的不满意,严重挫伤人的工作积极性;激励因素是目标,对人的工作具有持久、有效的激励作用,处理得当的激励因素能提高人的工作满意度,产生积极、持久、有效的激励效果。

（5）行为理论

行为理论起源于角色理论,着重关注组织与员工之间相互依存的角色行为。该理论认为,员工行为是组织绩效和战略的中间变量,人力资源管理实践的目的是控制或引导员工的行为和态度;不同的战略应该有不同的行为规则,并假设战略人力资源管理实践是组织管理员工行为的工具。

（6）人才管理研究的整合框架

阳毅和万杨（2022）提出了一个人才管理研究的整合框架（见图1-4）。人才管理的过程实际上是一个价值创造的过程,通过影响个人层面的态度与行为等来影响组织层面和宏观层面的绩效。研究框架的输入端为组织规划的人才管理,是管理者为了影响员工的能力、动机和表现机会而设计的政策或制度（组织规划的 TM），这些政策或制度由高层管理者、人力资源管理者和直线经理等执行（实际执行的 TM），他们的行为被组织中的员工感知到，形成独有的体验（员工感知的 TM）。最后，员工的预期感知影响他们的态度、行为和认知反应，并最终影响员工和组织的产出（输出端）。在人才管理价值创造的过程中，组织特征和参与者既是制约因素，又是促进因素，并且持续动态地影响这一转化过程和组织绩效。

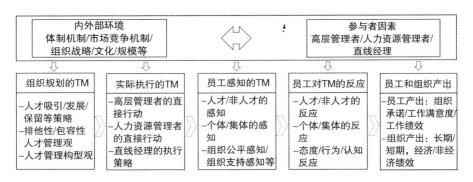

注：TM 即 Talent Management，指人才管理。

图 1-4　人才管理研究的整合框架

资料来源：阳毅，万杨. 人才管理研究综述与展望：一个整合的研究框架［J］. 科技与经济，2022，35（1）：76-85.

三、多维视域下的医院人才管理

管理是一门科学，也是一门艺术。管理是一门科学，表明管理是有规律可循的；管理之所以是一门艺术，是因为管理需要面对的是充满个性的人。人才管理是一个跨学科的交叉视域，涉及人才的吸引、聘任、培养和保留等一系列活动。从管理学、经济学、心理学、社会学、伦理学、组织行为学甚至人类学的视角，能够为人才管理的经典问题提供不同的解读和可能的解决方案。人才管理的内涵和外延非常丰富，但归根结底聚焦一个核心——人。

医院作为一种特殊的社会组织，其独特性体现在：它以提供医疗卫生服务为组织存在的目的，服务的提供者和服务的对象都是人，医院的一切活动都是围绕人展开的。医院的运营效率、医疗质量与安全、患者满意都有赖于人的积极性和价值的发挥。而医院员工作为典型的知识型员工，具有较强的自我意识，其主动性与成长性是医院可持续发展的关键。因此，人才是医院运行和发展的"发动机"，是医院战略发展的核心动能，人才管理要上升到医院战略的

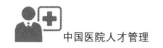

层面。

在医院中,传统的人才管理部门是人事部或人力资源部,人才被视为医院发展的一种核心资源,侧重于通过制度和管控规范人才发挥作用的范围,输出标准化的预期结果。从人力资源管理到人才管理的核心转变,是把人从工具属性转变为价值属性。如果说我们之前的管理更多的是一种对人的管理,那么人才管理将人从"客体"变为"主体",由被动变为主动,人不再是被管理的对象,而是价值创造和意义实现的主体。只有从这个角度去重新认识和阐释人才管理,才能最大限度地激发出人的内在动机和主观能动性,最大限度地点燃个体,组织才能焕发出生机与活力。

当今时代,科学技术作为生产力的核心要素,其发展日新月异、一日千里,而作为生产关系的管理也要适应生产力的发展。管理是和科学技术、生产资料一样重要的组织成长与发展的一种资源。人才管理的思维及其相应体制机制的变革也应该跟上技术变革的速度,只有这样才能让人才和技术相互配合,共同推动社会生产力的发展。信息技术、互联网、大数据、人工智能等的发展正在深刻地改变着社会和生产关系的面貌,个人与组织的关系也由过去的依附关系呈现生态、共生、演化的发展趋势,对人才的管理也由管控、服务转变为赋能、创造。因此,管理者需要具备战略性思维、平台型思维、成长性思维、系统性思维,为人才的成长和价值实现创造有利的环境,让人才成为推动中国医院高质量发展的新引擎。

（曾勇　刘海艳）

第二章
人才管理的泛医政理念

　　从管理到治理，从治理到善治，是现代管理的发展趋势。而达到善治则需理论创新引领实践发展。

第一节　医院治理新趋势

遇见变化,预见趋势,唯与时俱进、持经达变。应对变化的最佳实践是"建立自主变革创新的基因和进化优势"。

一、我国公立医院治理改革与发展

公立医院治理改革一直都是社会的焦点、医改的"重头戏"。而其模式和路径的选择又取决于一定时期的政治、经济和社会环境。纵观我国公立医院七十余年改革历程,可以清晰地看到公立医院治理改革的特点,即从解决公立医院各种具体问题的适时政策调整,到为适应新时代发展而进行的系统性改革,这是一个从点到面的改革渐进过程,在一定程度上反映了公立医院治理改革的路径。我国公立医院治理改革总体可分为三个阶段。

第一阶段(1949—1979 年):计划经济体制下的公立医院是由政府主导的公益性、福利性、财政全额拨款、具有行政级别的单位。治理模式主要采用行政性管制,强调的是"以医院为中心",医疗服务按项目收费,劳动报酬采用的是"平均主义大锅饭"。"农村三级卫生保健网""预防为主中西医结合""爱国卫生运动""赤脚医生""公费医疗""合作医疗""劳保医疗"是中华人民共和国成立初期卫生工作的伟大创举,为我国医疗卫生事业发展做出了重大贡献。

第二阶段(1979—2009 年):市场经济体制下的公立医院进行市场化改革,由"全额拨款"改为"差额补助",主要运用经济手段管理医院。治理模式主要采用"经济责任制管理"和"医院分级管理",强调的是"以病人为中心",劳动报酬采用的是"基本工资+奖金",鼓励多劳多得。此背景下衍生出"以药养医""过度医疗",公立医院"公益性缺失"。虽然当时的政策指向调动了医院的积极性,医疗卫生行业进入高速发展期,但是政府对医疗卫生投入比例降低,医疗卫生资源配置不合理问题越来越突出,医患关系纠纷增加、百姓"看病难看病贵""因病致贫"问题日渐凸显。

第三阶段(2009 年至今):中国特色社会主义经济运行体系下的新医改启

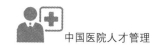

动扭转市场化导向,让公立医院回归公益性。治理模式主要采用"双轮驱动",即公益性与市场化并重。特别是党的十八大以来,我国将人民健康放在优先发展的战略地位。"以人民健康为中心"为人民群众提供全方位全周期健康服务,彰显了中国共产党以人民为中心的执政理念。此背景下衍生出"全民医保""家庭医生""整合型医疗卫生服务""DRG/DIP 支付方式改革""智慧医院建设"等,公立医院改革呈现"井喷"。治理模式开始转向建立现代医院管理制度,实行党委领导下的院长负责制,全面推进公立医院治理体系和治理能力现代化。

纵观我国公立医院治理改革与发展,公立医院改革更加注重改革的系统性、整体性和协同性。公立医院改革取得的重大阶段性成果,充分显示了中国特色社会主义制度的显著优势。

二、我国公立医院治理改革新挑战

医疗卫生事业如何达致善治,对于任何一个国家和地区的公共治理体系现代化来说,都是一项异常严峻的挑战。当前,公立医院综合改革的目标是建立现代医院管理制度,而建立现代医院管理制度的关键是建立健全医院治理体系。

1. 公立医院治理的概念

公立医院的治理是公立医院内外部利益相关者参与医院决策和管理的结构与过程。"治理结构"和"治理能力"是治理的重要组成部分。治理结构指的是出资人与管理者之间的关系,在公立医院中界定和平衡好政府、医院及管理者三者之间的责、权、利关系尤为重要;治理能力则依赖科学、合理、完善、高效的治理结构来实现提升,并且受到外部环境、医院内部管理体制、医院管理者水平等多方面因素的影响。

2. 公立医院内部治理机制

目前,我国公立医院内部治理机制的核心是人事分配与激励约束制度,主要指医院内部各利益主体之间的职责分工,具体以提高医院的运行绩效为目标,建立以现代法人治理制度为核心的人事分配与激励约束制度、财务管理制度、信息管理制度、质量安全管理制度等一系列微观层面的医院内部治理制度,构建科学、高效、完善的医院内部运行和治理机制。

3. 公立医院治理改革新挑战

恰逢百年未有之大变局,人们所处的社会和经济环境变得愈发易变、不确定、复杂和模糊。组织边界被打破,行业围墙被推倒,公立医院的治理结构无论是外部还是内部都发生了重大变革与重构。未来,如何适应时代变化进行"灵魂深处"的自我革命,如何利用供给侧结构性改革的原理破除医药卫生体制顽疾,是公立医院面临的前所未有的严峻挑战。

(1)管理挑战

从应对策略来看,从被动适应向主动变革转变。面对复杂多变的内外部环境和数字化浪潮交织,一切个体和医院都要面对网络化挑战。医院需要灵活机动,快速响应不断演进的环境中出现的各种变化以及人民健康需求的变化;保持医院的高韧性和敏捷性,打造具有应变能力的医院,其中"敏捷"是关键。

从管理理念来看,从传统的科学管理向人本管理转变。传统的科学管理有三大特点,即寻找规律、工作量化、严格执行。随着知识经济的诞生,科学管理受到了巨大的冲击,因为对知识型员工无法进行科学的量化和严密的督导,他们本身的工作需要较大的自主性和工作弹性。由此,人本管理应运而生,它是科学管理发展的新阶段。其最为显著的特点是从关注事到关注人,给予员工最大的尊重和自由的保障。但人本管理并不否认科学管理,且以科学管理为基础。

从管理结构来看,从层级制的组织结构向网络型的组织团队发展。事实上,层级制组织结构无论是金字塔式还是扁平化式,都为处理常规化的稳定、简单环境而设立,但在高度复杂和高度不确定的环境下,层级制的组织结构在处理非常规事件时,常常表现出滞后、慌乱与无奈,甚至错过解决问题的最佳时机。

从管理重点来看,从重视组织结构设计的科学性向重视组织文化建设转变。在知识经济社会,知识就是员工的生产工具,被随身携带在他们的大脑里。对员工的激发,就是对知识的激活、运用和创新。管理者唯有通过共同愿景、核心价值观,才能赋予知识型员工工作的"意义",并通过工作的意义给人带来乐趣。这就要求管理者不要一味地想着下指示、定规矩、做监督,而应该着眼于未来,做一个纵横捭阖的思想家(尚水利,2020)。

(2)服务挑战

当前,数字化正全方位重塑医疗卫生行业格局,疫情防控常态化和远程诊疗将相互依存,数字化持续渗透医疗服务各环节,医疗卫生业态变革倍道兼行。智慧医院建设,助力医疗服务数智化升级。

传统的医疗业务模式以医院为中心、以面对面诊疗为核心。医院是连接有

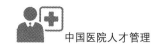

医疗需求的人群与医生的唯一场所，所有业务包括诊断、治疗、护理、预防乃至挂号收费等都必须在医院完成。在这种模式下，往往是人动而信息不动，患者疲于奔命。

大数据、云计算和人工智能等新技术的快速发展，为医院信息化提供了全新的技术手段，也重构了医学模式，5P（Preventive，预防性；Predictive，预测性；Personalized，个体化；Participatory，参与性；Precision Medicine，精准医疗）医学模式成为未来医学发展的新趋势。

医疗业务模式转变，医疗服务也面临新挑战。服务方式需要从被动诊疗到主动服务转变，从院内服务到全程服务转变，从线下服务到线下与线上相结合转变，从院内为主向院内与院外相结合转变，增加服务的主动性和患者黏性。

（3）关系挑战

伴随着医生多点执业政策的松动，医生集团如雨后春笋般涌现出来。此外，医院的一个个业务被分解成更加专业而相对独立的第三方机构，通过移动互联网提供无边界的协同。独立的医学检验、影像检查等第三方机构相继崛起，支撑着互联网医疗和专业化的诊所；独立的手术中心也已初露端倪，健康管理、慢病管理等业务更是依托移动互联网和可穿戴设备日趋成熟，改变了以疾病诊疗为主体的医疗生态。

移动互联网使患者与医院的连接方式发生了改变，从而使医院的形态以及医务人员与医院的关系发生了改变。医院的形态逐步向集团化、协同化、生态化改变，医疗业务逐步向在线化、数据化、智能化、移动化、无边界拓展。医务人员与医院的关系也从原来的隶属关系转变为平台关系、合作关系。医生的执业方式更加灵活、更加分散、更加个性化、选择性更多。能力和价值将取代固定的场所、固定的薪酬、固定的行政隶属关系，成为连接医院与医务人员的纽带。医务人员将从单位人变为执业人，需要独立为自己的诊疗行为负责，同时也将获得与自己能力和价值相匹配的薪酬，从双向选择变为多向选择，医疗卫生人才的流动性将大大增加。

三、我国公立医院治理改革三大趋势

面对公立医院治理改革的新挑战，如何积极践行新发展理念，创新构建新发展格局，坚持创新在医院转型发展中的核心地位；如何运用整体观与系统论的思维方式谋划和推动公立医院综合改革；未来公立医院的组织形态、治理模式、运行机制都有哪些新变化、新趋势，是各级医院管理者亟须思考的新课题。

（一）医院治理法人化

医院是相对复杂的组织机构，也是典型的知识型组织。在实践中，如何构建简约而高效的卫生健康治理体系，如何推进公立医院从传统的行政化治理模式向自主化、法人化的治理模式转型，是当前卫生健康治理体系和医院治理能力现代化面临的重大挑战。

建立健全现代医院管理制度是推动公立医院高质量发展的重要保障，也是公立医院综合改革的重大制度创新，建设中国特色基本医疗卫生制度"立柱架梁"的关键制度安排。理顺政府、医院、管理者三者之间的责、权、利关系是医院治理改革的关键。推进现代医院管理制度建设的核心内容是厘清政府和医院的权力清单，建立健全公立医院运行新机制。

事实上，公立医院综合改革的核心是治理模式的变革。公立医院传统的治理模式可概括为行政化，即公立医院隶属于政府的行政机构，而其所有运营领域都受到行政机制的左右，来自政府行政部门的命令与控制成为最主要的治理手段。行政化治理的主宰性导致了诸多问题，既降低了公立医院运营的效率，又有损于公立医院服务的公平性。特别是在复杂多变的环境下，公立医院层级化、集权化的组织形态略显僵硬。这种体制机制的障碍衍生出形式主义、官僚主义的新变种，制约了组织的发展，扼杀了人的创新力，医院组织架构、文化构建、运营模式等与新趋势形成边缘隔离。而且，层级化、集权化的组织形态和闭塞、僵化的系统，面对外部环境快速变化时很难做出敏捷反应和快速决策，造成与人民群众健康需求及经济社会协调发展要求不适应的矛盾体。

公立医院的法人治理在中国语境下实际上是一种"公法人"的概念，是基于国家意思或法律授权，为了公共目标的实现和公共行政的进行而设立的具有权力能力的组织。作为肩负人民健康服务使命的公立医院提供公共医疗卫生服务的"公益性"和主体地位绝不会放松。但公立医院浓厚的行政化色彩极大地制约或影响了公立医院的深层次改革。医院治理法人化，首先意味着公立医院的去行政化，让医院拥有更多的自主权。

课题组调研发现，当前大多数公立医院法人治理结构改革形式化，其中不乏受到根深蒂固的官本位思想、严重扭曲的权力观念及利益固守的影响和牵绊。因此，去行政化是公立医院法人治理结构改革面临的重要挑战。如何进一步理顺政府、医院、管理者三者之间的责、权、利关系，真正意义上建立决策、执行、监督相互协调、相互制衡的运行机制，是未来公立医院改革绕不过去的坎。

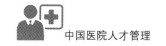

事实上,组织变革的核心不单是现代管理制度的建立、流程的再造、资源的重组,更重要的是传统与现代的博弈、思想与精神的洗礼、多元文化的冲突与融合。支撑组织健康发展的三大基石是文化、组织和人才。从管理上讲,未来组织进化的关键是通过组织的变革及组织与人之间关系的重构,激活组织新的价值创造力,打造新的组织生态优势,构筑组织新力量。

(二)医疗体系整合化

从单一诊疗到多学科联合门诊,从以疾病为中心到以健康为中心的"大医学""大卫生""大健康"新格局构建,整合型医疗卫生服务体系成为必然。而"整合型医疗卫生服务"是指根据人民群众的健康需要,将健康促进、疾病预防、诊断治疗、护理康复、临终关怀等各种医疗卫生服务及其管理整合在一起,为人民群众提供全方位、全周期、连续性的服务。而实现这个目标,就必须建立医政管理"一盘棋"的思维,紧紧围绕人民群众全生命周期的健康需求,将健康促进、疾病预防、诊断治疗、护理康复、临终关怀等生命全链条的服务整合起来,形成系统完备、布局合理、分工明确、功能互补、连续协同、运行高效、富有韧性的整合型医疗卫生服务体系。此视域下,公立医院医政管理工作亟须打破科室间、群体间各自为政的壁垒,从"条块分割"到"融合联动",构建"大医政"格局,通过泛医政管理新思维,实现"促、防、诊、控、治、康"六位一体全方位、全生命周期健康管理。

当前的医政管理"各自为政、各行其是"。不单是科与科之间存在壁垒,医护、医技、医防、医患、医工、医管等群体间的融合也不到位,工作的协同度与和谐度亟待提升。究其根源,与传统的"重治疗轻预防""重临床轻管理""重医疗轻护理"的思想认知有关。随着社会的进步与发展,这种孤立、片面的思想认知亟待改变,否则"融合"只是表象。

现代医学发展和临床实践遇到的最大难题在于专业过度细化(Over Specialization)、专科过度细化(Over Division)和医学知识碎片化(Fragmented Knowledge),我们称之为"2O1F"(樊代明,2018)。中国工程院院士樊代明指出:医学发展的轨迹离不开"分久必合,合久必分"的规律。医学从最初的单一形态,后来逐渐划分出基础医学、临床医学、预防医学等部分,到今天呈现众多细分学科,这在助力医生更加专业化的同时,也带来各种问题。事实上,整合医学与专科化并不矛盾,专科使学科划分越来越细,但最终还得回归整体。医学是为病人治疗,而不是只治病灶。医学只有把所有与人相关的知识整合到一起,根据人体的本质和人的本性做出取舍,才能从极其复杂的问题中找到适合人类健康的正确答案(杨永燕和樊代明,2015)。

其中,整合医学即从人的整体出发,将医学各领域最先进的知识理论和临床各专科最有效的实践经验分别加以有机整合,并根据社会、环境、心理的现实进行修正、调整,使之成为更加符合、更加适合人体健康和疾病诊疗的新的医学体系。整合医学最终是要还器官为患者,还症状为疾病,从检验到临床,从药师到医师,身心并重、医护并重、中西医并重、防治并重,是在现有方法或内容基础上的医学知识整体化、系统化。

(三)医院结构平台化、生态化

1.组织结构多元化

战略决定组织设计,组织设计必须服务于组织目标的实现。管理者的精力是有限的,必须把管理者的精力作为稀缺资源,投入真正重要的工作上。组织在做出调整时,需要充分考虑组织内部人员的能力、政治关系、文化氛围等实际情况。对于组织内部的每一个关键岗位,管理者都要关注其控制跨度、责任跨度、影响跨度和支持跨度。

从图2-1所示的四种核心组织结构中我们可以获得灵感,组织结构可以是多种形态的,企业的组织结构变革经历了从科层制到扁平化,从扁平化到平台型,从平台型到生态型的变革。尽管受体制机制的约束,医院的组织结构变革十分缓慢且艰难,但管理者仍可以从中吸取有价值的成分,为人才管理提供思考和借鉴。

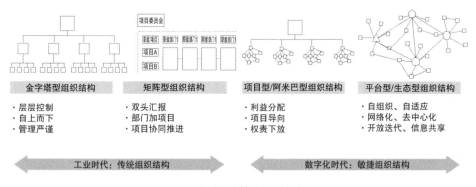

图 2-1　四种核心组织结构

资料来源:徐晓霞.敏捷人才管理[M].北京:电子工业出版社,2021:viii.

从直线管理到生态管理,从科层制组织到生态型组织,新时代下医院的管理理念、运营模式、组织形态发生改变。换言之,未来医院目标的实现需要依附

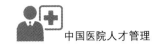

于有创造力的个体。同样,个体价值的崛起对传统的医院管理范式提出了挑战。如何实现人与人、人与医院的协同共生、价值共享,如何让医院变得更加开放、熵减、协同、创新、有活力,是新时代医院管理的新挑战。

2. 人才关系平台化

"医院与人才的关系不应该是单纯的雇佣关系,而应该是能够实现共赢的合作关系。""医院应该是一个平台,让优秀的人才共同建设、共同管理,共享发展的成果。"这是笔者访谈时与众多院长达成的共识。

自人类进入以知识经济为特征的新经济时代,人力资本与知识资本的独特优势成为组织重要的核心技能,人力资本价值成为衡量组织整体竞争力的重要标志。当前医院、城市间的"人才人战"再次告诉我们,以医院规模、医疗设备等物为基础的竞争开始转向以人为基础的竞争。医院管理者的思维也由"交换价值"逐渐被"共享价值"替代。未来人与组织的关系是"协同共生、价值共享"。

"最优个体+平台化生态型组织"将是未来医院的新形态。未来医院建设不单是要实现人人平等,而是要让所有的人都成为最优和最健康的自己。特别是在错综复杂的工作中,人们有更多的自主性寻找最优的解决方案及快速迭代。从管理上讲,平台型组织是平台的提供者、管理者、运营者、组织者、维护者,技术架构和治理机制是平台型组织运营的重要方面。从功能上讲,平台型组织通过发挥媒介或载体作用,聚合优质发展资源,为广大参与者开放赋能,开创群体创新的新范式,实现与利益相关者的价值共创、收益共享、生态共赢,在实现自身发展的同时,带动平台生态系统的成型和平台经济的壮大(陈光华,2021)。

3. 价值赋能生态化

从组织到平台,从平台到生态,从传统的管控激励到赋能激活,医院管理者需要重新考量医院与人才的关系和演变。面向未来,人力资本与货币资本将进入相互雇佣的共治时代,人与组织的关系将转向共建、共治、共享的新型治理模式。公立医院治理改革必将推动医务人员从"单位人"转向"执业人",实现组织与人的"价值一致性",以及彼此的交互影响和动态平衡。公立医院进化之道的关键是转向平台化生态型组织,助力医务人员实现自我价值、践行职业使命,让个体与组织之间共同获得熵减的能力,进而推动组织从封闭到开放,最大限度地激活组织和组织中的人的潜能。

四、我国公立医院人才管理五大变化

伴随公立医院治理改革的不断推进,人才管理作为公立医院治理改革的重要方面和治理能力提升的关键,呈现新的变化和趋势。

（一）人的主体性彰显:从工具论到目的论,价值至上

从工业化社会到信息化社会,人的属性定位发生根本性改变,从简单做事的"工人属性""交易属性"转向人的"创造属性""价值属性"。特别是数字化时代的到来,人与组织的关系被彻底颠覆与重构。从关系上看,工业时代,人是工具,组织雇用人来制造产品或服务,强调的是命令与控制。而数字化时代,组织成为工具,它是人们用来改善自己和为之服务的人们的生活的工具。换言之,工业时代的管理核心是"如何让人更好地服务于组织",而当下及未来的管理核心是"哪种类型的组织能够激发人、值得人全情投入"。从职业生涯规划的角度审视,积极推进个体需求与组织需求之间的契合,动态地实现个体与组织的协同共生、价值共享,成为个体与组织应对当今社会和经济环境剧烈变化最有效的手段之一。

VUCA 时代对个体而言最大的挑战是失去路径依赖带来的迷茫与纠结。进而,个体面对未来的不确定性产生焦虑、不安甚至恐惧也成为常态。如何从不确定性中找到自己的位置,发挥自身的价值成为新的挑战。更不用说不远的将来人工智能渗透到人类生活的方方面面,机器人或将替代人类成为主要劳动力,人的价值意义必然经历一次革命性的颠覆和重塑。

打破思维惯性,重新为成长赋能。组织唯有唤醒员工提升自我认知,使其主动拥抱变化,增强自身的核心竞争力,乐于帮助他人并服务社会,才能使员工找到工作的价值和乐趣。员工唯有找到自己的"知识之梯""信息之梯""行动之梯",自然会破局而出找到自身价值。特别是数字化时代的到来,组织需要人的创造力和激情投入,以及适应数字化时代需要与条件的特殊技能。比如,员工需要从全局性、系统性出发,积极主动地提出可行的解决方案,而不只是等待命令。从被动到主动,从依赖到独立,人的自我意识增强,创造力被激发,个人价值实现的愿望比以往任何时候都更为迫切。

人的纯粹理性总是潜移默化地促使人不断寻找价值和意义,而这种"价值感""意义感"的精神力量在工作中往往被忽视。在全社会的共同认知中,医疗卫生是一项救死扶伤的崇高事业。而回归医疗照护的初心使命,就是把在技术上一路狂奔的医疗重新拉回到人文的尺度内,还冰冷的器械和手术刀以温情。如果医院把医生视为创收的工具,那么医生就很难把自己所做的工作与崇高的事业联系起来,甚至在日复一日的工作中迷失自我价值。新冠肺炎疫情来袭,大批医务人员坚守在第一线,这种深藏内心的价值感、意义感被重新唤醒和

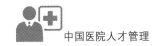
激发出来,证明了价值和意义可以成为人工作、奉献甚至牺牲的强大精神动力,这种动力甚至比单纯的物质激励产生的动能还要强。因此,未来人的主体性价值诉求愈发凸显。

(二)关注员工体验:从外驱力到内驱力,幸福为标

"快节奏、高效率、高压力"是现代职场的主要特征。随着"生命至上,健康至上"的理念日益深入人心,"职场幸福"的关注度更加突出。事实上,公立医院高质量发展与员工的健康和幸福感密切相连。实践中,如何将外驱力内化成内驱力,让员工拥有更多的幸福体验;如何更好地激励广大医务人员持续改进业绩,从而提高其业务能力和综合素质;如何努力实现医疗资源的高效使用,使其发挥最大价值,既是管理科学又是领导艺术。

康德提出"人是目的",不但肯定了人作为理性存在者的"绝对价值",而且肯定了人作为自在的目的所拥有的尊严,即人不应该像物一样被用作工具或手段,人本身就是目的。从工具到目的,正是人的主体性彰显之时。当人不再充当完成某项任务的工具,工作不再作为人的谋生手段,人才能真正思考工作对于个人的意义,以及工作给社会和他人带来的价值。

调查显示,以往的人力资源管理侧重于员工绩效,主要目的都是在提高员工绩效的手段和方法上,而员工个体的需求很少得到重视,虽然有工会等职工利益保障机制,但实际上对员工态度和行为的考量还是基于对绩效目标的追求,真正从员工利益考虑仍旧缺乏动力。或者说,传统的人力资源管理与更高绩效和高工作强度相关,比如在临床医院强调临床工作量、要求临床诊疗水平、注重科研产出等。同时,在面对病患时,还要求医生在高工作强度下保持良好的诊疗态度,并且在晋升过程中设置了各种考核标准,医疗、教学、科研工作样样不能少,甚至存在动辄一票否决的制度。这些都无疑使医生感受到工作压力。有研究表明,过大的工作压力会影响员工的工作满意度和幸福感,进而影响员工的工作绩效。

近年来,越来越多的研究发现,员工与组织之间是共同利益模式。战略人力资源管理中经典的 AMO 模型认为,绩效与员工能力(Ability)、动机(Motivation)和参与机会(Opportunity)密切相关。专注于提高员工能力、动机和参与机会的措施,可以提高员工的绩效和幸福感。另有研究认为,如果为员工提供足够的权力、信息、奖励和知识,就能使他们有较高的绩效表现;如果让医务工作者参与到更多的工作和决策中,就能带来更高的工作满意度、更好地达到工作和生活的平衡,而且并没有增加其压力和疲劳感。工作满意度在一定程度上对

高绩效起到了积极的推动作用,所以更多的学者将研究方向放在与工作相关的幸福感上,产生了一种以增进员工幸福感为主要目标的人力资源管理方法。Grant et al.(2007)认为,与工作相关的幸福感来自三个主要方面,即心理感受、生理指标和社会支持。Warr(1990)确定了与工作相关的幸福感的10个因素,如控制的机会、技能使用的机会、工作中的多样性等。这些研究都提示我们,人才管理的各项措施如果可以提供必要的资源,则有助于减少员工的压力和不适,从而提高员工的幸福感和个人绩效,进而实现组织的战略目标。

从外驱力到内驱力,员工体验是关键;从"要我做"到"我要做"直至"我要做好",唯有激发员工的内驱力。当员工真正感觉到工作的价值和意义,体验到工作的幸福感和自我效能的满足时,就会明确地体现在工作表现和工作绩效上。因此,医院管理者对制度设计与政策制定的关注点需要从与产出和绩效相关的措施转向更有可能提高员工工作幸福感和满意度的措施。比如,加强对员工的培训,给予员工更多的发展机会;提高知识型员工对工作和政策决定的参与度,赋予员工更多工作的自主性,自下而上地设计工作任务,重塑工作流程和内容;提高员工的社会地位,创造更加积极和宽松健康的工作环境;关注员工的心理健康,提供必要的心理支持等。

(三)人才管理生态化:从直线管理到生态管理,开放赋能

人才生态犹如雨林,是一个多样的、开放的、动态的自然系统,需要丰富的动植物种群,需要充足的阳光、空气和水分。强化"雨林法则",有利于全面营造创新人才的发展环境。实践中,如何更好地吸引人才、留住人才、用好人才,让人才发挥更大的主动性和积极性,关键取决于医院是否拥有生态化的人才发展沃土。

事实上,人才管理生态化的关键是释放人才的创新动能。释放的首要前提是给予人才一定的自由度和运行空间,给予人才发挥才智和潜能的充分机会。如果管得太严、太死,则人才只能沿着既定的轨道做各种"规定动作",从而严重限制人才创新动能的发挥,导致组织陷入僵化,缺少活力,发展困难。充分发挥人才的创新动能,还需要组织充分地赋能。这既需要"初始推动",更需要"持续跟进"。对于高潜人才,管理者除了要给平台、给资源,更重要的是要给指导,充当起类似于教练的角色,英文叫"Coaching",充分地授权、关怀、激励、督导,帮助下属不断成长和发展。实践中,如何激发员工从被动执行演进为主动创造(而且这种创造是源自内心的驱动),是新时代领导者管理创新的重要基点,组织赋能应运而生。从理论上讲,组织赋能以愿景和成就为驱动,面对多变的外

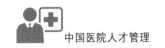

部环境,能够充分释放个人潜能,强化并凝聚成为团队能量,敏锐感知、把握机遇以创造非凡价值,并在此过程中实现组织的持续进化。或者说,组织使员工更多地从工作中得到足够的创新空间、成就感和价值感。

赋能在管理中是指组织自上而下地释放权力,尤其是自主工作的权力,从而通过去中心化的方式驱动组织扁平化,最大限度地发挥个人才智和潜能。赋能从领导者的角度出发,把决策和行动的权力赋予了解情况的一线人员,避免深井式的发号施令。尤其是在错综复杂的新生态下,赋能是应对不确定性的关键。

未来医院最重要的职能是赋能。换言之,未来医院是一个利他文化与赋能型的组织。未来的领导也是赋能型领导,而不是命令型领导。实践中,通过调整组织结构、转换领导方式、促进员工成长等措施,激励员工不断学习与创新,充分发挥员工的聪明才智与潜能,帮助医院赢得竞争优势,是领导者的智慧抉择。

(四)人才发展战略化:从辅助支持到战略影响,人才为大

千秋基业,人才为本。医院管理者必须牢固确立人才引领发展的战略地位。推动公立医院高质量发展,人才是第一资源。要从保护和发展生产力的高度,把医院资源配置的重点从硬件建设转向人力资源发展,从提高薪酬待遇、拓宽发展空间、改善工作环境等方面入手,充分调动医务人员的积极性、主动性和创造性。

人才资源是现代医院的战略性资源,也是医院发展的最关键因素之一。人才战略是医院为实现战略目标,把人才作为一种战略资源,对人才吸引、培养和使用做出的重大、宏观、全局性的构想与安排。常言道,再好的战略也需要落地,而落地的关键则需要能力。未来医院战略发展的重要支撑是人才保证。因此,战略与能力是人才管理的两个关键驱动。

事实上,国家卫生健康委员会推出的"三定方案"①,狭义上讲是力求公立医院人、岗、事三者之间的合理匹配,以达到"人尽其才、才尽其用"的目标;广义上讲是实现职能转变,推动公共医疗卫生健康服务提供主体多元化、提供方式多样化等。对此,实现人岗匹配,构建岗位胜任力模型至关重要。换言之,岗位胜任力模型相当于组织的人才标准。把组织和岗位的要求与人才的素质进行

---

① 2022年2月16日,中共中央办公厅、国务院办公厅发布《关于调整国家卫生健康委员会职能配置、内设机构和人员编制的通知》,首次对国家卫生健康委员会的职能配置、内设机构和人员编制进行规范,称为"三定方案",即定职能、定机构、定编制。

匹配,是人才盘点的核心内容。梳理典型岗位的胜任力要求,构建岗位胜任力模型,与人才盘点数据进行匹配,是现代医院人才管理的重要工作之一。

把人放在合适的位置上,需要管理者具备知人善任的能力,即三步走策略:第一步"知岗",通过岗位分析,进行岗位管理,撰写岗位说明书,构建岗位胜任力模型,明确岗位的任务职责和任职资格等;第二步"知人",通过人才盘点,了解每个人的能力和潜力,摸清每个人的胜任素质;第三步"善任",进行人岗匹配,把合适的人放在合适的岗位上。

从管理上讲,绩效管理关注的是事,薪酬管理关注的是人,岗位管理关注的是岗。对此,绩效管理的目的是不断提高员工的能力和素质,为组织创造更大的价值。薪酬管理的目的是鼓励员工为组织创造更大的价值。岗位管理的目的是实现人与岗位的最佳配合,更高效地实现组织目标,同时也能发挥人的最大价值。

(五)数字化人才转型:从人为支持到智能支持,体验为尊

"加快数字社会建设步伐"是《中华人民共和国第十四个五年规划和2035年远景目标纲要》重要部署。而医疗卫生领域是数字社会建设的重要组成部分。就医院而言,数字化转型就是要逐步实现智慧医疗、智慧管理和智慧服务,其中管理数字化和业务数字化是数字化转型的核心要义。

人力资源管理作为医院管理的重要组成部分,当下正经历着数字化带来的深刻变革。未来,人力资源管理的目标是让医院中的每个人都成为价值创造者,并有价值地工作。在医院中,基于大数据来加速人力资源信息化与数字化,不仅要配备人员、岗位,更重要的是人与工作任务、工作角色的精准适配、动态匹配。

从某种意义上讲,数字化促进了一种新型"民主",也促进了人的解放以及和价值、需求的精准对接,并由人为支持转变为更加专业、高效的智能支持,给予员工更多的体验。

数字化人才管理带来的最大贡献,是基于数字化精准选人,精益化用人,高效能开发人(彭剑锋,2021)。在实践中,主要表现在四个方面:一是构建人才全景画像;二是实现人才战略与业务战略相匹配;三是建立良性的内部人才能力供应链;四是支持人才可持续发展。从管理的角度来看,数字化不仅可以优化组织结构,压缩管理层级,合并职能,实现减员增效,优化业务岗位,还可以创新劳动组织方式与工作场景体验,激发员工的工作投入和干劲,提质增效。进而,人力资源工作随之发生改变,从曾经的人力资源管理优先走向员工体验

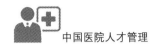

优先。

五、未来领导力:从"治理"到"善治",公共精神是灵魂

在充满挑战和变化的时代,过往的管理方法和经验认知已不足以应对。领导者遇到的挑战是前所未有的。明晰三大趋势,洞察五大变化,医院管理者需要面向未来的领导力,带领人才队伍,在动荡与不确定性的环境下,朝着正确的方向前进。

构建协同高效的组织体系是善治的基础,激发创新治理的组织活力是善治的关键,培育凝聚民心的公共精神是善治的灵魂。因此,管理者要坚持治理秩序、治理活力和公共精神三者有机结合、协调共进,进而达到稳定秩序与激发活力的平衡,提升医院治理效能,持续推动医院治理走向善治的目标。

从治理到善治,医院领导者的未来领导力首先体现为审时度势,顺势而为。一个不断取得成功的领导者,其天才之处在于能够感知环境的变化。作为领导者,首先要适应角色和关系的变化,其次要应对资源和系统的变化。千万不可让认知盲区束缚视野,"会实践、善总结、知理论"才是未来领导者的卓越表现。正如习近平总书记 2021 年 12 月在中共中央政治局党史学习教育专题民主生活会上强调:"理论修养是干部综合素质的核心,理论上的成熟是政治上成熟的基础,政治上的坚定源于理论上的清醒。"

从治理到善治,医院管理者还应具备"博雅"治理的能力。首先,从博的角度,管理者应具备战略思考、系统布局、敏捷应变的能力;其次,从雅的角度,管理者应具备文化引领、共情沟通、知人善任的能力。管理者要善于把握新趋势,统筹全局谋发展,整合内外资源,搭建系统平台,聚合人心,带领医院在变革中乘风破浪,有效激发人才效能实现组织战略目标。在平台化生态型组织中,医院管理者要敢于担当"无冕之王"。知识工作者的成功不在于有多么高的位置、冠以怎样的头衔,而是成为组织的"推手",从"成事"到"成人"的思想转变。管理者的个人价值是通过激发和成就他人价值,推动组织战略目标的达成而实现的。

从治理到善治,落实到医院管理实践,就是泛医政管理新思维以及由此带来的人才管理理论和实践变革创新。"不破不立,破而后立,晓喻新生",按照系统动力学的观点,"势"是改变事态的"加速度"。"势成之"的关键在于谋势、集势、蓄势、造势,即通过各种方法营造一种有利于预期事态演变的趋势、大势。当前,各级医院管理者须打破势均力敌的均衡状态,激发势如破竹的创新活力,方可聚人才之势,应未来之变。

(韩根东　张铁山　刘海艳)

第二节　泛医政管理新思维

随着我国医药卫生体制改革的不断推进,公立医院原有的管理体制和运行机制面临新的挑战。面对新形势下传统的医政管理工作从直线管理向生态管理的转变,从关注"事"到关注"人"的焦点切换,从"基础——过程——结果"到"育人——引导——源头"的范式转移,以及从"定规矩、抓准入、强监管"向"建机制、搭平台、强素质"的新一极管理进阶发力,医院管理者需要重新思考并梳理医政管理的底层逻辑,树立全新的人才管理理念,从管控到赋能,从胜任到创造,从资源驱动到人才驱动,用泛医政管理新思维激发人才管理新动能。

什么是泛医政管理? 泛医政管理与人才管理是怎样的一种关系? 笔者在三十余年医院管理教学、科研及千家医院管理咨询过程中,均绕不开医政管理。因为医政管理在医疗卫生领域占有非常重要的地位,发挥着非常重要的作用,是医疗卫生事业管理的重要组成部分。但为什么如此重要的工作却一直处于"应急救火""疲于应付"的状态,甚至与以人为本及高质量发展要求存有差距。其根源是管理者没有搞清生产力与生产关系,忽略了"人才是生产力中最重要的因素"。唯有将人视为第一生产力,最大限度地激发人的潜能,创造更大的价值,方可实现公立医院高质量发展。换言之,生产力决定生产关系。

在当前以人民健康为中心的大医学、大卫生、大健康背景和趋势下,笔者提出"泛医政管理"。泛医政管理以人的健康照护为中心,以多学科协同治理、全方位均衡发展为目标,以医学的人文性、人体的整体性、学科的协同性为纽带,旨在推进"健康促进、预防、诊断、控制、治疗、康复"六位一体深度融合。同时,从局部管理到系统化、集成化管理,从关注事到关注人,建立人与事、人与人之间的相互依存、相互促进、和谐统一关系,实现人与人的链接、人与组织的链接,最大限度地释放个人和组织的效能,是泛医政管理的关键所在。换言之,泛医政管理需要"人才串链",需要构建多学科协同治理的格局,实现多学科协同发展的平衡。泛医政管理的理论支撑是人才管理进化论。

如图 2-2 所示,相较于传统医政管理模式的演进,泛医政管理需要实现从

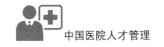

资源驱动到人才驱动的转变;需要从体制机制和人才上下功夫,建机制、搭平台、强素质;需要理念和认知的迭代,从重事轻人到以人为本转变。这一演进过程也体现了在医政管理事—岗—人的三维架构中,从关注事到关注人,从成事到成人的转变。从直线管理到生态管理,从管控到赋能,从胜任到创造,最终达到运营平衡、体系融合、能力提升、应变革新的泛医政管理新局面。

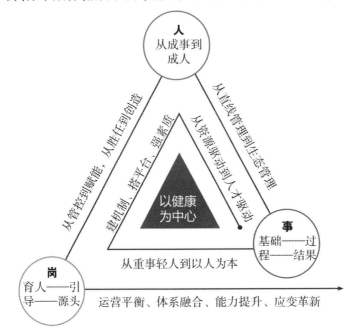

图 2-2　泛医政管理演进模型

一、医政管理工作新挑战:从成事到成人

(一)"复制粘贴"与"应急救火"背后是医政管理能力的欠缺

同树健康(北京)研究院研究员陈文乾:当前公立医院医政管理工作存在的主要问题,一是职能定位不够明晰,大医政格局没有形成;二是重医疗业务轻医政管理的现象依然突出,医政管理体系没有形成;三是医政管理人才培养机制尚未建立,大多数医政管理者没有经过职业化培训;四是医疗核心制度落实不到位,医疗质量安全精细化管理参差不齐;五是新机制、新模式、新技术、新项目管理创新不够,人员、技术、项目准入与医院定位不适应;六是医政绩效管理体系不完善,医政管理核心评价指标须建立。这些问题亟须通过构建新体系、引领新趋势、提升新效能、激发新活力、建设新文化解决。

普洱市人民医院副院长杨海慧：一家医院的医政管理水平直接反映了医院的整体医疗服务质量，同时也关系到医院的外在形象及社会影响力，其重要性不言而喻。但也因国家资金投入、平台建设、人才引进、政策扶持、机会条件等差异，各医院在发展路上快慢不一。比如，医院推进主诊医师负责制，但人才能力受限，医疗风险反而增加。加上医院之间医政管理水平的差异，以至于国家推行的医院评审条款只能寻求"形式上的匹配"，而内涵、质量无法实现同质化。

以上观点反映出我国医政管理工作中存在的问题与挑战。目前，大多数医院的医政管理工作还停留在医疗文书的规范书写，医疗质量的风险防范、达标上等的检查验收等诸多"打基础、抓过程、重结果"的层面。管理者大多属于摸着石头过河，凭直觉和经验管理医政工作，缺乏先进的管理理念和现代化的管理手段；相反，每天被大量的事务性工作困扰，以至于检查与被检查双向疲惫。尤其是欠发达地区，三四线城市的医疗机构大多呈现人员少、任务重、待遇低、压力大的局面。加上上级层层要求，在文件多、会议多、时间紧、任务急、超负荷工作的情况下，大多数医政管理者每天都在从事着"复制粘贴"与"应急救火"的工作。频繁切换任务、工作效率低下，不仅占据了医政管理者大量的时间，耗费了不必要损耗的精力，使其难以再从事其他应做的本职工作，而且这种机械性的工作会消磨医政管理者的创新能力和创新热情。

归根结底，目前大多数医政管理者处于"疲于应付"的状态，没有从被动管理向主动管理转变，医政管理者的角色只是政策的"传声筒"、医疗服务质量的"质检员"，还没有主动承担起医政管理者的使命和角色，理清医政管理工作的思路和方法。改变这种局面和困境的根本在于提升医政管理者的管理角色认知与管理能力，从成事到成人，真正提升医院的医政管理水平。

（二）"重事轻人"的管理有悖知识型员工的心理契约

首都医科大学附属北京天坛医院副院长郭伟：当前我国医政管理普遍为制度导向和指标导向，制度导向即医政管理部门依据科室管理制度、病历管理制度、院感管理制度等严格考核院内的各个科室，从而达到医院有序运营的目的；指标导向即依据上级下达的各项指标，对药物、耗材应用、新技术应用、患者满意度等进行管理，从而完成总体任务。因此，管理过程总体生硬、僵化，难以充分发挥医务人员的主观能动性，甚至出现不配合或抵制的现象；医政管理者自身也深感每项举措的落实举步维艰，工作缺乏原动力和成就感。

济宁市微山县人民医院党委书记、院长李玉亭：在基层医政管理中，我们既要以严格的医政管理促进行业规范，更要注重患者和医务人员的满意度与获得

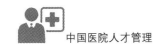

感。在诊疗活动中，找到共同战胜疾病的"支点"，就是牢固树立以人民健康为中心的理念，让医政管理既有"规则"，又有"温度"，更多关注人的价值和人的本质。

其实，所有的管理归根结底都是对人的管理。但人不是机器，是鲜活的生命个体，特别是医院中具有独立性、创新性、流动性、成就性特点的知识型员工。组织在追求效能产出最大化的同时，不能忘记人是创造价值的主体。唯有树立以人为本的管理理念，从资源驱动转向人才驱动，医政管理工作才能在医院中获得最大程度的理解、支持和认可，医政管理工作才能发挥出最大的效能。

从心理的角度来讲，知识型员工是组织中重要而特殊的群体，处于支配、管理、运用组织内其他资源的主导性地位。对于知识型员工而言，他们能否有效地工作，是否会对组织及其战略目标萌生出责任感、忠诚度和创造热情，以及能否从自身工作中获得满足感，在很大程度上取决于组织与员工之间心理契约的实现程度。

调研发现，当下许多管理者把过多的精力放在事务性、技术性的工作中，很少花时间在员工身上，他们寄希望于员工自身的能力和素质，以及管理系统和管理制度，而恰恰忽略了极为重要的一点，那就是员工能力和素质、管理系统和管理制度虽会发挥作用，但这些作用不会自然而然地发生，它们需要触动和推进，而触动和推进需要管理者与员工之间的平等沟通及激励。

当下重事轻人的管理理念未能有效构建起组织与知识型员工之间的心理契约。把员工作为管理的对象，就不可避免地将员工置于医政管理的对立面，自然会造成医务人员的应付、抱怨和指责，造成医政管理工作难以开展的局面。"人对了，事才能对"，医政管理者需要树立这样的理念，将如何调动人的主人翁意识和工作的成就感、归属感当作医政管理的核心工作，这种焦点切换是当前医政管理工作新思维的落脚点。

(三)"大医政"格局倒逼治理体系重构与治理能力现代化

随着公立医院高质量发展进入新阶段，大医政新格局初见端倪。进一步明晰职能定位、重构治理体系、完善激励机制、推行职业化管理、建立更加科学的评价体系成为医政管理的新考题。

1. 明晰定位

在以健康为中心理念的引领下，明晰医政管理的新定位与新战略，是实现公立医院高质量发展的重要支点。在实践中，医院一方面要积极构建大医政格局与体制机制的双配套；另一方面要统筹医务人员、新技术、新项目准入管理,医疗核心制度落实及医疗质量安全管理,医院运营管理和医保管理,医教研药管及医工结合,医务人员业务学习和技能培训,医疗业务绩效考核和医务人员评价,医疗服务模式构建和互联网医疗、远程医疗、医联体管理,各项业务质量控制等。

2. 构建体系

推动公立医院治理体系和治理能力现代化,医政管理是重中之重。在实践中,医院要建立健全医政管理委员会和各专业委员会,实行院长统一领导、分管院长牵头、专业委员会负责、医政管理部门组织落实、院科组三级管理的医院医政管理体系,建立和完善大医政管理信息系统,通过智慧医疗、智慧服务、智慧管理推动医政管理工作进入新一极。

3. 建立机制

建立和完善有效的激励机制是公立医院改革的重要内容,充分发挥医院人才的积极性、主动性和创造性是根本。在实践中,医院要根据医政管理工作职能定位和医院高质量发展、绩效考核、等级评价等要求,制定医院、医政管理委员会和专业委员会章程,明确岗位职责,建立工作规范、流程标准、任务目标、培训制度、质控体系、信息管理等,实现医政管理人文化、功能化、智慧化、精细化。

4. 职业管理

建立医政管理人员职业培训制度,从事医政管理工作的人员应经过统一的医政管理职业培训学习,取得岗位任职资格。在实践中,医院要明确医政管理主要负责人任职条件,优先选拔业务技术能力较强、具有战略思维和眼光、临床科室管理经验丰富、医政管理职业培训合格的临床科室主任负责医政管理工作;适度选拔一定数量、有发展前途的临床科室副主任到医政管理部门进行岗位锻炼;进一步明确医政管理部门工作人员职业方向,鼓励医政管理人员岗位成长成才。

5. 科学评价

在实践中,医院要科学划分医院职能部门绩效管理责权,明确医政管理绩效管理权限,由医政管理部门作为考核主体,将国家绩效考核的质量安全、运营效率、持续发展、满意度评价指标中的大医政管理指标进行细化,按照医院定位突出人员、技术、项目准入管理,医疗核心技术关键指标和 DRG、DIP 等医保支付管理,结合 DRG、RBRVS(以资源为基础的相对价值比率)等工具,制定大医政管理绩效管理方案和考核办法,建立健全月度、季度、年度考核机制。同时,根据医院发展战略、目标愿景和绩效考核等,对医政管理人员进行年度评

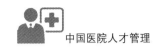

价,作为医院人才培养和人事薪酬管理的重要依据。

中国医学科学院北京协和医院医务处张占杰:如何将"硬核"医政管理贯穿于临床工作中,从而保障医疗质量和患者安全?各级管理人员不仅应是政策研究、制定和推行者,更应是"践行"者。宏观应避免"医管"脱节,新形势下公立医院的高质量发展,学科群发展、人才团队培养、技术创新等不可或缺,各级管理人员应增进管理信任,助力政策高效推行。微观应通过贴近临床管理,主动挖掘潜在或已显现的问题,进行客观分析、解决,或梳理、优化流程,助力临床诊疗及服务能力提升,起到事半功倍的效果。

二、医政管理工作新思路:从管控到赋能

(一) 从组织优化到人才驱动

广州医科大学附属第二医院副院长崔永生:随着新时代组织定位的改变,以及人与组织关系的重构,医政管理工作的重心应该由以管控为主的"定规矩、抓准入、强监管"向以人为本的"建机制、搭平台、强素质"的新一极管理进阶发力。重点围绕学科发展愿景、人才梯队建设、新技术新项目开展等,统筹人才梯队与学科建设工作,最大限度地激发医务人员的积极性和创造性,提高医政管理人员统筹规划、协调发展、科学决策、危机处置的能力,成为新时期医政管理工作的新挑战。

山东中医药大学附属医院院长任勇:医院持续健康发展的关键是赋能人才发展。如何培养人才、留住人才、最大限度地发掘人的创造力,是医院管理者的头等大事。特别是进入以绩效管理为核心的新时代,管理者不再将重心放在回顾员工已经做了些什么,而是通过未来激动人心的职业生涯前景鼓舞他们。因此,管理者应打破传统绩效管理刚性评价,更多地强调挑战性目标管理和激励。

从组织优化到人才驱动,实现人的自由而全面发展,构建人与组织协同共生的新格局,组织赋能与人才发展成为新时代高质量发展的新引擎。而真正的组织赋能是给予员工更多的发展机会和更加开放的生态平台,提供足够的资源支持员工成长。如果提供多角色机会给组织成员,那么组织成员对角色的期望就会促使他们更加努力,更愿意承担责任。

从心理学的角度来讲,一个缺乏职业安全感的人,自然也会缺乏组织忠诚度。当一个组织的变化赶不上时代的变化时,组织与人之间的矛盾就会越来越突出,直接导致管理的失序。同样,组织也难以吸引、留住优秀人才。新时代管理的基本逻辑是从管控到赋能,从胜任到创造。其核心是由命令控制式管理转向赋能授权式管理,有效激发员工的工作热情和创造力才是组织的根本。因此,以人为本、人才驱动、价值彰显、持续改进成为新时期组织管理的新范式。

(二)以人为本,全生命周期,赋能基层

北京中医药大学房山医院前院长徐希胜:跨越的动能来自人。"以人为本,赋能人才"既是组织发展的新要求,又是人本时代管理的真谛。此视域下,管理者的思维与行为也要随之发生改变,不仅要与时俱进,拥有多元化的知识,更要了解员工的软性需求,包括生活、学习、工作的习惯及兴趣点。唯有如此,才能真正做到以人为本。

2013年,韩根东专家团队与北京中医药大学房山医院进行科研合作,通过《新医改背景下公立中医医院战略研究》战略顶层设计赋能基层医疗,首提"中西医双纬临床路径"的学术思想,落地"中医药文化建设指南",明确指出"以文化人,以文育人"的管理思想。2015年,又将理论创新落地基层中医院,组织研创《中医茶疗》《中医药膳》《中医诊疗》等学术著作,将科研转化用于临床、服务于患者,为中医院传统文化传承与创新找到新的突破口;并助力医院达标晋升国家三级甲等中医医院,挂牌北京中医药大学附属医院,新院区蓝图擘画。2018年,再次聚焦基层中医院青年医师培养,合作出版《青年医师成长手册:鉴别诊断手绘版》,为赋能基层中医院发展留下浓墨重彩的一笔。

临沂市妇幼保健院院长张艳丽:诊疗模式的改变倒逼医政管理模式改变。随着医学模式从传统的生物医学模式转变为生物—心理—社会医学模式,以及人们的健康理念从以疾病为中心向以健康为中心转变,传统的诊疗模式也随之发生改变。

2015年,临沂市妇幼保健院在韩根东专家团队科研创新思想的引领下,启动了《临沂市妇女儿童健康促进行动计划》(2015—2018年)科研课题。课题组提出了"将人的发展视为组织发展的主体,将个人成长与组织发展的和谐统一作为医院持续健康发展的根本"的指导思想,创造性地研发了"3+X多学科协作诊疗模式""GOP-2T学科建设模型""3P生命健康管理环""五步工作法""三一机制"等管理工具和模型,为医院高质量发展提供坚实支撑,为国家卫生健康委员会印发《母婴安全行动计划(2018—2020年)》和《健康儿童行动计划(2018—2020年)》先行先试。2020年,双方再度牵手合作出版《孕产期全面心理健康促进共识:理论与实践》,并作为典型示范向全国推广"孕产期GMHP门诊"。

潍坊市临朐县人民医院党委书记王乐华:赋能基层医疗的关键是赋能人才

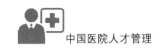

培养,而人才培养的核心是临床思维能力的培养与提高。为此,找到适宜的工具和抓手是赋能基层医疗的根本。

2017年,潍坊市临朐县人民医院与韩根东专家团队启动了《县域医疗中心学科建设行动计划》(2017—2020年)科研合作。其中,将实现"大病不出县"的目标作为科研攻关的主要问题之一。为此,课题组先后科研产出临床专科能力建设"三力模型"(内在软实力、外在影响力、持续发展力)、临床专科能力建设"六维评估"(专科基础、技术队伍、服务能力、医疗质量、医疗绩效、科研教学)、"MIT整合型医疗服务"新模式等。2020年,双方合作出版《临床情景模拟教学培训教案》,创建"全国首家县级医院临床情景模拟教学中心",组织内、外、妇、儿、重症、护理教研组开展内训师培训,等等。一系列改革成效不仅为医院顺利晋升三级医院提供重要支撑,展现了县医院的"硬核"力量,也成为县级公立医院综合改革的典范。"学科健康度评估""H-CME医疗服务能力成熟度测评""MIT整合型医疗服务""临床情景模拟教学"成为赋能基层医疗的创新工具和重要抓手。

从制度到文化,从成事到成人,不仅是管理理念的改变,更是社会的进步与发展,人的主体性充分彰显。自然,激活个体成为新时期组织管理新范式,柔性管理是知识型员工管理的必然趋势。

(三)"H-CME医疗服务能力成熟度测评"赋能医院能级管理

从胜任到创造,胜任是基本,创造是卓越。未来组织对员工的要求不再是简单的岗位胜任,而是员工的创造力。特别是在复杂多变的环境下,员工的创造力已成为组织发展的核心竞争力。

"H-CME医疗服务能力成熟度测评"是2015年韩根东专家团队一项重大科研产出。H-CME是指医疗服务能力成熟度测评,其英文全称为Healthcare Capability Maturity Evaluation。这个"立足国际标准又不失中国经验"的混血儿,开创性地将能力成熟度模型应用到医疗服务领域,它衍生出的进阶性测评指标体系和持续改进行动方案如同工具标尺,让管理者进阶有方向、行动有路径、变革有策略。它不仅为中国医院提供了系统性、进阶性、前瞻性的医疗服务能力成熟度测评依据和准绳,为探索"服务分级,星级管理"奠定了基础,更为建设国际化高端医院、优化整合医疗服务流程、培养具有较高医疗服务能力的医疗团队提供了系统性的评价标准、达标工具及行动指南。

H-CME的核心要素是帮助医院寻找持续改进的机会,满足医院战略发展的目标,提供系统的医疗服务过程改进方法论,促进医院医疗服务能力成熟度的提升,实现医院的科学化、标准化、系统化、数字化、精细化管理。

H-CME 涵盖两大评价类型,涉及四大领域、四大能力度等级、五大成熟度等级、24 个过程域。在实践中,H-CME 不仅为医院提供了服务流程再造所需的"过程元素",包括公共目标和公共实践,还为各过程元素提供了特定目标、特定实践以及参考性的最佳实践的执行方法。从而让管理者在实践中由问题驱动的被动管理转变为由服务蓝图驱动的主动管理,注重战略统筹、系统建设、节点把控、资源整合、风险控制、服务改进等,促使管理持续优化,从优秀到卓越。

中国科学院心理研究所研究员樊春雷: 针对医院管理和医疗服务存在周期长、专业化需求和个性化需求高、涉及众多部门和环节的特点,H-CME 对医疗服务核心要素做了系统梳理,从结构和过程上实现了全覆盖,可测评的过程域多达 24 个。基于多种类的科学测评工具和方法论,获取高质量的测评数据和精准反馈,确保了数据化管理的高水平实施。专家经论证认为,H-CME 不仅可以科学测评当下的管理和医疗服务项目,还可以作为过程管理的高效工具,持续改进和提升医疗服务水平。从某种意义上讲,CMM(Capability Maturity Model,能力成熟度模型)的成功为 H-CME 的立项提供了客观实践的论证依据,同时,H-CME 的研发成功填补了医疗服务领域的一项空白。

内蒙古医科大学附属医院人事部副部长白丽萍: 医院作为特殊的服务行业,是整个社会服务链中的重要环节,一直以来备受社会和舆论的高度关注。医院服务对象的特殊性,使其服务的成熟度要求比其他任何一个服务行业都更立体、丰满和有血有肉。但如何提升自身的医疗服务水平? H-CME 告诉我们,人是第一资源,关键是打造一支医疗服务成熟度高的医护队伍;并通过服务成熟度定性评价,为员工职业发展提供相应的培训支持及可量化的评价标准,推动医院各项服务整体上升。实践证明,H-CME 的推出不仅让我们有了明确的工作标准以及改进的方法和策略,更重要的是在服务理念、管理模式方面较传统管理有了很大的改变。

中南大学湘雅二医院办公室副主任刘建红: 现阶段,我国处于经济社会转型期,医药卫生体制改革逐步深入,医改政策陆续出台,但缺少可操作、可执行的抓手和工具。尤其是公立医院管办不分、政事不分的现状,导致医院将更多的精力用在了应对各种行政检查、关系协调方面,而"以病人为中心"的服务理念却没有在实践中体现,以致各大型医院虽有完善、规范的制度体系,但在每次的检查中问题都层出不穷。当然,这与部分公立医院追求床位规模、竞相购置大型设备、忽视医院内部机制建设、医院内部资源配置不合理等多因素有关。

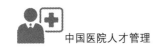

H-CME的出台可对全国的大型医院进行一次全面、深入、细致的"把脉"和"体检",为医院尽早发现问题、防范潜在风险、巩固薄弱环节、破解工作难点、凝练亮点特色提供有利契机和专业指导,协助医院由问题管理变成主动的出击管理,并为医院分级诊疗奠定基石。

三、泛医政管理新思维:从胜任到创造

(一)泛医政管理实践

传统的医政管理聚焦医疗质量、患者安全、执业准入、新技术新业务的管理,核心价值是促进"以疾病治疗"为导向的"质量、安全、规范和创新"。而泛医政管理从传统的核心制度落实、医疗质量规范,拓展延伸至DRG/DIP医保管理、人工智能/智慧医疗、学科规划/人才发展、舆情引导/危机处理、健康促进/健康传播等更宽泛的职能管理。或者说,泛医政管理是从夯实基础走向卓越的理念转变;是"以健康促进与照护"为导向,以"运营平衡、体系融合、能力提升、应变革新"为价值的医政管理理念更新;更是以整体观、系统论的方法和手段,推动全院医疗质量、患者安全、效率效益的价值提升。

泛医政管理打破了传统的医政管理边界,建立了从医院到社区、从医疗到预防、从急救到康复、从线下实体医院到线上互联网医院,多层次、多专业、多领域,面向基层、面向社会、面向大众服务的泛医政管理新格局,是践行"以人民健康为中心"的新理念、卫生与健康领域供给侧改革和新旧动能转换的又一创新实践。

实践证明,泛医政管理更加体现以病人为中心的服务理念,是需求侧促动的变革,而人才管理是供给侧促动的变革。泛医政管理与人才管理的关系,是从供给侧提升服务能力,促进医疗价值提升。

中国医学科学院北京协和医院医务处副处长常青:医政管理本身业务繁杂,有宏观、有中观、有微观,道术兼具,理清头绪抓住重点极具挑战性。为了实现"健康中国2030"的宏大目标,按照高质量发展的理念指引,医政管理冲锋在前,明方向、找路径,韩根东专家团队提出的多元创新就是解决之道。

北京协和医院通过医政管理大部制的创新实践,实现了医政管理部门的高效协同;面对"宽职能"的挑战,探索建立核心组决策机制、处内协作机制及多层次管理人才培养机制,实现了整体协调能力与决策水平的提升,为打造与国际一流医院相匹配的医政管理奠定了基础。而未来,采用内外"组合拳",培养造就一批高素质复合型管理人才,将成为重中之重。

昆明医科大学第二附属医院院长曾勇：当前,推动公立医院高质量发展是深化医药卫生体制改革的重点任务。评价公立医院高质量发展的 7 个一级指标及 27 个二级指标均明显与医政管理息息相关,质量和安全是医院建设与发展的根本。韩根东专家团队提出的大医政格局、泛医政管理及相关体制机制的建立,顺应了公立医院高质量发展的要求,为基层医院动能转换、政策落地提供了科学的理论指导和行动指南。打造平台化生态型医院,与医务人员建立协同共生、价值共享的伙伴关系,实现组织赋能与人才发展,是公立医院高质量发展的新航向。

(二)泛医政管理:从科学管理走向人本管理

曾几何时,医政管理大多集中在事,而人的价值或体验往往被忽略。随着社会的发展与进步,医院的运营模式发生了巨大的改变。特别是自新冠肺炎疫情暴发以来,人们无论是对生命的思考,还是对医院的运营模式、管理体制机制等都有了更深刻的认知——人才是事业发展最宝贵的财富。

21 世纪最大的管理挑战是曾经以西方为代表的管理模式在应对知识型员工的管理上遭遇了瓶颈,过于强调分析、量化、逻辑、系统的管理方式带有较强的物理性和数学性,关注的是事,但是这与人的特征,特别是知识型员工的特征是不吻合的,人身上所具有的价值观、使命、才能及不同人员的风格等软性因素,恰恰是无法用上述"硬"的方式来衡量的。所以,在管理活动中,我们不应该刻意追求或盲目复制西方所谓的"科学管理";相反,中华五千年积淀的管理智慧更值得全世界学习。例如,儒家倡导仁义中庸,注重修身;法家坚持信赏必罚,重视法治;道家主张道法自然、无为而治;兵家追求正合奇胜,讲究权变;墨家强调兼爱交利、尚贤使能。

普洱市中心医院院长何浩欣：向员工传递尊重,为员工成长赋能,建立"向上、开放、创新、共享"的文化氛围,积极构建医院发展的良好生态系统,从而建立员工与医院的情感链接和相互成就,提高员工幸福感,是公立医院高质量发展和新文化建设的重要内容。近年来,医院大力推进"健康文化",倡导员工身心健康是一种好的福利与激励。比如,建设大型户外职工健康文化活动中心,足球场、篮球场、网球场和室内健身房、乒乓球室等应有尽有;提供"爱生活爱健康的咖啡沙龙""暖心食堂的职工营养餐""个性化的员工生日感恩会""温馨呵护女性员工的孕妈妈工作牌"等。实践证明,泛医政管理以人为中心的管理模式,充分调动了员工的积极性、主动性和创造性,进而提高了员工的忠诚度,降低了流失率。

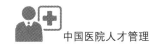

（三）泛医政管理：学科评估赋予"健康度"

学科作为生命体，不仅是学科建设的新视角，更是新时代赋予学科建设的新内涵。事实上，学科生命体的核心构成是知识体系、学科建制与学术圈层。学科发育在内因和外因的交互作用下实现生命体的进化与生长。因此，学科评估赋予"健康度"，则更多地强调学科按照生命发育的节奏与规律成长。

从概念到落地，学科健康度评估是在学科评估指标体系的基础上，延伸、拓展、赋予其新的内涵，凸显学科的生命力重在人技协同、人际协作双提升，更加强调人在学科建设中的价值和作用。或者说，学科健康度评估早已超越单一的临床重点专科评估，而是在学科建设的硬件与软件"双诊断"的基础上，强调以人为本，关注员工职业发展及学科人才梯队搭建。

学科健康度评估两大指向，一是人才盘点素养评估，二是专业技术服务评估。在实践中，唯有通过人才盘点素养评估，管理者才能清楚哪些人才是真正推动医院可持续发展的人才，哪些人才是医院急需引进的学科骨干或培养的后备人才。因此，管理者一方面通过制订人才培养方案，设计职业发展通道，绘制进阶学习路径，催发人的内生动力，形成螺旋式成长，从而建立合理的人才梯队，继而实现个人成长与组织发展的和谐统一；另一方面通过临床专科评估以及学科发展横向比较，厘清学科发展方向及规律，知晓学科发展竞争力，形成新一轮学科发展行动路径，为推动新一轮学科发展提供重要支撑。例如，通过临床专科能力建设"六维评估"与"三力模型"等，提高医疗服务能力，规范专科医疗服务，实现临床专科能力建设的"顶天立地"。

事实上，学科既是医院结构的"细胞"，又是医学活动的"载体"，同时还是医院管理的"基石"。学科健康度评估重在"战略落地有保障，人才全貌都知道，学科发展知短板，进阶学习有方向"的目标体系建设。

山东大学齐鲁医院护理部主任曹英娟：学科建设是公立医院高质量发展的核心内涵，"硬件软件双诊断"重在"人技协同、人际协作双提升"，强调技术是人的本质力量的延伸。因此，学科评估不可忽略人才培养质量评价这一重要指标，如团队健康度诊断、高潜人才培养、关键岗位继任等。

开封市中心医院党委副书记刘钊：做好党建和业务"双促进、双融合"的关键，是"一岗双责"的优才培养。坚持党建引领，坚守公益属性，强化以人为本，加快构建简约、高效的医院治理体系，创建开放、熵减、协同、创新的文化机制，营造最优的人才发展环境，努力培养一支既有较高政治素养又有学科引领知识储备与担当的拔尖人才队伍，是实现公立医院高质量发展的根本指向。

(四)泛医政管理:持续创新赋予新动能

新故相推,日生不滞。中国自古以来不乏创新基因,更有"日新之谓盛德""不日新者必日退"的社会发展规律论断。当下,公立医院高质量发展进入新阶段,创新成为引领发展的第一动力。但在实际工作中如何创新,既是新时代的新要求,又是对管理者创新能力的考验。管理大师彼得·德鲁克在《动荡时代的管理》一书中对创新做了完美诠释:"创新是有系统地抛弃昨天,有系统地寻求创新机会""创新是赋予资源以新的创造财富能力的行为"。但创新总是会打破固有的利益格局,倒逼走出"舒适区"而伴随疼痛。最早提出"创新理论"的经济学家约瑟夫·熊彼特(Joseph Schampeter)在《资本主义、社会主义和民主》一书中指出,创新是一种"革命性"变化。成功的创新是考验意志而非智力的行为。

不破不立,破而后立。当下,公立医院改革最大的障碍是我们的思维定式,即习惯于传统的管理模式和运行方式。而对于创建开放式的创新环境,培养优秀的创新人才,似乎说得多做得少,甚至将创新者视为"另类"。

审时度势,担当作为。若不为定式所拘、不为传统所累、不为经验所缚,愿意为创新提供前所未有的宽广舞台,以敢为人先的锐气激发创新热情,以上下求索的执着砥砺创新智慧,我们定能聚合更多的公立医院改革新动能。

创新决胜未来,人才关乎成败。人才是创新的第一资源,没有强大的人才队伍做后盾,创新只能是无源之水、无本之木。因此,唯有构建创新文化、创新生态,才能激发创造活力,让创新茁壮成长。

(韩根东　刘海艳)

第三节　医院人才管理新内涵

"人人皆可成才,人人尽展其才""将驱动人的价值实现作为组织的使命""坚持以人为本,促进人的全面发展"是新时代人才管理的核心内涵和本质要求。

纵观人力资源管理发展史,组织对人的管理,已由人事管理上升到人才管理,人的主体性价值得到前所未有的强化。人才与组织的关系由隶属关系转为平等、互利、共生关系。人力资源职能也从以功能为中心,为组织管理、调配人

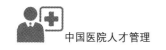

力资源,向以人才为中心,服务人才和组织的共同发展、营造人才发展的良好生态转型。此背景下,如何做好人才的识别、驱动与激励,成为新时代人才管理的关键要义。

一、人才管理概念阐述

为了深刻领会和把握习近平总书记的"人才观",本书将人才概念进行狭义和广义之分。广义的人才概念泛指从事医疗卫生事业的所有工作者,包括行政、后勤等相关人员。狭义的人才概念是指医院的高层次人才,其在某一学科领域具有较深的造诣和很强的创新能力,在医疗、教学、科研活动中发挥统领作用,具有高职称、高学历、高水平的显著特征(闫斐,2019)。本书以广义的人才概念论述人才管理,即将所有为医院发展做出贡献的人都视作人才,故有"人人皆是人才"之意。

人才管理是指对影响人才发挥作用的内在因素与外在因素进行计划、组织、协调和控制的一系列活动,包括选拔、任用、激励、培育、保留、继任等一系列紧密耦合的管理过程。从实践的角度审视,人才管理以人才为核心,围绕人才的需求和特点,采取系统化的管理策略,激发人才的内驱力和创造力,使其充分发挥才能,实现个人需求和价值,进而实现组织目标和组织价值。

二、人才管理与人力资源管理的关系

人才管理与人力资源管理并非迥异或割裂,二者虽定义不同、侧重点不同,但属于递进关系,即人才管理是人力资源管理的进阶。

(一)人力资源管理的演进与变革

1.0 时代:人事档案管理——以服务人事为导向的档案管理

20 世纪 90 年代以前,人事部门是一个传统的事务性部门,主要负责全院的日常考勤,工资发放,入职、离职、退休办理,人事档案管理等。在薪酬方面采用"大锅饭"制度,报酬平均分配,并非按劳分配,极大地影响了医务人员的工作效率和积极性。

2.0 时代:人力资源管理——以人岗匹配为导向的优化配置

20 世纪 90 年代,人力资源概念开始流行,主要是以工作为核心,强调目标的完成度。人力资源管理开始走向专业化,以招聘管理、培训管理、绩效管理、薪酬管理等为框架的人力资源管理构架初步形成,但各模块是相互独立的。此阶段国家通过实施一系列人事制度改革,逐步激发了医院发展的活力,但对人力资源的配置及规划仍鲜少关注。

2000 年以后,战略人力资源管理开始进入大家的视野,人力资源管理者进入了高层管理团队,人力资源管理直接贯穿组织战略的形成与执行过程。但此阶段的人力资源投入更多地考虑如何满足医院规模扩张和业务增长的需要、如何配置人力资源为医院发展服务,而缺乏对个人全面发展和价值实现的关注。

3.0 时代:人才管理——以价值为导向的人才驱动

从 2012 年开始,人才管理在国内的提及率大幅提升。随着国家出台一系列针对公立医院改革的政策,公立医院的发展方式逐步从规模扩张转向提质增效,运营模式从粗放管理转向精细化管理,资源配置从注重物质要素转向更加注重人才技术要素。人才受到空前重视,被视为医院竞争力的核心要素。此背景下,传统的人力资源管理已不能满足需要,人才管理应运而生。它更加强调人才的吸引、培养、使用与医院发展战略相匹配,更加强调以人为本,根据人才发展需求提供有针对性的服务与支持,促进人才与医院的协同发展。在管理方式上,它倡导应用信息技术手段和数据分析辅助管理与决策。

4.0 时代:数据智能——数据驱动体验优先的数字化人才管理

随着移动互联网、物联网、大数据和人工智能的飞速发展,医院的信息化建设取得了长足的发展,医疗业务逐步向在线化、数据化、智能化、移动化、无边界拓展。与之相适应,数字化人才管理也将成为大势所趋。

数字化赋能人才管理,首先体现在通过大数据分析和胜任力模型构建,生成人才画像,从人才发展的视角,把每一个员工的职业生涯全生命周期数据和人才管理工具相结合,使人才发展与组织使命充分结合。

其次,借助数字化手段,人才的选拔、任用、评价、培训与发展等人才管理工作都可以借助相应的算法和模型来完成,这大大提升了人才管理的效率和决策的科学性。

最后,数字化人才管理能够实现多部门融合、数据共享,打破各部门、科室间的体制机制和信息壁垒,通过共享人事数据平台,实现与业务、绩效、科研等部门的协同,为构建人才池和内部人才能力供应链提供必要的支撑。

此外,数字化人才管理重视员工体验管理,关注员工个性化需求,将员工对工作的满意度及离职倾向预警纳入数字化管理系统,提升员工参与人才管理的主动性。

(二)人才管理与人力资源管理的区别

人力资源管理常被称为现代的人事管理,是指根据组织发展需要,通过招

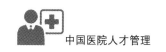

聘、培训、使用、考核、薪酬等管理形式对组织的人力资源进行开发与利用,最大限度地提高工作效率,为组织创造价值,实现组织发展目标。国外有学者认为,人才管理延续了人力资源管理的内容,包括对组织拥有的人力资源进行有效整合、开发、利用和创新,从而保证组织在需要时有合适的人才填补现有职位空缺。

人才管理和人力资源管理虽有一定的联系,但也有明显的差异。

首先,二者所处的发展阶段不同。人才管理是在人力资源管理进入战略人力资源管理阶段之后出现的新理念,是在具有战略视角的人力资源管理的基础上发展起来的。与传统的人力资源管理从事务层逐步走向战略层不同,人才管理从一开始就具有全局性、战略性色彩,并将人才发展与组织发展紧密相连。

其次,二者对"人"的看法不同。在人力资源管理中,人与财、物一样,是组织的一种资源,人事部门的职责是有效配置资源、利用资源,使其发挥最大效益。在人才管理中,人是动态的、是个性化的,应有区别地对待组织中的人,关注不同群体甚至不同个体的需求,制订更有针对性的方案。同时,人才管理强调人的主体地位,关注人的价值追求,注重激发其内生动力和创造潜能,实现人才和组织的共同发展。

最后,二者侧重点不同。人力资源管理更侧重"管理",管理的是一个个功能模块,如人员的招聘、培训、使用、考核、薪酬等,各功能模块的运行是相对独立的,甚至是相互割裂的。人才管理则以"人才"为核心,将管理的各功能模块连接为一个有机的整体,环环相扣,并围绕人才的发展,持续改进、螺旋上升。

二者关系的比较详见表 2-1。

表 2-1　人力资源管理与人才管理的区别

项目	人力资源管理	人才管理
发展阶段	从传统的人事管理发展而来,是组织对人进行管理的早期阶段	从战略人力资源管理发展而来,是人力资源管理的新阶段
对"人"的看法	是组织的一种资源,服务于组织的发展	是差异化的个体,与组织协同共生发展
侧重点	侧重"管理"和组织的需求	以"人才"为核心,重视人才和组织的共同发展需求
主要内容	人员招聘、培训、使用、考核、薪酬等各功能模块	人才招聘、培养、使用、考核、薪酬等形成的管理闭环

（续表）

项目	人力资源管理	人才管理
选、用、育、留各环节的关系	相对独立，可以割裂	围绕人才形成有机整体

目前，公立医院人力资源管理模式多数仍为传统的人事管理或人力资源管理，少数开始探索人才管理。

总体来讲，人才管理是人力资源管理发展的新阶段，也是在创新驱动、人才资本成为现代经济增长主要因素的背景下，人才理论和管理思想发展的历史必然与时代需要。

三、医院人才管理新内涵和新定位

（一）医院人才管理新内涵

人才管理的内涵需要结合时代背景和行业特点去解读与运用。目前，我们正处于世界百年未有之大变局和中华民族伟大复兴战略全局历史交汇点，新一轮技术革命和产业变革加速发展，新冠肺炎疫情影响广泛而深远。创新驱动成为经济发展的主要增长因素，而人才作为创新的主体，已成为衡量一个国家综合国力、一个组织核心竞争力的重要指标。

中共十九届五中全会把科技自立自强作为国家发展的战略支撑，并着眼于满足人民日益增长的健康需求，做出了全面推进健康中国建设的重大部署。2021年6月，国务院办公厅印发《关于推动公立医院高质量发展的意见》，强调要全面推进公立医院高质量发展，加快优质医疗资源扩容和区域均衡布局。而实现这些目标的关键靠人才。面对日益激烈的人才竞争，医院若要在时代大潮中把握战略主动，实现"聚天下英才而用之"，唯有牢牢树立人才管理的核心理念，深入把握人才管理的内涵要义，方能在人才管理实践中有效运用，推动医院高质量发展。

"将驱动人的价值实现作为组织的使命"是新时期公立医院人才管理的新内涵。这个内涵中，包含了以下要素：

一是以人为本。人才管理的核心在于人，注重以人为本，将人才吸引、招募、管理、发展和保留的整个循环看作一个整体进行管理，所有功能不再是分裂的，而是紧密连接的，围绕着人才紧密耦合，从而最大限度地保障人才实现其价值。同时，强调人才的主体作用，打造"人院合一"的生态系统，信任人才、尊重人才、善待人才、包容人才，强调人才与医院的共同利益，赋予人才参与管理与

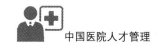

决策的权利,激发人才潜在的内驱力和创造性,为人院共同体的价值实现贡献力量。

二是以文化为基。人才管理体系是医院文化的延伸,有着浓厚的医院文化色彩。换言之,有什么样的医院文化,就会发展出什么样的人才管理思想,也就会凝聚什么样的人才。因此,人才管理要与医院文化建设高度协同。通过文化建设,形成一套适合医院发展战略的文化体系,并得到广大员工的认同,就能有效地发挥文化的导向、约束、凝聚、激励、调节、辐射等作用,使人才的思想和行为与医院核心价值观相统一,最大限度地实现多层面的自主管理,为了共同的目标而奋斗,并进一步发展与丰富医院文化。

三是人岗相适。只有符合组织发展实际需要的人才才是真正的人才。很多优秀企业在招募人才方面都信奉"找最优秀的人不如找最合适的人"的理念,中国医学科学院北京协和医学院提出了"适才适所、适类适法"的人才工作方针,均凸显了对人岗相适、因才施策的高度重视。医院应结合自身、学科和个人发展需求,选用最合适的人才,并通过制定和实施人性化的人才管理策略,提升个人和团队的关键能力,使个人潜能得到充分的发挥,让平凡的人更加优秀,让优秀的人更加卓越。

四是协作共享。从人事管理到人才管理,已不仅仅是人力资源管理部门的工作。从纵向上来说,人才管理包含战略规划层、运营支持层、业务需求层,分别负责人才队伍规划与制度设计、人才政策执行与服务、人才与学科的需求对接,需要医院领导班子、职能部门和学科共同参与。从横向上来说,人才管理的人才引育、评价、保障等工作,涉及人事、医疗、教学、科研、经费、信息、运营等多个方面,需要医院各相关职能部门的协同配合。特别是在大数据、互联网+的背景下,依托医院集成化平台和人力资源管理信息系统,为各层级、多部门提供个性化定制的人才信息共享服务和数据分析支持,将在人才管理和决策中发挥越来越重要的作用。

(二)医院人才管理新定位

随着时代的发展和以人为本理念的广泛传播,人才和医院的关系更加趋于平等,人才不再是医院的服务者、从属者,而成为医院发展的参与者、推动者,二者的关系逐渐走向互利共生、共同发展。医院通过为人才提供合适的岗位、优越的服务保障来全面支持人才的发展,同时人才的发展也会协同促进医院的发展,二者相辅相成,最终实现医院和人才的双赢。

有研究显示,组织支持感对人才敬业度、工作绩效有显著影响,组织为人才提供丰富和全面的支持,能提高其敬业度,直接或间接地提高其工作绩效(陈莹莹,2009)。这种支持包含三个方面:第一是让人才感受到来自组织的重视和支持;第二是对人才实施分类激励和个体化支持管理;第三是创造和谐的组织氛围、轻松的工作氛围和良好的文化氛围。因此,公立医院人才管理的关键是识别、驱动与激励。医院要充分了解、识别人才的需要,积极给予响应和持续的支持,为其创造有利的条件与环境,提高其获得感、归属感,从而使其产生源源不断的内驱力,激发其创新潜能,更好地与医院协同发展。

四、医院人才管理新形态

(一)医院人才管理内容

人才管理的内容是选、用、育、留、继的循环,公立医院的人才管理,具体来说,包含人才规划、人才招引、薪酬管理、岗位管理、绩效管理、人才评价、人才培养等人才管理的共性环节,同时带有较强的行业属性和特点。

人才规划是医院整体战略规划的有机组成部分。医院人才规划应与医院整体战略相匹配,根据发展目标的需要选择合适的人才,促进医院的发展。同时,医院人才规划应建立在科学测算的基础上,结合国家标准、现状评估、学科需求及趋势预测等多个方面,进行精细化的测算与编制。

人才招引在人才规划的指引下展开,招引形式既有传统的校园招聘、官网招聘、线下招聘会,又有云招聘、第三方招聘平台、猎头公司等。随着对人才的重视,医院走出去、主动延揽人才,学科参与、精准追踪人才,发挥高层次人才作用、以才引才,将成为人才招引的新趋势。

薪酬管理、岗位管理和绩效管理是公立医院人才管理密不可分的重要环节。人才管理中薪酬管理关注的是"人",目的是鼓励人才为组织创造更大的价值。岗位管理关注的是"岗",目的是实现人才与岗位的最佳配合,更高效地实现组织目标,同时也能发挥人的最大价值。绩效管理关注的是"事",目的是不断提高人才的能力和素质,为组织创造更大的价值。国家卫生健康委员会推出的"三定方案"的目的就是实现人、岗、事三者间的合理匹配,以实现"人尽其才、才尽其用"的目标。

人才评价是人才开发和使用的前提,建立科学的人才评价机制,对于树立正确的用人导向、激励引导人才职业发展、调动人才创新积极性具有重要作用。公立医院的人才评价应根据不同职业、不同岗位、不同层次人才的特点和职责,坚持共通性与特殊性、水平业绩与发展潜力、定性与定量评价相结合,设置

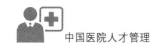

科学合理、各有侧重的人才评价标准;坚持凭能力、实绩、贡献评价人才,克服唯学历、唯资历、唯论文等倾向,摒弃评价标准"一刀切",实行差别化评价,鼓励人才在不同领域、不同岗位做出贡献、追求卓越。

人才培养是人才管理的重要任务,是将一般人才培养成优秀人才的关键步骤,关系着医院长远的生命力和可持续发展的能力。它包含新职工培训、青年人才培育、职业生涯规划与发展、人才储备等方面。医院、学科应以需求为导向,根据不同员工的类型和需求,制定分类培训策略,提供有针对性的指导,帮助人才补齐短板、快速成长;同时,应为人才提供多形式的学习交流平台,打造学习型组织,培养人才的自主学习能力,帮助人才拥抱变化、适应变化,不断更新知识,提升个人和团队的综合实力。

公立医院人才队伍是一个技术密集型群体,其中高层次人才的创造性工作为学科和医院的发展提供了强有力的支持。其创新和成就常常远高于普通人才。医学是一门实践性很强的科学。医学生比其他专业的教育年限更长,他们只有通过长期的理论学习、经验积累以及不断的探索和实践,才能掌握大量的医学知识和实践技能,从普通人才成长为高层次人才。因此,医学人才成长周期长、投资成本大,人才价值相对较高。考虑到医学人才的成长特点,公立医院人才管理须对青年人才格外重视。

此外,公立医院人才管理还需要与医院文化发展结合起来。公立医院高质量发展需要建设新文化,关心关爱医务人员,形成爱才、惜才、人人渴望成才的文化氛围。公立医院应通过薪酬待遇、发展空间、执业环境、教育培训等物质与精神方面的激励措施,让医务人员"有里有面",提高其归属感、幸福感和获得感,调动其积极性、主动性和创造性。唯有坚持以新发展理念为引领,以构建价值共同体、精神共同体、命运共同体为新文化之魂,方可真正推动公立医院高质量发展。

(二)医院人才管理新实践

随着社会的发展和人类文明程度的日益提高,"人才是第一资源"的理念日渐深入人心。高质量发展离不开人才引领,人才是实现高质量发展的核心要素已逐渐成为公立医院的共识。越来越多的公立医院将人才战略纳入医院的整体战略,并运用新时期人才管理理念,开展了各具特色的探索与实践。

在人才延揽方面,从以"名气、帽子"为导向,到以"适配、能力"为导向;从提供"高薪"等物质条件,到以"愿景、平台"吸引为策略。四川大学华西医院在招引人才时,首先设定四条人才遴选标准:一是具备创新和服务意识;二是认同医院的发展战略和文化;三是认可以结果为导向的评价标准;四是有真本事。同时,医院坚持用三方面吸引人才:一是情感打动,用诚心和实际行动招才纳贤;二是蓝图感染,用医院的规划和行动路线打动人才加盟;三是提供卓越的事业平台,构建资源共享的科研基地,为人才提供施展才能的舞台。正是通过上述引才策略,华西医院吸引了大批渴望"择良木而栖"、志同道合的精英们加入,使华西医院快速成为西南地区医学人才聚集的高地。

在人才评价方面,积极探索针对不同类型人才的分类评价机制,为各类人才提供适合的发展通道。山东大学齐鲁医院在卫生技术人员专业技术职务评聘工作中,设置了临床型、临床科研复合型、科研型等适合不同人才发展需求、各有侧重的专业技术职务系列,以鼓励各类人才在医、教、研全面发展的基础上,根据个人所长,找到适合的发展通道,同时也助力在某方面业绩特别突出的青年人才更快晋升为高级专业技术职务,缩短其培养周期,获得更快的职业发展。医院还开辟了针对新入院博士生的助理研究员聘任机制、针对优秀卫生技术中级职称人员的副研究员聘任机制等,以拓展青年人才各成长阶段的发展通道。通过发挥评价的导向作用,激发不同岗位、层次、专长人才的发展动力,打造人人皆可成才的正能量氛围。

在人才培养方面,遵循各类人才的特点、成长规律和发展阶段,进行分层分类培养与支持。中南大学湘雅医院制定并实施了《中南大学湘雅医院人才体系建设方案》,协同推进湘雅人才工程四大人才计划。医院重点支持一批站在学科前沿、获得国家级人才计划的高层次人才,优先支持一批领域内崭露头角、有实力、有干劲的中青年骨干人才,一人一策精准培育;面向临床学科发展需求,设立兼具临床人才和学术人才特点的湘雅终身教授岗位、首席专家岗位、临床科学家岗位等,并建立相应的培养通道;通过分类施策,精准支持,逐步形成以培养"临床大师"为目标的临床人才队伍体系和以培养"科学家"为目标的科技创新人才队伍体系。

在人才保留方面,搭建平台、优化环境、改善条件,营造尊重人才、爱护人才的文化氛围,提升人才的职业幸福感和满意度。中国医学科学院北京协和医院提出了"待病人如亲人,提高病人满意度;待同事如家人,提高员工幸福感"的办院理念,从关爱同事、职业前景、福利待遇等方面出台了一系列措施,不断提高员工获得感和凝聚力。医院实施"中青年百人培训计划",每年拿出上千万元经费,资助优秀的医师、护士、技师和管理人才出国学习,为不同类别、年资的人才提供深造机会。每年组织两百多场学术活动,用浓厚的学术氛围"熏陶"协和人

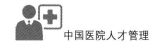
成长;设立中青年科研专项基金,培育青年科研人才;尊重青年人的独立自主性,成立青年工作部和住院医师委员会,让青年人自主管理自己;开展医院杰出青年评选,为青年人搭建施展才能的舞台。医院还设有酒店式的值班公寓、24小时开放的员工食堂、1 000平方米的职工健身中心等。医院以人为本、待员工如家人的人才理念,已与协和文化深入融合,进一步提升了员工的幸福感,增强了协和人的凝聚力,这种凝聚力也成为医院的核心竞争力之一(胡敏,2019)。

公立医院人才管理服务于医院全体职工,服务于医院和人才的价值实现,而医院和人才共同的价值依归是人民健康。在公立医院高质量发展的要求下,新时期的人才管理工作要坚持党管人才,坚持"四个面向"(坚持面向世界科技前沿、面向经济主战场、面向国家重大需求、面向人民生命健康),围绕医院发展大局,以文化为引领,做好人才顶层设计,培养好、引进好、调动好、服务好人才,推动医、教、研水平的持续提升,在新医改下形成核心竞争优势,从而更好地服务于人民健康。医院作为人才施展才能的舞台和平台,应建立有利于人才成长的新机制,构建适应时代发展要求的人才发展新生态;结合岗位特点和人才自身素质,实现人、岗、事的完美匹配,使人才能够"在其岗",有效"谋其职",与医院、学科形成合力,实现人才和医院共同发展,最终促进人才的价值实现和医院的价值实现。然而,也唯有建设好人才梯队,让一代代医院职工把医术、经验和文化价值观不断传承下去,才能让医院、让医疗卫生行业生生不息,实现薪火相传。

（徐峰　俞水　刘志东）

第三章

人才管理生态调查

　　以理论之思回应实践之问。通过"百家医院，千人建言，万人认知"的真实世界调研，为医院人才管理画像，通过循证鉴别医院人才管理之"症"，开辟"生态化、全员化、集成化、数字化"的医院人才管理与善治的新路径。

　　医院人才管理是综合利用医院管理的理论和方法,聚焦人才发展,以人才为核心,围绕人的价值实现与医院社会功能的持续提升,促进医院在高质量发展时代"物尽其用、人尽其才、事尽其善"的医院管理实践。

　　医院人才管理是一个多维视域下生态化、系统化、集成化的医院管理实践。寻找医院人才管理的最佳实践方案,需要一个创新的医院人才管理"田野调查",为解构和重构医院人才管理提供循证依据。这种调查是"悬置"我们既有"定论"和"偏见"的"现象学"静观,是基于大数据和真实世界的现象学研究。

　　实证调查根据医院人才管理相关要素,从人才管理医院价值传导层和个人成长激励层两个方面设计问卷,调查对象分别从重要性认知和满意度感受两个维度应答。对调查对象不做标签化分类,不做区别化筛选,通过问卷化访谈,调动每一个感兴趣的调查对象对问卷所设计的问题给出个性化的见解和个体认知,从而收集到最原始的直觉素材,后续做现象学研究和分析,以此得到医院人才管理真实世界的启发。

　　课题组在全国各级医院开展的中国医院人才管理基线调查遵循了现象学和田野调查的基本价值观,数据来源于调查对象的自愿表达,我们对用于分析的数据做了严格筛选和统计学验证,3 组调查问题的信度分别为 0.963、0.904、0.961,效度分别为 0.946、0.906、0.914,都比较高。

　　调查对象中男性占 22.46%,女性占 77.54%;平均年龄为 36.380 岁,中位数为 35.000 岁;平均工作时间为 12.144 年,中位数为 9.000 年。调查对象所在医院以高水平医疗卫生人才聚集地——三级医院为主,占 88.04%,三级以下医院占 10.66%;综合医院占 62.94%,专科医院占 34.41%,其他类型医院占 2.37%;编制内聘用人员占 50.55%,编制外聘用人员占 14.83%,劳动合同人员占 28.88%,劳务派遣及其他人员占 5.39%;医生、护理、药学、医技、科研等卫生技术人员占 89.43%,行政管理、后勤及其他人员占 10.24%。这些数据说明调查结果具有广泛的代表性。

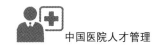

问卷收集持续 60 天,访问应答率为 66.82%,有效应答率为 79.36%,问卷平均应答时间为 4.7 分钟。调查累计收集全国 32 个省份、100 家以上医院 11 916 份问卷,有效问卷 9 456 份,开放建议 1 600 余条,提供了丰富信息。

实证调查勾画出当下医院人才管理"四象"——"认知阶差""效能耗散""创新期盼""成长遗憾",凝结为当下医院人才管理"四症"——"人才管理体系建设不平衡""人才管理效能发挥不充分""人才管理理念机制创新不足""全员人才治理意识落后"。基于此,我们提出构建"人才管理生态论""人才管理整体观""管理治理双促进""人才管理数字化"的医院人才管理新生态。

第一节　人才管理基线调查

医院是高知识水平专业技术人员构成的社会组织,人才一直是医院管理的重点。当下医院人才管理的丰富实践,是医院人才管理循证调查的宝贵"田野"。这些实践多如夜空繁星,并不断发展,到今天是一个什么样的现状? 只有深入田野,面向实践,感悟医院人才管理的真实现状,探寻医院员工内心的感受和认知,才能勾画医院人才管理生态的画像,为医院人才管理的创新发展提供科学决策的证据。

当代中国正值实现"两个一百年"奋斗目标的重大任务交会时期,党的十八届三中全会提出把推进国家治理体系和治理能力现代化作为"全面深化改革"的总目标之一。党的十九届五中全会进一步明确了把我国的制度优势更好地转化为国家治理效能的重要部署。医疗卫生机构从保护生产力的角度,承担着重要的社会角色,完善现代医院管理制度成为"中国之治"的大背景下,医院管理专业化发展的方向。在这一引领下,当代中国医院广泛吸收当代管理学理论,借鉴管理学最佳实践,结合医院自身特点,在医院管理专业化的道路上积累了丰富的实践,这些实践如何走向体系化、制度化,让全体医疗卫生机构受益,从而让行业的管理和治理能力提升,是循证研究的目标之一。

然而,这些实践有的"昙花一现",有的"阵势大,效果差",随着医院领导者的更迭"拆拆建建"。各级各类医院的人才管理不乏闪光点和光晕,但将其形成医院人才管理的持续能力,不断提升医院人才管理的持久效能具有很大的挑战。大多数医院采用的人才管理手段点状多,全局考虑不多;领导者个人天赋推动多,制度化、生态化固化不多;等等。

一、田野调查：从真实世界探寻人才管理现象

通过田野调查，我们寻找实现医院人才管理最佳实践和长久生命力的证据，而并非教科书式的案例解读，也并非放之四海而皆准的榜样典范。这是人才管理创新的一种激情与努力，一种解构与重构的创新思维方式，一种基于医院自我变革演化的循证工作方法，一种从实践中来到实践中去的进化。具体来说，是以效率、效益为核心的人才管理，向以创新、变革为核心的人才管理改变，最佳实践是一种创新理念引领、价值创造导向的实践引领。

田野调查是基于生态理论，对现实世界的一次解构与重构。而生态理论是一种兼顾多要素，全面、整体的思维方式，例如人才引进与培养的平衡和结合，胜任力与创造力的结合，人才盘点与继任计划的全面考虑，人才选拔与留人的平衡。田野调查扎根现实，通过亲身体验和感受探寻人才管理现象。我们通过田野调查的方法，对医院人才管理的一些理论和实践进行融合、提炼、创新。

二、现象学研究：从个体认知获取人才管理的画像

直觉是一种客观存在，理性思考也是一种客观存在。马克思在《资本论》第一版序言中说："分析经济形式，既不能用显微镜，也不能用化学试剂。二者都必须用抽象力来代替。"用什么样的一种"心态"来开展医院人才管理的田野调查，是发现医院人才管理最佳实践的技术保障。现象学理论和现象学研究方法为我们提供了一个有价值的参考。我们通过这一方法，利用问卷调查和案例分析，对医院人才管理做一次组织心理学诊断。

现象学（Phenomenology）是 20 世纪在西方流行的一种哲学思潮。狭义的现象学是指 20 世纪德国哲学家埃德蒙德·胡塞尔（Edmund Husserl，1859—1938）创立的哲学流派或重要学派。其学说主要由胡塞尔本人及其早期追随者的哲学理论构成。广义的现象学首先是指这种哲学思潮，其内容除胡塞尔哲学外，还包括直接和间接受其影响而产生的种种哲学理论以及 20 世纪西方人文学科中所运用的现象学原则和方法体系。

现象学不是一种内容固定的学说，而是一种通过"直接的认识"描述现象的研究方法。它所说的现象既不是客观事物的表象，又不是客观存在的经验事实或马赫主义的"感觉材料"，而是一种不同于任何心理经验的"纯粹意识内的存有"（胡塞尔，1992）。其基本特点主要表现在方法论方面，即通过回到原始的意识现象，描述和分析观念（包括本质的观念、范畴）的构成过程，以此获得有关观

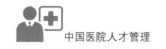

念的规定性(意义)的、实在性的明证。其认为只有在这个基础上,才能廓清传统哲学中那些概念的真实意义,从而重新说明传统哲学中的问题,并深入开展各个领域的研究。

现象学方法(Phenomenological Method)是一种心理学研究方法,指仅观察个体的当前经验,并试图尽可能不带偏见或不加解释地进行描述,在临床或科学研究上是对传统心理学的挑战。例如,在临床上,注重心理治疗的记录和保存治疗过程的档案资料,反对精神分析论者完全不相信患者的经验报告的做法;在科学研究上,反对行为论者的实验室元素分析法,认为该方法不仅不能说明人类的本性,甚至会导致错误,主张以整体分析法来研究人格。卡尔·罗杰斯(Carl Rogers)对自我的研究,马斯洛对需求层次、自我实现和高峰体验的研究,以及乔治·凯利(George Kelly)对个人构念的研究,均运用了现象学方法。

三、双向设问:从医院和个体两个维度度量

问卷设计了 12 项基本信息。其中,包含性别、年龄、工作时间、职业类型、学历、职称、聘用形式 7 个反映调查对象个体特征的因素;医院名称、医院级别、医院类别、医院床位数、医院员工数 5 个反映医院属性、生产规模和组织规模的因素。

问卷设定了 3 组 25 个封闭问题,分别采用李克特五分制量表来收集调查对象根据自己的理解,针对每个问题的态度和满意度测量。

其中,第一组问题是医院人才管理要素重要性认知。该组从医院人才管理的医院价值传导层和个体成长激励层两个维度设定了 10 个问题。其中,岗位工作职责、岗位工作要求、岗位绩效评价、职业晋升路径、薪酬福利体系作为医院通过人才管理方法传递医院目标的形式,定义为医院价值传导层人才管理要素;培训教育体系、人才选拔方法、人才测评方法、人才梯队建设、人才退留机制作为医院通过人才管理方法激励和激发个人实现医院目标的形式,定义为个体成长激励层人才管理要素(见表 3-1)。通过 10 个问题的重要性认知,反映医院人才管理要素在个体认识上的现象。

表 3-1　医院人才管理重要性评价要素

医院价值传导层要素	个体成长激励层要素
岗位工作职责	培训教育体系
岗位工作要求	人才选拔方法
岗位绩效评价	人才测评方法

（续表）

医院价值传导层要素	个体成长激励层要素
职业晋升路径	人才梯队建设
薪酬福利体系	人才退留机制

第二组问题是医院人才管理要素认可度调查。该组从医院人才管理的外驱力和内驱力两个维度设定了10个问题。其中，我清楚自己的岗位职责、我理解自己的岗位要求、我能够胜任现在的工作、我得到了系统的教育培训、我得到了期望的薪酬是外驱力的个体认知维度。通过这些问题的认可度调查，反映医院价值传导层驱动力在个体层面达到的实际感知现象。我在工作中发挥了自己的特长，我敢于尝试新的工作方法，我有清晰的职业发展规划，我喜欢自己从事的工作，团队人才梯队合理、后继有人是内驱力的个体认知维度（见表3-2）。通过10个问题的认可度调查，反映医院人才管理要素在个体认可度上的现象。

表3-2　医院人才管理认可度评价要素

外驱力（医院价值传导）	内驱力（个体成长激励）
我清楚自己的岗位职责	我在工作中发挥了自己的特长
我理解自己的岗位要求	我敢于尝试新的工作方法
我能够胜任现在的工作	我有清晰的职业发展规划
我得到了系统的教育培训	我喜欢自己从事的工作
我得到了期望的薪酬	团队人才梯队合理、后继有人

第三组问题是医院人才管理优化创新的方向建议。该组设定了5个问题，分别是人才管理理念创新、人才管理方法创新、人才管理机制优化、人才梯队结构优化、绩效薪酬体系完善，从五个维度进行评价，从而发现医院人才管理优化创新的方向。其中，人才管理理念创新是医院人才管理最佳实践的观念引领；人才管理方法创新是医院人才管理最佳实践的工具革新；人才管理机制优化是实现理论与实践结合，因地制宜、实事求是推进医院人才管理实践落地的动能；人才梯队结构优化是人才管理的效能体现；绩效薪酬体系完善是医院目标实现和个人心理预期的一种动态平衡（见图3-1）。

同时，问卷还设定了一个开放问题——"请写出您认为医院人才管理最需要改进或创新的因素"。

通过调查，可以获取医院人才的心理认知，进而勾画医院人才管理生态的

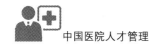

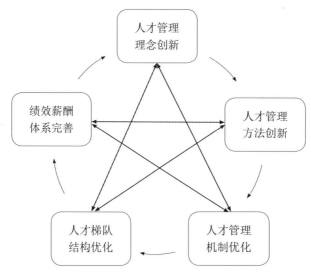

图 3-1　医院人才管理优化创新要素生态关系

画像,展现医院与人才之间信息传导和个人激发的现实状态,以及个体内驱力与医院外驱力之间的平衡和张力。通过个体对我清楚自己的岗位职责、我理解自己的岗位要求、我能够胜任现在的工作、我得到了系统的教育培训四个方面的医院外驱力的认知调查,可以了解医院价值目标的信息传导情况;通过个体对我在工作中发挥了自己的特长、我敢于尝试新的工作方法、我有清晰的职业发展规划、我喜欢自己从事的工作四个方面的个体内驱力的认知调查,可以了解医院人才个人价值实现的驱动力。而薪酬体系及人才梯度和人才继任分别作为医院与人才之间的一种心理平衡,反映了一种组织多态化的演化过程。

四、柔性进阶调查:广泛参与和自主自愿的认知表达

调查问卷全部通过网络分发,在线填写,其中 93.27% 的问卷通过微信提交,6.60% 通过手机浏览器提交,0.13% 通过网络浏览器提交(见表 3-3)。

表 3-3　调查问卷访问途径统计

访问途径	样本量	百分比
微信	8 820	93.27%
手机浏览器	624	6.60%
网络浏览器	12	0.13%

调查问卷总计访问 17 832 次,完成问卷 11 916 份,访问应答率为 66.82%
(不同访问途径应答率如表 3-4 所示),充分尊重了调查对象的自主意愿和平等
表达;剔除全部选择满分答案问卷 2 460 份,占 20.64%,有效应答率为
79.36%,最大限度地保留了真诚表达想法的问卷,为后续的研究提供了比较符
合客观的原始认知素材。

表 3-4　调查问卷不同访问途径应答率统计

访问途径	样本量/访问次数(次)	访问应达率
微信	8 820/16 339	53.98%
手机浏览器	624/1 468	42.51%
网络浏览器	12/25	48.00%

问卷收集经历了 60 天,通过对收回问卷随时进行统计分析,发现问卷的研
究价值,形成了三轮较明显的问卷回收波峰。边研究边丰富的调查方法,扩大
了问卷的覆盖范围,吸引了几家具有代表性、样本量大的医疗机构积极参与问
卷调查,为医院间的比较研究提供了资料。这个调查问卷的收集过程,也成为
一个真实世界的现象学研究实践,最大限度地保障了医院人才管理田野调查来
自自主、自愿,以及调查对象最自然、最原始的"直观感觉"。这样收集的数据为
医院人才管理生态的现象学分析提供了贴近真实状态的原始数据。

问卷平均填写时间为 282.469 秒(见表 3-5),约 4.7 分钟,通过问卷填写时
间行为分析,可以发现问卷的回答具有较高的质量和可信度。

表 3-5　调查问卷填写时间统计

名称	样本量	最小值	最大值	平均值	标准差	中位数
所用时间(秒)	9 456	7.000	32800.000	282.469	622.456	184.000

统计学效度和信度分析显示,3 组医院人才管理调查数据信度分别为
0.963、0.904、0.961,效度分别为 0.946、0.906、0.914,均具有较高的信度和效度。

调查对象的性别分布为男性占 22.46%,女性占 77.54%(见表 3-6)。因为
医院中女性护理人员较多,所以调查对象的性别分布基本符合医院性别分
布,问卷在性别分布方面具有代表性。

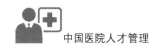

表 3-6　调查对象的性别分布

性别	样本量	占比(%)	累积占比(%)
男	2 116	22.46	22.46
女	7 303	77.54	100.00
合计	9 419	100.00	100.00

注:因剔除了个别题目未应答的样本,故表中样本量小于总样本量,下同。

调查对象的平均年龄为 36.380 岁,年龄分布较宽泛,从 18~82 岁,中位数为 35.000 岁。调查对象在目前单位的工作时间平均为 12.144 年,工作时间也具有广泛代表性,中位数为 9.000 年(见表 3-7)。从调查对象的年龄和工作时间分布可以得出初步结论:调查对象对问题的感受和理解比较熟悉、客观,具有代表性。

表 3-7　调查对象的年龄和工作时间分布

名称	样本量	最小值	最大值	均值	标准差	中位数
年龄(岁)	9 368	18.000	82.000	36.380	8.865	35.000
工作时间(年)	8 822	0.000	50.000	12.144	9.951	9.000

由于本次调查在医院级别方面存在一定的偏倚,以三级医院为主(见表 3-8),因此后续医院级别分析方面的信息存在一些系统误差,但本次调查从床位规模和医院人员规模的角度,客观地收集了医院规模与人才管理要素的相关信息。

表 3-8　调查对象所在医院的级别分布

医院等级	样本量	占比(%)	累积占比(%)
未填	122	1.29	1.29
一级	158	1.67	2.96
二级	849	8.99	11.95
三级	8 311	88.04	100.00
合计	9 440	100.00	100.00

调查对象所在医院的类别以综合医院、专科医院为主(见表 3-9)(中医医院、康复医院、妇幼保健院在本次调查中也参考专科医院分析)。根据不同类别的医院进行深入分析,可以发现不同类别、不同地区的医院在人才管理总体生

态上存在差异,从侧面反映出本调查问卷的内容设计具有医院人才管理生态区分度,为医院间人才管理生态比较研究提供了研究方向和价值点。

表 3-9 调查对象所在医院的类别分布

医院类别	样本量	占比(%)	累积占比(%)
未填	25	0.26	0.26
综合医院	5 942	62.94	63.20
中医医院	802	8.50	71.70
民办医院	91	0.96	72.66
专科医院	1 559	16.51	89.17
康复医院	40	0.42	89.59
妇幼保健院	848	8.98	98.57
乡镇卫生院	65	0.69	99.26
其他	68	0.72	100.00
合计	9 440	100.00	100.00

调查对象的聘用形式以编制内聘用为主,占比 50.55%。随着公立医院人事制度改革的不断深入,医院逐步开展多样化的人才聘用方式改革,编制外聘用和劳动合同分别占了 14.83%、28.88%,此外,还有少量劳务派遣和其他聘用形式,分别占比 4.67%、0.72%(见表 3-10)。

表 3-10 调查对象聘用形式分布

聘用形式	样本量	占比(%)	累积占比(%)
未填	33	0.35	0.35
编制内聘用	4 772	50.55	50.90
编制外聘用	1 400	14.83	65.73
劳动合同	2 726	28.88	94.61
劳务派遣	441	4.67	99.28
其他	68	0.72	100.00
合计	9 440	100.00	100.00

调查对象的职业分布中,医生占 30.72%,护理占 47.94%,药学和医技分别占 3.47%、7.06%,科研人员、行政管理和后勤人员及其他人员共占 10.48%(见表 3-11)。调查对象的职业分布情况符合医院人员分布,样本具有代表性。

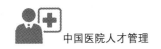

表 3-11　调查对象的职业分布

职业	样本量	占比（%）	累积占比（%）
未填	30	0.32	0.32
医生	2 900	30.72	31.04
护理	4 526	47.94	78.98
药学	328	3.47	82.45
医技	666	7.06	89.51
科研人员	23	0.24	89.75
行政管理	628	6.65	96.40
后勤人员	167	1.77	98.17
其他	172	1.82	100.00
合计	9 440	100.00	100.00

　　本次调查形成了具有广泛代表性的原始素材,这些原始素材均是基于个体自主、自愿的真实认知表达。根据现象学的研究方法和思路,每一个要素都可以形成一个视域,每一个视域都有值得挖掘的价值,通过静观慎思,逐渐呈现当下医院人才管理的生态画像。

（张铁山　刘海艳）

第二节　人才管理发展报告

　　通过对调查收集的信息进行整合、抽象,结合医院管理学的基本理论,将当下医院人才管理的生态,用数字化、可视化的方式表达出来,为当下医院人才管理生态画像,为理解当下医院人才管理现状、解读医院人才管理的发展趋势和方向提供循证依据,寻找当下医院人才管理之"症"。

一、认知阶差:医院人才管理体系建设不平衡

　　针对第一组问题,主要是勾画医院人才管理要素重要性认知图谱,这种认知表现了当下医院中的个体对医院人才管理生态中医院价值传导层的认知、个体成长激励层的认知,以及二者之间的"认知阶差"。数据统计结果显示,医院价值传导层要素的重要性认知平均得分为 4.526 分,个体成长激励层要素的重要性认知平均得分为 4.422 分(见表 3-12),从医院价值传导层的人才管理要

素,到个体成长激励层的人才管理要素,当下医院中的个体存在认知阶差(见图 3-2),这种认知阶差说明了当下医院人才管理仍是以建构组织价值传导的人才管理框架为主,而关注激励层的内驱力塑造无论是从认知上还是从现实实践中均不足以在医院职工内心打下重要的印记。

表 3-12 医院人才管理要素重要性认知统计分析

	题目/选项	很重要	重要	一般	不重要	很不重要	(空)	平均分
医院价值传导层	岗位工作职责	67.25%	26.26%	5.12%	0.31%	0.68%	0.38%	4.60
	岗位工作要求	63.77%	29.90%	4.82%	0.31%	0.59%	0.61%	4.57
	岗位绩效评价	62.03%	27.03%	8.62%	0.70%	0.89%	0.73%	4.50
	职业晋升路径	59.04%	28.46%	9.97%	0.69%	0.97%	0.87%	4.45
	薪酬福利体系	65.69%	21.64%	10.49%	0.74%	0.93%	0.51%	4.51
个体成长激励层	培训教育体系	57.30%	30.76%	10.05%	0.59%	0.57%	0.73%	4.45
	人才选拔方法	58.15%	29.33%	10.35%	0.68%	0.76%	0.73%	4.44
	人才测评方法	55.14%	31.38%	11.13%	0.78%	0.77%	0.80%	4.40
	人才梯队建设	58.28%	28.99%	10.07%	0.70%	0.77%	1.19%	4.45
	人才退留机制	52.89%	31.90%	12.21%	0.91%	0.91%	1.18%	4.37
	平均值	59.95%	28.56%	9.28%	0.64%	0.79%	0.78%	4.47

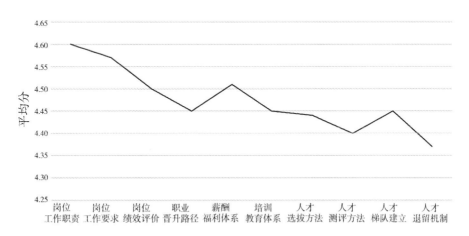

图 3-2 医院人才管理要素重要性认知阶差

医院人才管理要素评价是人才管理的重要抓手,对要素的重要性认知是医院人才管理架梁设柱层面的重要实践,对要素的认知、平衡与统筹是医院人才

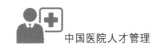

管理生态的基本建设工作。没有平衡、可靠的医院人才管理架构,人才管理的效能将难以发挥,更难以适应多变的环境。人才管理要素的重要性认知调查显示出医院与个体层面的人才管理要素认知存在阶差现象,这反映出医院人才管理实践中医院价值传导和个体成长激励之间动力失衡。这种失衡让医院的目标实现存在效能耗散风险。如果再加上个体认知的"折损",那么医院的目标实现就会出现"折上再折"。

二、效能耗散:医院人才管理效能发挥不充分

医院人才管理架梁设柱工作完成后,需要医院价值目标与个体能力相匹配,以便实现医院价值目标的效能转化。医院的绩效由每个人的绩效累积而成。最终的绩效是合格、优秀还是卓越,取决于医院人才管理的效能函数。

$$F = (x/n) \times (y/n)$$

其中,F 是医院预期的价值目标实现比例,y/n 是价值传导实现比例,x/n 是认知实现比例,n 是测评常数。

唐太宗《帝范》有云:"取法于上,仅得为中;取法于中,故为其下。"在管理沟通中,"说了"不一定被"准确接收",接收到了指令不一定有能力完成。这也可以看作医院人才管理调查中的效能耗散函数。调查统计结果显示,当下医院中的个体对医院外驱力认可度的平均分为 4.228(满分为 5 分),如果不考虑个体的内驱力,则仅从医院外驱力的传递到认知已经耗损 (5-4.228)/5 = 15.4%,这还存在个体一定程度的高估,如果再加上认知偏差,则保守地估计还要耗损20% ~ 25%。此外,如果考虑个体内驱力的影响,则个体是仅仅完成理解到的"任务"还是创造性地提交"卓越绩效",又会使组织的价值目标进一步"打折"。如表 3-13 所示,个体内驱力认可度的平均分为 3.946。通过医院人才管理的效能耗散函数计算,组织的效能只能实现预期目标的 67.15%。

$$F = (4.228/5) \times (3.946/5) = 0.85 \times 0.79 = 0.6715$$

表 3-13　医院人才管理要素认可度评价统计分析

题目/选项	占比(%)						平均分
	很认可	认可	一般	不认可	很不认可	(空)	
我清楚自己的岗位职责	60.62	35.03	3.45	0.22	0.21	0.47	4.56
我理解自己的岗位要求	59.53	35.97	3.48	0.16	0.20	0.66	4.55
我能够胜任现在的工作	59.38	36.02	3.53	0.18	0.19	0.70	4.55
我得到了系统的教育培训	39.98	41.58	15.21	1.64	0.79	0.79	4.19

（续表）

题目/选项	占比（%）						平均分
	很认可	认可	一般	不认可	很不认可	（空）	
我得到了期望的薪酬	8.47	34.88	38.97	11.11	6.11	0.46	3.29
我在工作中发挥了自己的特长	24.81	50.83	20.57	2.08	1.08	0.63	3.97
我敢于尝试新的工作方法	25.86	50.88	20.65	1.36	0.54	0.71	4.01
我有清晰的职业发展规划	23.75	47.94	24.68	2.03	0.77	0.83	3.93
我喜欢自己从事的工作	30.10	45.60	20.59	1.85	1.03	0.83	4.03
团队人才梯队合理、后继有人	22.02	43.83	26.08	4.68	2.36	1.03	3.79
平均值	35.45	42.26	17.72	2.53	1.33	0.71	4.09

通过医院人才管理生态画像和人才管理效能耗散函数，可以直观地看出每家医院人才管理的"面相"。通过医院人才管理要素认可度评价雷达图（见图 3-3），可以看到外驱力与内驱力之间的失衡状态。通过纵向比较每家医院的历史画像，横向比较不同医院的画像，并通过医院人才管理效能耗散函数量化，可以形成比较好的医院人才管理诊断。以 10 家样本量 300 以上的医院为例，我们列出了医院的理论预测效能。从表 3-14 中可以看出，不同医院的人才管理效能存在显著差异。

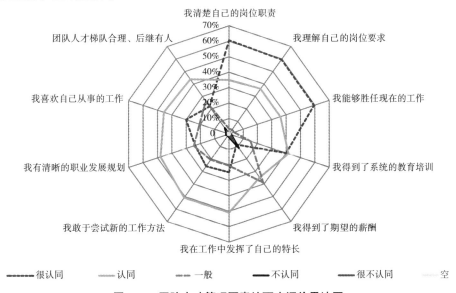

图 3-3　医院人才管理要素认可度评价雷达图

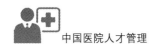

表 3-14 10 家医院理论预测效能

医院名称	医院外驱力实现比例（%）	个体内驱力实现比例（%）	医院预测效能（%）	平均分
医院 1	4.094/5＝0.82	3.848/5＝0.77	63.14	3.97
医院 2	4.166/5＝0.83	3.810/5＝0.76	63.08	3.99
医院 3	4.136/5＝0.83	3.848/5＝0.77	63.91	3.99
医院 4	4.236/5＝0.85	3.974/5＝0.79	67.15	4.11
医院 5	4.272/5＝0.85	3.950/5＝0.79	67.15	4.12
医院 6	4.318/5＝0.86	3.982/5＝0.80	68.80	4.15
医院 7	4.268/5＝0.85	4.058/5＝0.81	68.85	4.16
医院 8	4.308/5＝0.86	4.040/5＝0.81	69.66	4.17
医院 9	4.478/5＝0.90	4.174/5＝0.83	74.70	4.33
医院 10	4.502/5＝0.90	4.312/5＝0.86	77.40	4.41

三、创新期盼：医院人才管理理念机制创新不足

医院人才管理的效能耗散函数提供了认识当下医院人才管理的一个全新视角，这种视角突破了单纯的医院人才管理技术和方法，人才管理的优化创新是医院总体效能提升、高质量发展的动能来源。如何突破创新？第三组问题的调查统计结果显示了一个 U 形跨越（见表 3-15 和图 3-4）。

表 3-15 医院人才管理优化创新方向认知评价分析

题目/选项	占比（%）						平均分
	很重要	重要	一般	不重要	很不重要	（空）	
人才管理理念创新	49.43	36.84	12.13	0.53	0.56	0.51	4.35
人才管理方法创新	48.37	36.97	12.73	0.61	0.56	0.76	4.33
人才管理机制优化	48.83	36.65	12.66	0.68	0.57	0.61	4.33
人才梯队结构优化	48.85	36.30	12.48	0.68	0.61	1.08	4.34
绩效薪酬体系完善	54.13	29.66	13.16	1.08	0.90	1.07	4.37
小计	49.92	35.29	12.63	0.71	0.64	0.81	4.34

这个跨越从医院人才管理理念创新破题，到医院薪酬体系完善走向卓越。基于以上分析，医院人才管理是集成化、生态化、动态化的人才管理，不是单纯的人事管理，也不是简单的战略人力资源管理，而是"人尽其才、物尽其用、事尽

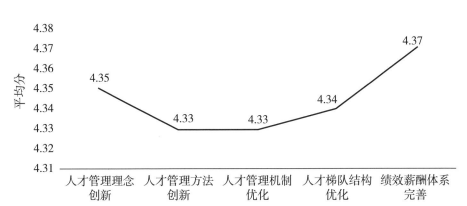

图 3-4　医院人才管理优化创新 U 形跨越

其善"的以人才为核心的动能转化、效能提升的高质量发展之路。人才管理方法创新、人才管理机制优化、人才梯队结构优化都是在创新理念引领下的新布局、新变革。绩效薪酬体系不仅是结果的考核、物质待遇的兑现，更是凝结医院与人才的心理战略。后续通过相关性分析，我们进一步发现了人才发展的"马太效应"和"光晕效应"，即强者愈强，成功铸就成功，优秀助推卓越。医院人才的内生动力与外在价值引导的共生进化，可以看作管理学的一种仿生——医院人才管理的进化优势。

四、成长遗憾：医院全员人才治理意识落后

医院的外驱力与个体的内驱力失调，医院价值目标耗损，是医院人才管理调查的初步发现，那么潜在的内在动能重塑的突破点在哪里？哪些个体的内驱力被抑制？哪些个体的内驱力需要再激发。

第一组问题从医院价值传导层和个体成长激励层展开调查，对性别、年龄等 8 项量化特征信息指标的相关性统计分析结果显示（见表 3-16），医院价值传导层的重要性认知与学历、职称、医院级别、医院床位数存在较强的正相关关系，表明医院的级别越高、规模越大，人员的学历和职称越高，对医院人才管理的架构与效能的重要性认知程度越高，更加关注和重视那些对成就个人、成就事业起作用的关键要素，如人才培养、人才梯队、人才流动、人才继任等问题。此外，年龄与"岗位工作职责"和"岗位工作要求"呈正相关，表明随着年龄的增长，个体对岗位工作职责和岗位工作要求更加明确。

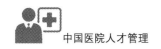

表 3-16 医院人才管理要素重要性认知与调查对象特征相关性统计

要素		特征							
		性别	年龄	工作时间	学历	职称	医院级别	医院床位数	医院员工数
医院价值传导层	岗位工作职责		+	+	+	+		+	
	岗位工作要求		+		+	+	+	+	
	岗位绩效评价				+	+		+	
	职业晋升路径				+	+	+	+	
	薪酬福利体系				+	+	+	+	
个体成长激励层	培训教育体系		−		+	+	+	+	
	人才选拔方法				+	+	+	+	
	人才测评方法			−	+	+	+	+	
	人才梯队建设		+		+	+	+	+	
	人才退留机制		−	−	+	+	+	+	

注:"+"表示正相关,"−"表示负相关,空格表示不相关。

个体成长激励层面,年龄、工作时间与培训教育体系和人才退留机制存在明显的负相关关系。随着工作时间和年龄的增长,个体对现状的负向感知更明显。"少壮不努力,老大徒伤悲"的遗憾,反映了医院人才全生命周期管理的不足,个体的主体性有待提升。"经历过才知道"的经验式自发成长如何向"未来可预期"的主动应变式管理转变,是医院管理者在人才管理中需要思考的问题。

目前,医院全员人才治理意识落后,从医院到个体普遍缺乏人才成长与发展的主动规划,造成人才的成长遗憾。调查显示,高学历、高职称的人以及规模较大、级别较高的医院更加关注和重视那些对成就个人、成就事业起作用的关键要素,因此,亟须提升医院人才管理的主动规划能力,弥补短板和遗憾。

第二组问题调查统计结果显示(见表 3-17),年长、工作时间长的成才者,对现状的负向感知更明显,一方面是因为他们对医院人才管理的期望提升,另一方面是因为他们对医院人才管理的现状不满,对比医院人才管理要素重要性评价,人才管理要素认可度评价与调查对象特征的相关性更"离散",表明个体的价值诉求多元化,人才管理需求分层,医院人才管理需要"灵活"以对。教育培训、薪酬、人才梯队等要素与年龄、工作时间的负相关,显示出"少壮不努力,老大徒伤悲"的"遗憾",如何让这种"遗憾"不再,是人才管理全生命周期的价值所在。

表 3-17　医院人才管理要素认可度评价与调查对象特征相关性统计

	要素	性别	年龄	工作时间	学历	职称	医院级别	医院床位数	医院员工数
医院外驱力	我清楚自己的岗位职责		+	+	+	+	+	+	
	我理解自己的岗位要求		+	+	+	+	+		
	我能够胜任现在的工作		+	+	+			+	+
	我得到了系统的教育培训				−		+	+	
	我得到了期望的薪酬		+	−			+	−	−
个体内驱力	我在工作中发挥了自己的特长		+	+			+		+
	我敢于尝试新的工作方法		+						
	我有清晰的职业发展规划								
	我喜欢自己从事的工作		+		+				
	团队人才梯队合理、后继有人		−	−	−	−	+	+	
	人才退留机制		−	−	+	+	+	+	

注:"+"表示正相关,"−"表示负相关,空格表示不相关。

第三组问题调查统计结果显示(见表 3-18),人才管理理念"至虚至实",年长及学历、职称更高的人评价更重要。人才管理理念看似虚,实则不虚,人才管理理念是解决医院人才管理认识论的问题,认识不到位,实践和方法自然都会打折。因此,人才管理的优化创新应从理念入手。绩效薪酬体系完善评价与学历、职称正相关,一方面显示出绩效薪酬体系不满足高知人才的激励需求,另一方面反映出绩效薪酬体系设计需要更综合的统筹,以适配人才不同阶段发展的不同需求。

表 3-18　医院人才管理优化创新要素评价与调查对象特征相关性统计

要素	性别	年龄	工作时间	学历	职称	医院级别	医院床位数	医院员工数
人才管理理念创新		+	+	+	+			
人才管理方法创新		+		+	+			
人才管理机制优化		+		+	+	+		
人才梯队结构优化		+		+	+			
绩效薪酬体系完善				+	+			

注:"+"表示正相关,"−"表示负相关,空格表示不相关。

(张铁山)

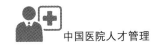

第三节　人才管理优化建议

基于医院人才管理趋势和现状的循证研究,若要实现医院高质量发展,则需要创新医院人才管理理念,探索建立医院人才管理的演化能力,聚焦医院人才管理"自我创新与自我变革"进化优势的形成。面对 VUCA 时代对医院人才管理的挑战,结合泛医政管理理念、医院人才管理生态画像,医院人才管理要实现从管控到赋能、从胜任到创造的人才管理范式,以及人才与医院价值共生的良好生态。

未来医院人才管理不仅要更科学、更现代化,更要守正创新;既要吸收现代科学管理的精华,又要避免落入其存在的缺陷。因此,适应新的发展趋势,结合循证调查结果,促进形成医院人才管理的进化优势和演化能力,是医院人才管理优化的方向。

一、遵循医院人才管理生态论

医院人才管理的田野调查形成了一幅医院人才管理生态的画像。如何辨证施治,优化医院人才管理生态,促进医院人才管理对医院高质量发展效能的发挥,中国传统的管理理念和思维方法提供了借鉴。

通过将中医文化运用于医院人才管理研究,探索现代医院人才管理与传统文化的融合。对中医文化的核心思想与医院人才管理的相关性进行分析,不仅有利于丰富中医文化的研究视角,继承和发扬我国传统的优秀文化,而且有利于化解现代医院人才管理过程中面临的实际问题,实现西方人才管理理念的中国化。

(一) 坚持人才管理系统化思维

中医注重人本身的统一性,认为人体是一个以心为主宰,以五脏为中心,通过经络系统,把六腑、五体、五官、九窍、四肢、百骸等全身组织器官联系起来的有机整体。各个组成部分都有其独特的功能,成为一个独立的器官,在结构上不可分割,在功能上相互协调,在病理上相互影响,共同组成一个整体。中医在分析局部病理变化时,往往认为病情与环境及各个器官、组织等有关。"肝开窍于目""心开窍于舌""头痛医脚"的经典论证充分反映了中医诊病不仅考虑局部而更注重从整体的角度分析问题。

在实践中,医院人事部门往往将人力资源管理的各项职能割裂开来,只关注于某一部分而缺乏整体观念,人力资源管理的各项职能之间存在制约与影响。从宏观的角度来看,医院应重点关注人才结构是否合理、人力资源管理的各项职能之间是否协调、人才类型是否合适、医院"点"的创新能否转化为"系统"的创新等方面。

(二)构建人才管理风险预警机制

"治未病"的理念出自《黄帝内经》,"圣人不治已病治未病,不治已乱治未乱,此之谓也。"所谓"治未病",是指通过日常生活中的养生保健来增强正气,从而预防疾病的发生。核心内容就是一个"防"字,重在倡导人们防患于未然。未病先防是在疾病未形成之前,采取积极措施,预防其发生。

随着年轻员工逐渐成为医院的主体,组织的稳定性日益受到考验。当医院出现人岗不匹配、人才流失加快、招聘失败等人力资源风险时再去应对,则往往已经错过最佳时机,从而给医院造成不可挽回的损失。因此,基于"治未病"理念,建立有效的人才管理风险预警机制有助于医院的长远发展。医院应根据自身所属的行业特性和发展现状,在人才流动、人才储备、人才培养等方面建立人才管理风险预警机制。

(三)构建医院人才管理生态文化

医院的"气"在于医院文化。员工对医院文化的认同有助于推动医院持续发展,和谐的医院文化能够起到文化留人的功能。医院的价值观是通过影响医院的决策和员工的行为来影响医院的发展方向的。因此,构建和谐的医院文化不能只是停留在表面的制度,而是要使员工与医院的价值观趋于统一。具体措施包括:树立共同的愿景,让每个员工都清楚自己的未来、自己的事业发展蓝图,以及医院的发展方向和潜力;医院肯定员工的技能,员工认同医院的能力;通过培训使员工认可医院的理念,充分发挥医院文化的推动塑造作用;让每个员工参与管理、信息共享,调动其积极性,发挥医院文化的固摄作用。

医院的"血液"在于人才。医院的竞争本质上是人才的竞争。医疗质量需要人才来保证,人才是维持整个医院正常运行和可持续发展的基础。

医院的"津液"在于完善的沟通机制。时时要沟通,事事要沟通。而中国医院内部沟通常见问题表现在:往上沟通没有胆(识),往下沟通没有心(情)。只有沟通才能"排毒","津液"顺畅运行需要完善的沟通机制来协调,以保证"血液"的流动。

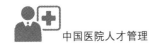
（四）建立医院人才差异化管理方法

所谓"辨证"，就是将望、闻、问、切四诊所收集的资料、症状和体征，通过分析辨清疾病的部位、原因和性质，判断为某种病理性质的证。论治则是根据辨证的结果确定相应的治疗方法。同一种疾病，由于病因和机体的反应不同，可以表现为不同病理性质的证，中医认为应该给予差异化的治疗方法。

医院人才管理应学习辨证论治的核心理念，重视人才的不同需求，实施差异化管理。具体措施包括：根据人才的价值观、个性特征、工作期望等，对人才实施针对性培训和定制化开发；设置更加灵活的考核制度和薪酬体系，以帮助人才获得合理的薪酬奖励；根据人才的工作表现，有的放矢地制定相应的管理策略和奖惩措施。

（五）促进医院人才管理的效能转化

向日为阳，背日为阴。阴阳学说认为，宇宙的一切事物和现象都可以概括为阴阳两种属性，阴阳之间存在对立制约、消长平衡和相互转化的辩证关系。阴阳的运动是绝对的，平衡是相对的。

中医文化的阴阳学说符合医院人才管理内驱力与外驱力的相互作用机制。内驱力为阳，外驱力为阴。用人与培养人、成事与成人、胜任力与创造力、组织目标与个人价值、组织目标驱动与个人价值驱动、人才梯队与继任计划等医院人才管理实践都可以看作人才管理的一体两面，其相互制约，相辅相成。

医院应统筹人才管理，在强化外驱力的同时，重视人才成长与价值实现的内驱力的激发，实现医院人才管理内驱力和外驱力的阴阳平衡，努力提升人的效能，从而提升医院高质量发展的效能。

此外，医院应将中医文化和中医思维引入医院人才管理实践，借助传统的中医文化为医院员工创造良好的工作环境与和谐的工作氛围，保障员工的身心健康。中医文化与人才管理的有效结合将有利于建立中国特色的人才管理理念和集成应用模式，促进现代管理学在中国医院的蓬勃发展。

（张铁山　李静蔚）

二、确立医院人才管理整体观

医院人才管理的田野调查显示，当下医院人才管理仍存在基本架构不平衡、发展不充分等问题。医院人才管理既不是医院人事部门的一项事务性工作，又不是人力资源管理的战略性提升，也不是人才管理的战术突进。医院人才管理的优化需要战略引导、理念创新引领、全要素整合、全员参与，以及全生命周期管理，实现生态化、集成化、数字化提升。

优化医院人才管理，首先需要从基本架构建设出发，循证研究显示医院人才管理的基本架构不平衡，这将带来人才管理实践的偏颇与顾此失彼，要实现生态化、集成化、数字化人才管理提升，医院人才管理蓝图不可或缺。中国医院人才管理生态全景图如图3-5所示。

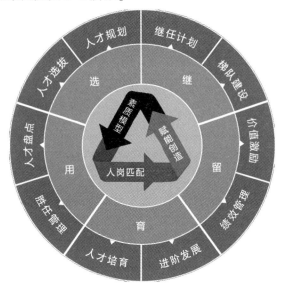

图3-5　中国医院人才管理生态全景图

(一)将人才效能置于人才管理轴心

人才管理聚焦人才效能的建设与激发，以及人才效能与医院效能的协同。人才的基本素质是决定人才效能的内生因素，素质模型建设与持续评价是理解人才过去业绩、预测人才未来发展潜力的关键点。"金子总会发光"，通过打磨塑造使人成为人才是人才管理的切入点，也是人才效能的源泉。人岗匹配是人才管理的艺术性工作，也是兼顾用人和培养人的关键实践，是成事与成人的关键环节。人人皆可视为人才，只是素质有时空和个体差异，如何实现"适才、适类、适法、适所"的精细化管理，是当下人才管理的挑战。只有将合适的人放在合适的位置，才能发挥最佳的"人效"，才能实现最佳的医院人才管理效能。赋能创造是医院人才管理实践中人才发展与医院发展的价值共生、动能转化模式。人才通过创造性劳动为医院赋能，医院也要通过整合的人才管理为人才成长赋能。

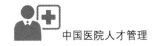
(二)人才管理方法集成赋能人才效能循环

医院人才管理的"选、用、育、留、继"分别从选人、用人、育(培养)人、留人和人才继任五个方面相辅相成地持续提升医院的人才效能。选人从广义上看是医院人才管理的一种持续的继任计划,需要从内外继任人才池中遴选符合医院不同时期战略需要、岗位需求的人。用人是选人的落脚点,也是人才价值实现的关键点,选好、用好相辅相成,战略、战术相得益彰。用人不是一蹴而就的,也不是一劳永逸的,用人也要育人,需要一方面提升人才绩效,另一方面提升人才素质,为更高的医院发展目标继留人才。用好人、育好人不仅关系到医院的绩效,还是一种持续保留人才的"事业留人"环节,通过用人、育人,实现人才与医院的共生共荣、价值与共,更好地留住人,为医院永续发展奠定坚实的人才基础。

医院人才管理的"选、用、育、留、继"恰如"金、木、水、火、土"五行相生相长,循环往复(见图3-6),为人才效能的持续提升提供了方法论参考。医院人才管理需要统筹考虑、因地制宜,孤军冒进而有失协同难免会导致木桶效应,从而使人才管理的目标落空。大手笔培养人才而用不好导致人才流失,为他人做嫁衣的现象偶有发生,不拘一格引进人才而既有人才梯队培养不足导致引进人才光环昙花一现的现象也不少见。因此,医院人才管理不缺某一方法的"最佳实践",而是缺少全局和系统的规划以及一张蓝图走到底的"制度化"定力。

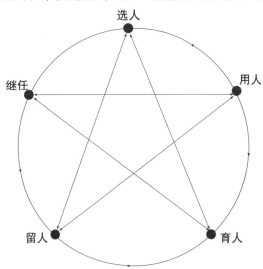

图3-6 医院人才管理效能循环示意图

（三）人才管理制度保障人才管理效能

医院人才管理优化需要建立一套人才管理的流程和制度，从而将制度优势转化为人才管理效能。

人才盘点作为医院人才管理的一个有价值的工具，需要提升到更加常态化和制度化的管理层面，作为医院人才管理的制度切入。人才盘点是挖掘人才存量、规划人才增量的理想方法。通过人才盘点，结合医院的战略规划，可以明确实现医院战略目标的人才和岗位需求。

组织优化对医院来讲是不断适应人群健康需求、社会环境变化而为人才发展、健康发展提供适宜的组织条件、学科平台、技术平台、流程制度等，保障人才价值实现的通道。

梯队建设是人才与医院之间的"微生态"，相当于生理系统中的器官，既是实现医院战略目标的一个个小分队，又是人才价值实现的一个个小环境。医院规模虽大，但每个人感知和接触的协作人员是相对固定的，这个微生态直接影响着人才的内在驱动、外在信息传导、个人价值实现，以及对医院价值的贡献。

价值激励是一种社会心理平衡，而不仅仅是物质层面的激励。构建多元、多层次、动态的价值激励体系，是实现人才与医院价值共生的"平衡器"，其仿佛人体的"神经内分泌系统"。合理的价值激励体系巧妙地维持着人才与医院之间的生态平衡，是促进人才与医院价值共生的关键制度之一。

绩效管理是面向过去、现在和未来的一种结果导向的测评体系，没有测评的管理不是科学的管理。全面、动态、综合的绩效管理体系能帮助了解人才管理效能对医院效能的贡献度，同时为人才发展、人才盘点，以及人才的职业发展规划提供评估和指引。良好的绩效管理肯定和鼓励人才的成长，激励人才的当下努力，引领人才的未来创造。

（四）建立医院人才管理的生态进化优势

进化是生物主动适应环境变化的一种体现。以人为本、以人才管理为驱动的医院创新变革，需要建立医院人才管理的生态进化优势。

这种进化优势是实现以人才管理为核心的动能转化的最佳实践，能够促进医院从被动应变的弹性自适走向主动应变的韧性自觉。它从激发人才的内生动力出发，推动医院主动适应时代变化，持续完善自身变革。这种进化优势的形成需要从人才入手，因为人才是感知变化、适应变化最敏感的要素。

这种进化优势是实现人才与医院价值共生的最佳实践。医院是工业化时代医疗卫生技术人才实现疾病诊疗、健康照护的组织平台，随着工业化的发

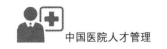
展,人的价值不断被物化;而随着数字化时代的到来,人的价值拨开云雾更加凸显。因此,人才与医院价值共生的进化优势是医院未来发展的重要能力。

这种进化能力的建设,需要医院管理从以资源配置为重点转向以人才和技术为重点,从医疗质量安全、运营平衡管理走向更深层的人才管理,以激发医院人才的效能及其应变能力和创新能力。医院作为平台化生态型组织,需要搭架人才发展机制,向DNA(脱氧核糖核酸)双螺旋一样,通过生态化的、全生命周期的人才管理,促进人才与医院的价值共生在基因层面的"碱基配对",将医院人才管理理念、方法、机制内化为制度优势,建立医院的核心竞争力。

这种进化优势的建立,需要以薪酬体系为重点的"组织心理学"重构。生态化的人才管理理念落实,既需要人才管理方法和制度创新,又需要机制创新。薪酬体系建设在循证研究中被赋予更多的期待。薪酬不是一项单一的人才管理战术,而是基于组织心理学的实践。医院人才管理进化优势的形成,需要建立适应人才成长规律、医院发展规律、医疗卫生事业发展规律的薪酬理念、工具和方法,将薪酬管理融入医院人才管理的全生态考虑,利用数字化、信息化技术实现薪酬的精准适配,改变薪酬体系的物化思维,全面通过"选、用、育、留、继"促进医院人才效能的持续优化,并提高人才效能对医院效能的贡献度。

(刘海艳　张铁山)

三、医院人才管理—治理双向促进

医院人才管理唯有从传统的单向管理向多维治理转型,才能有效地践行医院人才管理生态论,落实医院人才管理整体观。

"管理"与"治理"一字之差,却是一种思维和趋势的深层变革。人才管理田野调查充分显示了当下医院的人才管理生态:医院价值传导层(外驱力)与个体成长激励层(内驱力)之间的发展不平衡。这种不平衡现象发生的深层原因,是单向管理思维主导医院的管理理念,个体、人际、团队、医院等多维、多元主体协同的治理理念发展滞后,因此,医院人才管理—治理双向促进,是践行医院人才管理生态论、落实医院人才管理整体观的重要思路。

(一)苦练内功:提升人事部门人才管理专业能力

一要提升面向未来的人事领导力。在充满挑战和变化的时代,过往的管理方法和人生经验已不足以应对。今天,人们遇到的挑战是前所未有的。因此,组织需要真正具有面向未来能力的领导者,带领人才队伍,在动荡与不确定性的环境下,朝着正确的方向前行。迭代加速,未来已来。数字化力量正在不断冲击和颠覆组织领导者传统的认知、思维和管理实践。因此,数字经济时代亟须具备"能够在数字经济生态中驾驭新技术,带领组织走向卓越"的新型领导力的管理人才。

二要在现代医院管理制度框架下,加强人才管理制度建设。全面提升人事管理的人才规划、选拔、任用、评价、激励等传统职能,不断吸纳新的人才管理方法,创新人才管理机制,推动人才管理制度建设转化为管理效能。构建基于人才盘点的人才规划体系、内外兼具的人才选拔体系、基于岗位职责的任用框架,构筑素质、能力兼备的评价模型,打造多元化、差异化、灵活、动态的激励机制等。

三要传统人事部门实现自我创新突破。管理者要拆掉思维里的"墙",突破自我心中的"霍布森之门",主动寻找第二曲线,在破立并举中推进公立医院高质量发展进入新阶段。人事部门要主动求变,在提升专业能力的同时,对接医院战略,推进人才管理工作跨部门的协同,以及全生命周期的管理集成,让人事部门成为面向未来的人才管理制度创新、理念创新、效能提升的思想源和动力源。

(二)部门协同:强化医院战略人力资源管理效能

战略人力资源管理的价值实现在于顶层规划与部门协同。人才管理生态论、整体观已经突破人事部门的职能,需要战略层面发力,更需要提升部门协同方见成效。

一要打造人才管理战略制高点,提升医院人才管理战略的总体规划能力。让医院人才管理战略和价值传导无限地接近于理想目标;否则,人才管理战略价值传导已无力量来源。管理与治理双向促进,不但不否定管理的价值,还进一步强化战略管理的内涵、质量,让医院战略人力资源管理无限接近于人才管理效能函数的"1"。

二要建立高效、全面的人才管理战略价值传导体系。构建超越传统人事部门的医院人才管理战略价值传导体系。让人才管理融入医院所有职能部门,激发医院各职能部门主动协助人事部门的理念,让人才管理战略融入所有环节,让人才政策融入所有决策。构建部门协同的人才发展机制、人才流动机制、人才培养机制、人才成长机制,打造物质与非物质兼顾的激励模式,创造素质与能力兼修的人才能力提升通道,将人才选拔、任用、培育、保留、继任工作有机地融入医院各部门职责。

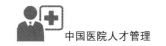
三要协同创造医院人才管理战略价值。战略压力只有通过最佳的协同才能成为人才管理效能的转化动力。跨部门的人才管理、非人事部门的人才管理、专业能力培养,是人才管理战略协同的新挑战。"人才管理只是人事部门的事"将让人才管理战略高高在上。选人才,带队伍,激励人才从平凡到卓越,是所有部门需要提升的人才管理领导力。

(三)激发全员:唤醒人才管理的主体责任

首先,"人人皆可成才,人人尽展其才"是群众性、人民性的人才观。激发群众,激活个体的热情,方能自下而上呼应战略规划,上下同心提升人才管理效能。医院中的个体在长期的科层制管理体制下习惯于接受,形成了被动接受指令、被动行动的心态。而如果有了战略的压力,有了协同的传导,有了专业的人才管理体系,强化了人才管理自上而下的赋能,却没有激发全员、激活个体的人才治理热情,那么人才管理的效能依旧可能波澜不惊或昙花一现。

其次,要唤醒人才管理的自我意识。马克思说"人是社会关系的总和",人在劳动中建立社会关系,形成团队和组织,建立共同的组织规则,实现"人人为我,我为人人"的人类社会治理模式。人才管理生态化需要唤醒个体责任。随着组织网络化、管理扁平化,人的主体性得到了更充分的保障,人才管理的责任不仅在于医院和团队,还在于个体的主动变革与内生动力。

再次,个体要掌握个人素质和能力进阶的方法。人是社会创新的源泉,也是善于学习和适应变化的精灵。唯有终身学习,才是个人应变的终极法宝。让每个人成为学习者、实践者和传播者,持续提升个人的职业发展素质和能力,不仅需要意识,还需要方法。实践是最好的老师,因成事而成人。传播是最好的复盘,因育人而育己。情境是最好的平台,能看见自己、提升自己……数字化时代给个体带来了挑战,也带来了机遇,为个体提供了彰显主体性的机会,个体要不负时代,将人才管理作为个体职责,主动突破自我,积极参与医院人才治理。

最后,要形成人际协同价值共生的人才管理态势。医院人才管理不同于面向自然物的生产活动中的人才管理,人际协同不是仅体现在供方,而是体现在供需双方。仅从医院人才管理的供方来看,医、药、护、技、教、研、管是一个紧密结合的人际协同共同体,人的管理可以毫不夸张地说几乎就是管理的全部,医院与个体的价值共生,本质上是人际协同价值共生的人才管理态势,这种态势的正向或负向以及文化的积极或消极,会极大地影响人才管理效能的表现。这种态势是医院人才管理与治理双向促进、内驱力与外驱力良性互动、医院价值传导与个体成长激励交互融合而形成的,是医院人才管理的理想境界,也是医院人才管理孜孜以求的目标。

四、医院人才管理的数字化转型

医院人才管理生态论、整体观,以及人才管理与治理双向促进,是数字化时代的压力使然,也将得益于医院人才管理数字化转型而成就之。唯有实现人—物—事的数字化感知,才能驱动人才管理的生态集成,推动医院人才管理与治理双向促进。

(一)实现人—物—事的数字化感知

数字化人力资源管理带来的最大贡献,是基于数字化精准选人、精益化用人、高效能开发人。基于数字化,不仅可以优化组织结构,压缩管理层级,合并组织职能,实现减员增效,优化业务岗位,还可以创新劳动组织方式与工作场景体验。数字化转型不仅仅是传统人事管理业务的信息化,而是以人为核心的,医院全资源、全流程、全角色的数字化感知与工作模式转变。图3-7展示了医院人才管理数字化转型规划,医院人才管理数字化转型是指利用数字化技术和信息化集成,实现医院业务与管理的深度融合、价值与事务的深度融合、人与资源的深度融合,真正实现人才管理生态的重塑,通过业务流,承载资源流,产生信息流,将医院的价值、生命的价值、人的价值融入事务、资源和医院战略目标,让医院人才管理真正全面、系统、集成、生态化地为医院赋能。

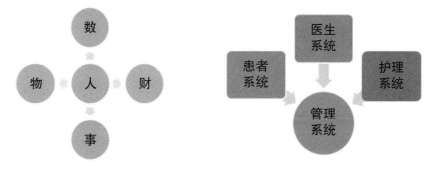

图3-7 医院人才数字化转型规划

(二)以数字化驱动人才管理的生态集成

一是利用大数据、人工智能等现代信息技术,建立有信息技术支持的有效管理实践,对人力资本、组织绩效、外部环境等相关数据进行描述和统计分析,为人力资源决策提供支持,提高人力资源管理工作的效率。依托多来源、多

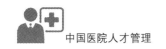

形态的数据资源,借助各类数据挖掘技术进行学习训练,形成符合组织特性的预测分析模型,为组织业务管理提供决策指导。

二是借助数字化手段,以人才发展的视角推进数据赋能人才管理。把每一个员工的职业生涯全生命周期数据和人才管理工具相结合,使人才发展与组织目标充分结合。在人才评价方面,数字化手段通过一套算法和模型,帮助管理者对员工形成一个比较客观的评价,从而避免以往人为评价的主观因素。

(三)数字化推进医院人才管理与治理双向促进

组织僵化的原因通常有以下几点:调整不及时,层级过多决策不及时,部门间信息沟通不及时。而数字化可以有效改善以上问题。大多数重复性工作可以通过一定的标准和流程来规范,从而让工作变得可控制、可衡量。此外,通过衡量指标,可以判断工作的好与坏。

若通过衡量指标发现工作存在问题,则可以根据具体影响来判别优先顺序,在有限的时间内,把精力先放到优先需要解决的问题上,这样可以最大化地实现敏捷管理。另外,数字化将传统的人力资源管理人员使用为主的信息系统直接转变成业务人员尤其是各级管理者使用的信息系统,相关人员可以根据实际情况定义可能需要的各种指标和数据以及数据管理模板,随时提取所需数据,查看专属界面和指标,从而带来人力资源管理的重大变革,使专业人员的人力资源管理变为业务领导的人力资源管理,有效地提升管理效率。

(张铁山)

第四章
人才管理的政策趋势

　　人的自由而全面发展是人才管理实践的理论指引，"中国之治"的价值密码。此视域下，深刻领会和把握马克思主义的人才观，面向人的生命健康，涵养人才生态，激发人才活力，加强卫生人才队伍建设，是人才管理的新方向。

随着中国进入改革开放的新阶段，"尊重知识、尊重人才"的国策逐渐明晰；随着中国加入世界贸易组织（WTO），融入全球治理与发展大局，"人才支持发展、人才优先发展"日益迫切。进入新时代，面临百年未有之大变局，"人才引领发展"进一步提升了人才强国战略的内涵，促进了人才强国、科教兴国、创新驱动发展战略协同。

在这一大背景下，尤其是"面向人民生命健康"的人才工作目标进一步激发了医疗卫生人才改革发展创新的实践。从"健康中国2030"战略、《中华人民共和国基本医疗卫生与健康促进法》的全面引领到对接人才强国战略的落地，医疗卫生人才发展规划引领人才队伍、人才制度、人才机制和人才工程全面推进，深入、全面、协调的改革举措进一步促进医疗卫生人才管理高质量发展。

医疗机构作为医疗卫生人才实践的核心阵地，聚焦人才使用机制、人才培养机制、人才评价机制和人才激励机制的实践框架行了广泛探索，初步形成了各自的人才管理体系和实践经验。

第一节　中国之治下的人才发展观

一、马克思主义人才观——劳动创造促进人的自由而全面发展

关于人类社会发展规律的深刻认识是马克思主义留给人类的宝贵财富。当代中国在马克思主义基本原理中国化的指导下实现了伟大的民族复兴，马克思主义关于人的自由而全面发展、劳动创造对人的自由而全面发展的价值、社会关系与人的自由而全面发展等方面的理论认识，对当代中国的人才战略发展提供了有力的思想理论支撑和实践指导。

马克思在《资本论》中指出，"资本主义生产发展了社会生产过程的技术和

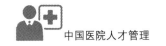

结合,只是由于它同时破坏了一切财富的源泉——土地和工人"(李忠良和李静红,2014)。资本主义生产方式在一定阶段创造了生产效率的奇迹,但破坏了人与自然的平衡,破坏了人的自由而全面发展。一部分人只是为了另一部分人而劳动,一部分人成为生产的工具。马克思主义基本原理中国化指导下的当代中国"发展为了人民、发展依靠人民、发展成果由人民共享""人人皆可成才,人人尽展其才"。因此,当代中国的人才战略、人才管理的最终目标是以人为本,实现人的自由而全面发展。

劳动是人之为人最基本的存在方式,人的本质在于人能够创造性地劳动,在劳动中,人创造了自己的社会属性。人在劳动中生存,在劳动中成为自己。人通过劳动形成人与人的社会关系、人与自然的生态关系,建立人的生产和人对自然的生产。人是生产的主体,生产的主要目的是满足人类自身的需求。人才是具有一定的专业知识或专门技能,进行创造性劳动并对社会做出贡献的人。人才是促进生产力发展的关键力量,让人才发挥其应有作用,能够最终通过人才作用的发挥实现人民利益。

社会关系的改革与调整是促进人的自由而全面发展、促进人的利益实现的社会环境。其社会制度安排、管理体制设计、体制机制创新、方法路径规划等方面的国家治理、社会管理、组织管理、人才管理,为人的自由而全面发展、人才效能发挥、劳动价值实现、社会价值提升创造了环境。人才战略的发展演变、人才法律制度环境的优化、人才管理体制机制的改革、人才管理方法的创新将纳入国家治理体系和治理能力框架。

二、人才强国战略的演进发展

党的十九届五中全会明确了到 2035 年我国进入创新型国家前列、建成人才强国的战略目标。做好新时代人才工作,必须坚持党管人才,坚持面向世界科技前沿、面向经济主战场、面向国家重大需求、面向人民生命健康,深入实施新时代人才强国战略,全方位培养、引进、用好人才,加快建设世界重要人才中心和创新高地,为 2035 年基本实现社会主义现代化提供人才支撑,为 2050 年全面建设社会主义现代化强国打好人才基础。

(一)改革开放确定了"尊重知识、尊重人才"的国策

人才强国战略的提出与演进,是当代中国,尤其是改革开放后中国经济社会发展实践中对人才战略地位的不断认识和深化的结果。改革开放之初,党和国家的工作重心转移到社会主义现代化建设上来,经济社会发展凸显了所需人

才的短缺,人才的瓶颈和人才管理的问题日益突出。1978 年 12 月,党的十一届三中全会确立了"尊重知识、尊重人才"的国策,大批知识分子和各类人才投入国家经济社会建设的主战场。围绕人才队伍建设,党中央又确定了干部队伍建设"革命化、年轻化、知识化、专业化"的四化方针,全面落实知识分子政策,先后恢复高考招生制度、职称制度、院士制度,建立了博士后培养、享受国务院政府特殊津贴专家、有突出贡献的中青年专家、"百千万人才工程"选拔制度,为推进经济建设和改革开放提供了强有力的人才保障。

(二)进入 21 世纪,提出"制定和实施人才战略"

2000 年,中央经济工作会议首次提出,要制定和实施人才战略。同年,党的十五届五中全会提出,要把培养、吸引和用好人才作为一项重大的战略任务切实抓好,努力建设一支宏大的、高素质的人才队伍。2001 年发布的《中华人民共和国国民经济和社会发展第十个五年计划纲要》则专章提出"实施人才战略"。这是中国首次将人才战略确立为国家战略,将其纳入经济社会发展的总体规划和布局之中,使之成为其中一个重要组成部分。

(三)加入 WTO 后提出"实施人才强国战略"

2002 年,面对中国加入 WTO 后的新形势,即直面经济全球化和综合国力竞争,为保证中国特色社会主义事业健康发展,中共中央办公厅、国务院办公厅印发了《2002—2005 年全国人才队伍建设规划纲要》,提出深刻认识实施"人才强国"战略,对新时期中国人才队伍建设进行了总体谋划,明确了当前和今后一个时期中国人才队伍建设的指导方针、目标任务和主要政策措施。该纲要可以说是对此前提出的国家人才战略的深化和系统展开。

(四)人才强国战略纳入三大基本战略

2003 年 12 月,中共中央首次召开中央人才工作会议,下发了《中共中央 国务院关于进一步加强人才工作的决定》,突出强调了实施人才强国战略是党和国家一项重大而紧迫的任务,并进一步明确了新世纪新阶段中国人才工作的重要意义,全面部署了人才工作的根本任务,制定了一系列有关方针政策。2007 年,人才强国战略作为发展中国特色社会主义的三大基本战略之一,写进了中国共产党章程和党的十七大报告。由此,人才强国战略与科技兴国战略、创新驱动发展战略的实施进入了全面推进的新阶段。

(五)从人才"支撑"发展到"优先"发展再到"引领"发展

对于科教兴国、人才强国、创新驱动发展三大基本战略,人才强国是核心与重点,科教是人才培养的土壤,人才是创新的第一资源。从首次中央人才工作会议强调人才对发展的支撑作用,到 2010 年第二次全国人才工作会议召开,《国家中长期人才发展规划纲要(2010—2020 年)》颁布,确立在经济社会发展中人才优先发展的战略布局,并启动了世界上最大规模的人才开发活动。2012 年,党的十八大再次强调,加快确立人才优先发展战略布局,推动我国由人才大国迈向人才强国。2016 年,中共中央印发《关于深化人才发展体制机制改革的意见》,打响了进入人才发展体制机制改革深水区的攻坚战役。2017 年,在党的十九大报告中,党中央做出人才是实现民族振兴、赢得国际竞争主动的战略资源的重大判断,提出要聚天下英才而用之,加快建设人才强国。2018 年,在全国组织工作会议上,习近平总书记明确指出,要加快实施人才强国战略,确立人才引领发展的战略地位,努力建设一支矢志爱国奉献、勇于创新创造的优秀人才队伍。我国阶段性人才强国战略由人才优先发展转入人才引领发展的新阶段。2021 年,第三次中央人才工作会议召开,指出坚持人才引领发展的战略地位,提出了"加快建设世界重要人才中心和创新高地"的战略目标,"让事业激励人才,让人才成就事业"。创新驱动本质上是人才驱动,立足新发展阶段、贯彻新发展理念、构建新发展格局、推动高质量发展,必须把人才资源开发放在最优先位置,大力建设战略人才力量,着力夯实创新发展人才基础。人才强国战略演进历史重要节点具体如表 4-1 所示。

表 4-1　人才强国战略演进历史重要节点

时间	标志事件/文件	关键表述
1978 年	党的十一届三中全会	尊重知识、尊重人才
2000 年	中央经济工作会议	要制定和实施人才战略
2002 年	中共中央办公厅、国务院办公厅印发《2002—2005 年全国人才队伍建设规划纲要》	深刻认识实施"人才强国"战略
2003 年	首次中央人才工作会议《中共中央 国务院关于进一步加强人才工作的决定》	实施人才强国战略是党和国家一项重大而紧迫的任务
2007 年	中国共产党章程和党的十七大报告	更好实施科教兴国战略、人才强国战略
2010 年	第二次全国人才工作会议《国家中长期人才发展规划纲要(2010—2020 年)》	确立在经济社会发展中人才优先发展的战略布局

（续表）

时间	标志事件/文件	关键表述
2016 年	中共中央印发《关于深化人才发展体制机制改革的意见》	实现"两个一百年"奋斗目标,必须深化人才发展体制机制改革,加快建设人才强国,最大限度激发人才创新创造创业活力
2018 年	全国组织工作会议	习近平总书记明确指出,要加快实施人才强国战略,确立人才引领发展的战略地位,努力建设一支矢志爱国奉献、勇于创新创造的优秀人才队伍
2021 年	第三次中央人才工作会议	坚持人才引领发展的战略地位,提出了"加快建设世界重要人才中心和创新高地"的重要战略目标,"让事业激励人才,让人才成就事业"

三、"面向人民生命健康"的人才工作目标激活医疗卫生人才管理

在 2021 年中央人才工作会议上,习近平总书记强调,坚持面向世界科技前沿、面向经济主战场、面向国家重大需求、面向人民生命健康,深入实施新时代人才强国战略,全方位培养、引进、用好人才,加快建设世界重要人才中心和创新高地。"四个面向"是人才发展的根本目标和价值追求。面向人民生命健康的人才工作目标方向引领和激励着当代中国医疗卫生人才发展战略规划。提升人的生活品质、让人的生活更美好,离不开科技的支撑。人是科技工作的主体,也是科技工作服务的对象。科技工作如果离开了对人的关照、背离了对人民生命健康的关照,那么将失去存在的意义。

科技面向人民生命健康,就是坚持人民至上、生命至上,这体现了对生命的尊重和对人民的关怀,折射出科技工作的人文关照和价值选择。人才工作面向人民生命健康,体现了中国共产党的人民观、历史观、执政观。在中国特色社会主义进入新时代的历史背景下,我国社会主要矛盾已经转化为人民日益增长的美好生活需要和不平衡不充分的发展之间的矛盾,人民生命健康是满足美好生活需要的底线要求和根本保障。面向人民生命健康,要求广大科技工作者以胸怀天下的家国情怀、济世安民的理想信念、护佑生灵的生命意识,做人民生命安全和身体健康的忠诚卫士,不断提升人民生活品质,将造福于民的科学精神和科学品质融入满足人民日益增长的美好生活需要的光辉事业之中,实现科学应有的社会价值。

（张铁山）

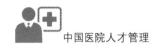

第二节　繁荣人才生态共创行业新价值

致天下之治者在人才。人才不仅是衡量一个国家综合国力的重要指标,还是维系行业发展的重要齿轮。因此,加快构建与新时代相适应的人才治理体系和发展制度是实现高质量发展的重要抓手,尤其是关乎人民生命健康的医疗卫生专业技术人才在使用、培养、激励等方面的体制、机制和制度的设计就显得格外重要。

水积而鱼聚,木茂而鸟集。唯有制定良好的人才发展规划、管理政策和服务保障制度,才能营造识才、爱才、敬才、用才的良好环境。具体措施包括积极营造尊重人才、求贤若渴的社会环境,公正平等、竞争择优的制度环境,待遇适当、保障有力的生活环境,为人才心无旁骛地钻研业务创造良好的条件,营造鼓励大胆创新、勇于创新、包容创新的人才成长良好氛围与生态环境,尽最大努力使新时代人才治理体系既有"高度"又有"温度"。

一、战略引领医疗卫生人才发展

深入实施人才强国战略,将面向人民生命健康作为人才工作四个面向目标之一,统筹引领医疗卫生人才发展融入国家发展全局,将面向人民生命健康的医疗卫生人才发展置于更高的视域来推进发展,将促进人民生命健康,从保护和发展生产力的角度与高度来推进医疗卫生人才发展。

《"健康中国2030"规划纲要》将卫生人力资源建设作为纲要实施的重要保障,重点对全方位人才培养进行了规划,强调加强医教协同,建立完善医学人才培养供需平衡机制,创新人才使用评价激励机制,落实医疗卫生机构用人自主权,建立符合医疗卫生行业特点的人事薪酬制度。

《中华人民共和国基本医疗卫生与健康促进法》从法律制度建设角度,将医疗卫生人员的岗位职责、职业精神、荣誉建设、能力培养、激励机制、流动机制等方面的内容纳入法律框架,为医疗卫生人才发展提供了法律保障。法律规定,国家制定医疗卫生人员培养规划,建立适应行业特点和社会需求的医疗卫生人员培养机制和供需平衡机制,完善医学院校教育、毕业后教育和继续教育体系,建立健全住院医师、专科医师规范化培训制度,建立规模适宜、结构合理、分布均衡的医疗卫生队伍。国家加强全科医生的培养和使用。全科医生主要提供常见病、多发病的诊疗和转诊、预防、保健、康复,以及慢性病管理、健康管理等服务。国家建立健全符合医疗卫生行业特点的人事、薪酬、奖励制度,体现医疗卫生人员职业特点和技术劳动价值等。

二、规划推动医疗卫生人才战略实施

（一）我国医疗卫生行业人才发展的总体目标

唯有遵照新时代医疗卫生工作方针,牢固树立科学人才观,深入实施人才优先发展战略,适应深化医药卫生体制改革、调整完善生育政策和振兴发展中医药战略要求,遵循医疗卫生人才发展规律,激发人才活力,构建科学规范、开放包容、运行高效的医疗卫生人才治理体系,方能为健康中国建设提供有力的人才保证。

我国医疗卫生行业人才发展的总体目标是提高人才素质、优化人才结构、创新人才政策、健全体制机制,以及使医疗卫生人才数量、质量、结构、分布适应我国经济社会发展和人民生命健康需求。

（二）我国医疗卫生行业人才发展的指导思想

国家发展靠人才,民族振兴靠人才。当前,我国进入了全面建设社会主义现代化国家、向第二个百年奋斗目标进军、实现中华民族伟大复兴的新征程。没有全民健康,就没有全面小康。要把人民健康放在优先发展的战略地位,创新体制机制,努力构建适应新时代我国医疗卫生事业发展要求的人才治理体系,构建以健康为中心、医防康养一体、全方位全生命周期、优质高效的整合型医疗卫生服务体系,加快推进健康中国建设,为实现中华民族伟大复兴的中国梦打下坚实的健康基础。

医疗卫生事业发展的关键在于医疗卫生人才,其是健康中国建设的重要支撑,而医疗卫生人才的成长和发展依赖于优良的人才治理体系。医疗卫生人才治理体系的构建必须面向健康中国建设,面向医疗卫生事业改革发展重大需求,以保障人民生命健康、促进医疗卫生产业发展为目的,遵循医疗卫生事业发展规律,加快构建体现中国特色和符合医疗卫生行业特点的医疗卫生人才治理体系,以引领和支撑"健康中国2030"目标的实现。

以体系构建为目标。创新医疗卫生人才发展机制体制,努力构建体现中国特色和符合医疗卫生行业特点的医疗卫生人才治理体系,以人为本,采取多种方式和措施,激发创新人才活力,调动医疗卫生人才的积极性。

强化政策支持和统筹。遵循医疗卫生人才成长发展规律,制定符合新时

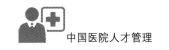

期、科学的医疗卫生人才发展规划、管理政策和服务保障制度,营造识才、爱才、敬才、用才的良好环境,尊重人才、求贤若渴的社会环境,公正平等、竞争择优的制度环境,待遇适当、保障有力的生活环境,充分调动医疗卫生人才的积极性,为人才心无旁骛地钻研业务创造良好的条件,营造鼓励大胆创新、勇于创新、包容创新的良好氛围,推进医疗卫生人才高质量发展。

坚持人民生命健康需求导向。坚持以人民生命健康需求为导向,围绕健康中国建设和深化医改需求,将全方位、全周期保障人民生命健康作为出发点和落脚点,立足解决保障人民生命健康、促进医疗卫生事业发展的关键人才紧缺的问题。以全科医生、精神科、儿科、产科、康复、护理、院前急救、管理等为重点,补齐紧缺人才的短板,尤其是加速基层医疗卫生人才和公共医疗卫生人才队伍及能力的建设。

落实人才引领发展战略。加快确立人才引领发展战略地位,将人才作为科技创新的第一资源,落实人才优先发展战略。人才发展要从重规模、重素质、重数量向重水平、重能力、重贡献转变,改革人才培养使用机制,注重强化激励机制,充分体现智力劳动价值,着力激发和调动科技创新人才的活力和潜能。

(三)我国医疗卫生人才发展的战略规划

以健康中国建设为目标,以构建中国特色的整合型医疗卫生服务体系为契机和抓手,注重医疗卫生人才发展的体制、机制和政策创新,营造医疗卫生人才发展的良好环境。系统、全面地进行医疗卫生人才盘点,科学统筹人才资源,优化人才专业结构,聚焦突出问题和明显短板,注重基层全科医生、公共卫生等急需、紧缺人才队伍建设,更加注重一流创新人才的培养,提高医疗卫生人才的科学创新与健康服务能力和水平,促进医疗卫生人才与我国医疗卫生事业需求和发展相适应。

1. 着力加强五支队伍建设

一是强化基层医疗卫生人才队伍建设。以提高基层医疗卫生人员的专业素质和技术水平为重点,建立一支适应基本医疗卫生制度需要的基层医疗卫生人才队伍。

二是加强公共卫生人才队伍建设。强化公共卫生的政府职责,按照逐步实现公共卫生服务均等化的需要,以培养疾病预防控制、卫生监督、健康教育、精神卫生、妇幼保健、应急救治、采供血等专业人员为重点,大力加强公共卫生人才队伍建设。

三是大力开发医疗卫生急需、紧缺的专门人才资源。根据我国医药卫生体制改革和医疗卫生事业发展的迫切需求,有重点地分步培养医疗卫生急需的护理、药师、卫生应急、卫生监督、精神卫生、儿科医师等紧缺专门人才。

四是加强高层次医疗卫生人才队伍建设。以提升医学创新能力和医疗卫生技术水平为核心,造就一批具有国际竞争力的医学杰出人才,培养一批高技能专业技术骨干人才。

五是统筹推进其他各类医疗卫生人才队伍建设,适应新时期经济社会发展和医学模式转变的需求,优化我国医疗卫生人才的知识结构和专业结构,统筹兼顾,推进各类医疗卫生人才队伍协调发展。

2. 推动五项基本制度建设

一是建立住院医师规范化培训制度。建立并逐步完善住院医师规范化培训制度,对培训对象、培训基地、培训模式、培训内容、培训考核和保障措施等环节实施规范化管理。

二是建立全科医师制度。建立符合我国国情的全科医师制度,为我国城乡居民提供从预防保健、诊断治疗、康复到健康管理的全方位基本医疗卫生服务。

三是建立公共卫生专业人员管理制度。坚持预防为主、防治结合,落实政府公共卫生政策,促进实现城乡居民基本公共卫生服务均等化,建立健全具有中国特色的公共卫生专业人员管理制度。

四是完善村级卫生人员管理制度。明确村级卫生人员工作职责和业务素质要求,鼓励有条件的地方逐步实行村卫生室由政府或集体举办,实行乡村一体化管理。

五是建立卫生管理人员职业化制度。明确卫生管理人员的知识结构、管理技能、综合素质等要求,建立卫生管理人员培训制度。

3. 创新五项人才发展机制

一是强化医疗卫生人才投入机制。建立以政府为主导的医疗卫生人才投入机制,优先保证对人才发展的投入,为医疗卫生人才发展提供必要的经费保障。

二是创新医疗卫生人才培养开发机制。建立和完善部门间沟通协调机制,根据需求动态调控医疗卫生人才培养规模,完善急需紧缺医疗卫生专门人才的专业设置。

三是创新医疗卫生人才使用评价机制。遵循医疗卫生事业发展规律,按照医疗卫生事业单位发挥公益作用及履行机构职责的要求,建立人员编制动态管理机制。

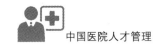

四是创新医疗卫生人才流动配置机制。加强政府对医疗卫生人才流动的政策引导,推动医疗卫生人才向基层流动,加大西部地区人才培养与引进力度等。

五是创新医疗卫生人才激励保障机制。深化收入分配制度改革,建立以服务质量、服务数量和服务对象满意度为核心,以岗位职责和绩效为基础的考核与激励机制。

4.实施五大人才发展工程

一是基层医疗卫生人才支持计划,着重扩大基层医疗卫生人才队伍规模,提升其服务能力和技术水平。

二是医学杰出骨干人才推进计划,支持培养、引进高水平临床人才、研发人才和复合型管理人才。

三是紧缺专门人才开发工程,针对新时期发展的迫切需求,通过对现有人才的专业培训,开发医疗卫生急需紧缺专门人才。

四是中医药传承与创新人才工程,加强基层中医药人才队伍建设。

五是医师规范化培训工程。通过委托培养、定向培养和培训基地招收等招录方式,对将从事临床医疗工作的医学毕业生进行住院医师规范化培训,培养合格的临床医师;通过委托培养和定向培养,对医学毕业生、在岗工作人员进行公共卫生医师规范化培训;加强培训基地建设和师资管理,逐步完善培训模式和培训制度。

三、改革促进医疗卫生人才高质量发展

医院是服务于人的生命健康的行业,是科学与艺术、工业与社会深度融合的崇高组织,无论是"生理—心理—社会"医学模式,还是人民至上、生命至上的服务理念,人的价值都是第一位的。唯有秉承人民至上、生命至上的健康服务理念,改革人事管理和薪酬分配制度,健全医务人员培养和评价机制,方能激发公立医院高质量发展新动力。

(一)深化人才发展体制机制改革

党的十八大以来,国家在改革人才培养、使用、评价、服务、支持、激励等机制方面下大力气,取得了积极成效。但与此同时,人才发展体制机制改革"破"得不够,"立"得也不够,既有中国特色又有国际竞争比较优势的人才发展体制机制还未真正建立。国家要坚持问题导向,着力解决多年困扰、反映强烈的突出问题。

充分向用人主体授权。人才怎样用好,用人主体最有发言权。当务之急是根据需要和实际向用人主体充分授权,真授、授到位。行政部门应该下放的权力都要下放,用人主体可以自己决定的事情都应该由用人主体决定,发挥用人主体在人才培养、引进、使用中的积极作用。用人主体要发挥主观能动性,提高服务意识和保障能力,建立有效的自我约束和外部监督机制,确保下放的权限接得住、用得好。此外,用人主体要切实履行好主体责任,对滥用授权、履责不到位的要问责。

积极为人才松绑。长期以来,一些部门和单位习惯把人才管住,许多政策措施还是着眼于管,而在服务、支持、激励等方面措施不多、方法不灵。要遵循人才成长规律和科研规律,进一步破除"官本位"、行政化的传统思维,不能简单套用行政管理的办法对待科研工作,不能像管行政干部那样管医疗卫生科研人才。要完善人才管理制度,做到以人才为本、信任人才、尊重人才、善待人才、包容人才。要赋予医疗卫生科研人才更大技术路线决定权、更大经费支配权、更大资源调度权,放手让他们把才华和能量充分地释放出来。同时,要建立健全责任制和"军令状"制度,确保科研项目取得成效。要深化科研经费管理改革,落实让经费为人的创造性活动服务的理念。要改革科研项目管理,优化整合人才计划,让人才静心做学问、搞研究,多出成果、出好成果。

完善人才评价体系。我国人才发展体制机制存在的一个突出问题是人才评价体系不合理,"四唯"(唯论文、唯职称、唯学历、唯奖项)现象仍然严重,人才"帽子"满天飞,滋长急功近利、浮躁浮夸等不良风气。要加快建立以创新价值、能力、贡献为导向的人才评价体系,基础前沿研究评价突出原创导向,社会公益性研究评价突出需求导向,应用技术开发和成果转化评价突出市场导向,形成并实施有利于科研人才潜心研究和创新的评价体系。要继续采取措施为"帽子热"降温,避免简单以学术头衔、人才称号确定薪酬待遇、配置学术资源的倾向。要面向国家战略需求推进院士制度改革,更好地发挥广大院士在科研攻关、战略咨询、学科发展和人才培养中的作用。

(二)建立完善的现代医院管理制度

党管干部,党管人才。要充分发挥党管人才体制的优势,各级党委一定要高度重视党管人才工作,把党管人才与党管干部放在同等重要的位置上。

医院要全面贯彻落实公立医院党委领导下的院长负责制,健全和完善党委统一领导,组织部门牵头抓总,有关部门各司其职、密切配合,社会力量广泛参与的人才工作格局,形成上下贯通、配套联动的人才工作体系。要坚持把公立

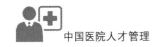

医院党的建设(尤其是干部和人才工作)与现代医院管理制度建设和业务工作紧密结合,实施党政融合,同步规划,同步推进。

要加快建立符合新时代要求的公立医院人才管理制度,化解"行政化""论资排辈""官本位"等掣肘的关键问题。我国公立医院聚集了相当大比重的优秀专业技术人才,但目前公立医院的人事工作不能适应和满足新时期现代医院管理和医疗卫生事业发展的需求。我国事业单位特别是公立医院的人才管理制度虽历经多次改革,但仍较为僵化,主要表现在"行政化""论资排辈""官本位"等问题还较为突出,不同程度地存在激励保障不足,"优才难冒头,庸才难退出"的状况。具体来说,就是在收入分配、职称评定、岗位调整、编制管理、经费使用等方面的制度安排仍不适应新时期医疗卫生事业发展的需求;行政级别、编制职数、工资总额等仍然束缚着专业人才发展,还存在分配平均主义、"天花板"和"大锅饭"等问题。

传统的计划式、行政化、重数量的人才管理方式必须改变,要以适当方式将"行政本位""官本位"转换为"人才本位",努力形成符合医疗卫生事业发展规律的法人治理结构。要进一步深化改革公立医院"行政化"管理体制与机制,加快推进政府简政放权,推动由政府计划式治理、统筹式治理过渡到党管人才框架下的跨部门协同治理,增强党管人才战略协同治理能力,通过政府、市场和社会的合理职责划分,为各类人才自由竞争、优胜劣汰提供空间。在职称评定及人才遴选中,要进一步完善不唯学历、不唯资历、不唯年龄、不拘一格的人才选拔机制,促进公立医院在发展压力传导下建立更加开放民主、公平公正、公开清明的专业技术人才发展环境,让更多的人才在干事创业和价值创造中脱颖而出。要建立高层次、急需紧缺人才优先落户制度,完善社会保险关系转移续接办法,为人才流动提供便利条件;加大对基层医疗卫生、公共医疗卫生等急需紧缺人才的扶持力度。

(三)以人才技术为主的高质量发展

公立医院要想实现高质量快速发展,就一定要勇于改革创新,唯有创新才是快速驱动高质量发展的新引擎。要继续深化公立医院人才管理制度改革,勇于改革创新,围绕放权、搞活,聚焦人才集聚、选拔、使用、培养、评价、激励等关键环节,进一步破除深层次医疗卫生人才发展体制、机制、制度障碍,加快推进医疗卫生行业人才工作法治化进程,大力弥补医疗卫生人才发展管理法治体系建设的短板。要坚持在改革中释放制度新红利,在改革中激发创新新动力,在创新中打造发展新引擎,激发人才活力,促进人才与学科、人才与医院协同发展,推动医院高质量快速发展。

加快建立新时期医院人才管理体系和制度。医院党委牵头和人事部门负责,以医院功能定位和医院发展战略为依据,尽快构建与新时期相适应、符合医疗卫生事业发展需求的医院人才管理体系,创新、改革、完善医院人才的遴选、使用、培养、评价、激励、退出以及服务保障等人才管理机制和制度建设。要对全院人员进行系统、全面的梳理与研究,制定与医院功能定位和发展战略相适应的人才发展规划。创新公立医院编制管理方式,开展公立医院编制管理改革试点,积极探索编制外聘用合同制、劳务派遣制等用人方式,真正落实公立医院用人自主权。充分发挥医院用人主体在人才培养、引进和使用中的主导作用,提升用人主体在人才选拔聘用、职称评定及考核评价等方面的自主性。改进医疗卫生人才考核评价方式,根据人才类型的不同,遵循医疗卫生行业创新活动特点,以质量、贡献、绩效为导向,建立分类评价制度,科学评价业绩和社会价值,为人才发展提供便利条件。

大力培养和引进高层次战略发展领军人才。目前,我国公立医院普遍存在重使用轻培养、现抓现用、战略性人才储备不够,尤其是高层次战略发展领军人才严重不足的状况。要以医院发展战略为依据,大力引进和培养一批优秀管理人才、学科带头人、首席专家等高层次战略发展领军人才,驱动医院高质量快速发展。要拓宽视野,构建"聚天下英才而用之"的有力支撑体系,加大对高精尖人才、优秀人才、急需紧缺人才、特殊人才等不同类型的高层次战略发展领军人才的培育和引进力度,实行特殊政策对高层次战略发展领军人才给予全方位的支持和扶持。可以医院优势学科为平台,采取核心人才带动团队/梯队整体发展等方式,推动高层次战略发展领军人才的快速成长;也可开辟专门渠道,实现高层次战略发展领军人才的精准引进,广泛吸引海外留学和海外高层次人才回国(来华)从事医疗卫生事业,积极实施高层次战略发展领军人才培养和引进计划。

着力打造和培育创新专家型人才。进一步抓牢落实毕业后和继续教育工作,着力打造和培育创新专家型人才。将科研课题项目与人才培养工程项目相衔接,以项目为平台与载体,创新人才培养模式,实施创新青年英才培养工程。进一步加大对优秀青年人才尤其是 40 岁以下人才的资助和扶持力度,积极发现、引导、支持并培育有创新潜力的青年人才,使其逐渐成长为创新专家型人才。鼓励团队协作,采取核心人才带动团队/梯队整体发展等方式,培养一批目标明确、结构合理、核心竞争力突出的创新骨干团队,着力打造和培育一批创新

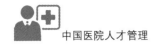

专家型人才。

培养造就一批专业化和职业化的服务创新管理队伍。目前,我国公立医院专业化和职业化管理人才不足,要把公立医院管理人才培养、使用和激励纳入医院人才队伍建设总体规划,通过多种途径培养造就一批医疗卫生领域专业化和职业化的管理队伍。进一步加大对管理人才的培训和培养力度,对具有医学教育背景且具备管理潜力的人员进行管理专业化、职业化系统培训,造就一批具有国际视野和战略思维,具备较强医疗卫生政策研究、综合协调和组织实施能力的公立医院管理人才。努力创造条件,为医院管理人才提供发展空间,造就一批富有创新精神和服务意识、具备较强管理能力的专业化、职业化管理人才,不断提高医院管理水平和服务能力。

探索建立完善、科学、合理的激励机制。进一步改革与完善人事薪酬制度和人事分配制度等激励机制,建立健全以增加知识价值为导向、与岗位职责目标相统一、优劳优得的收入分配制度和稳定增长机制。充分考虑医疗卫生行业培养周期长、职业风险高、技术难度大、责任担当重等情况,从提升薪酬待遇、发展空间、执业环境、社会地位等方面入手,调动广大医务人员的积极性、主动性、创造性,加大对人才的激励力度,建立完善、科学、合理的激励机制。在人事薪酬制度方面,建立符合医疗卫生行业特点的人事薪酬制度,着力体现医务人员脑力技术性劳务价值,优化医务人员职业发展环境。健全基层及急需紧缺人才激励与约束机制,内部分配向关键岗位、业务骨干和做出突出成绩的工作人员倾斜。允许医疗卫生机构突破现行事业单位工资调控水平,允许医疗服务收入扣除成本并按规定提取各项基金后主要用于人员奖励,同时实现同岗同薪同待遇,激发广大医务人员活力。探索高层次医疗卫生人才年薪制等分配办法,允许临床专家型人才依法依规适度兼职兼薪,释放人才活力。在人事分配制度方面,如何最大限度地激发人才的工作热情与积极性?最大限度地挖掘其内在潜力?这是医院管理者最关注的问题,也是必须面对的问题。绩效管理为解决问题提供了一个科学客观、公平合理、行之有效的管理工具。医院应以绩效管理为抓手,创新激励机制,绩效导向激励人才成长,激发人才的工作热情,深挖人才潜力,培育优势学科和专科,提升医院核心竞争力,推动医院高质量可持续发展,落实健康中国发展战略,为百姓提供优质、高效的医疗服务。医疗卫生行业人才管理相关政策具体如表4-2所示。

表 4-2 医疗卫生行业人才管理相关政策

时间	标志事件/文件	主要政策内容
2009 年	《中共中央 国务院关于深化医药卫生体制改革的意见》	改革人事制度,完善分配激励机制。建立可持续发展的医药卫生科技创新机制和人才保障机制
2011 年	《医药卫生中长期人才发展规划(2011—2020 年)》	加强医药卫生人才队伍建设 完善制度,创新机制 重大工程:基层医疗卫生人才支持计划,医学杰出骨干人才推进计划,紧缺专门人才开发工程,中医药传承与创新人才工程,医师规范化培训工程
2016 年	《"健康中国 2030"规划纲要》	加强健康人力资源建设
2017 年	《国务院办公厅关于建立现代医院管理制度的指导意见》	健全人力资源管理制度 健全绩效考核制度 健全人才培养培训管理制度
2019 年	《中华人民共和国基本医疗卫生与健康促进法》	医疗卫生人员的人身安全、人格尊严不受侵犯,其合法权益受法律保护
2021 年	《国务院办公厅关于推动公立医院高质量发展的意见》	以建立健全现代医院管理制度为目标……资源配置从注重物质要素转向更加注重人才技术要素。激活公立医院高质量发展新动力,改革人事管理制度,改革薪酬分配制度,健全医务人员培养评价制度
2021 年	《关于深化公立医院薪酬制度改革的指导意见》	落实"两个允许"要求,完善公立医院薪酬水平决定机制。充分落实医院内部分配自主权。建立主要体现岗位职责的薪酬体系。合理确定内部薪酬结构。建立健全公立医院负责人薪酬激励约束机制。健全以公益性为导向的考核评价机制

(刘永东)

第三节 现阶段我国人才管理地方实践

对于医院人才管理来讲,人才使用、评价、培养、激励是各级各类医院人才管理的核心主题。事实也证明,医院只有重视人才的持续配给保障,才能做到未雨绸缪,确保医院的持续发展与核心竞争力的提升。医院的人才管理实践框

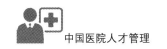

架通常也由人才使用机制、人才评价机制、人才培养机制、人才激励机制组成。各级各类医院都在地方人才政策制度的支持下,以人才管理为出发点,以构建科学、合理、阶梯式的人才队伍为落脚点,从以上四个方面进行了初步探索,力求形成各自的人才管理体系。

一、人才使用——筑巢引凤,广纳良才

(一)建立品牌,吸引人才

所谓有效的人才使用,即使用合适的人使组织高质量运转。随着新时代的到来,人才的重要性日益凸显,这使医院能否吸引到、拥有合适的人才变得至关重要。人员配置流程始于招聘流程,这一流程的设计与运作要以能够吸引到与组织战略相匹配的人才为目标,并能够帮助新入职的员工快速成长为高效员工。要实现这一点,医院需要具备一套整合的招聘、甄选及入职流程,能够吸引、保留执行医院战略所需要的人才,并激发这些人才的积极性。

同样,医院需要建立一套能够吸引并保留合适人才的人才管理体系,最重要的一步就是创建自己的品牌。医院需要基于自己的社会声望、知名度及人才市场的供求情况创建自己的品牌,并建立一套招聘流程,以吸引并保留能够帮助自身有效运作的人才。

医院在制定战略时,很重要的一点就是要考虑如何建立一个能够吸引合适人才的品牌和环境,如果战略无法吸引到能够执行这些战略的人才,那么这样的战略最终将会失败。对于地方医疗机构而言也是如此,如果不能形成吸引合适的卫生专业技术人员的政策环境,那么将无法吸引到合适的人才,对地方医疗机构的发展将影响深远。

(二)制度创新,政策扶持

为了提高地方医疗机构对人才的吸引力,帮助其招聘到合适、优秀的人才,各地方政府和管理部门也在政策上给予了充分的支持。

1. 开通名校人才直通车服务通道

为了帮助本地区医疗机构招聘到名校毕业生,行业主管部门省市联动实施"名校人才直通车"项目,为用人单位引进名校毕业生搭建直通平台。用人单位根据自身需求,在人才直通车网上发布招聘信息即可,从而为用人单位提供便利。

2. 引进博士、博士后人员的支持政策

一些地区制定了高学历人才的支持政策,其中包括面向博士、博士后人员的补助政策。对于毕业于全球排名前200或自然指数前100的高校和科研院所的博士、博士后并且来本地区医疗机构工作,签订一定时长劳动(聘用)合同的,从财政层面上给予一定数额的补助,按照属地原则进行发放,鼓励各主管部门结合本地实际制定落实降低高校毕业生生活成本的措施。

除以上资金支持外,部分地方政府为帮助本地区医疗机构引进优秀人才,还出台了相应的服务保障政策。例如,面向博士提供配偶安置政策,配偶为机关事业单位在编在岗人员的,协调在现有空编或人员控制总量内妥善安置;为企业人员的,协调相关企业安置;暂时无法安排的,按所在县、市、区相应的工资标准发放一定时长的生活补贴。

3. 选调优秀高校毕业生的支持政策

从政府层面上,向国内知名高校组织专额定向选调,实行"一站式录用"等政策。对于因岗位数量限制未被录取为定向选调生的,采取支持性、便利性措施吸引到省内企事业单位工作。为不同学历层次的定向选调生发放一定数额、一定时长的生活补助,缓解他们刚毕业面临的经济压力。

(三) 创新机制,人才共享

目前,优秀人才短缺是医院发展的主要瓶颈,由于医院规模扩张和医务人员更替,各级医院医务人员尤其是能够独当一面的业务骨干及学科带头人严重缺乏,一些医院的医务人员长期加班加点,工作严重超负荷,部分医院的主任级知名专家甚至到了身心俱疲的状态。这样的现象不仅仅存在于我国的医院,根据相关文献回顾,在欧美等发达国家,医务人员也被认为是非常短缺的人力资源(张英,2017)。

不为所有,但为所用。大多数医院管理者、实践者基本上都会提到要大力引进人才,如果医院都想引进优秀人才,那么优秀人才从何而来?人才的总量是有限的,而优秀医学人才的成长是一个非常漫长的过程,在医院未来的发展中,优秀人才短缺仍是制约医院发展的主要瓶颈。医院管理者除要考虑引进优秀人才,全职为医院服务以外,更要考虑在医院内部现有人才总量一定的情况下,如何通过灵活的方式吸引人才为我所用。

柔性引进就是一种灵活的用人方式,柔性引进是指各类医疗主体在不改变待引进人才原来的人事、档案、户籍、社保等关系的前提下,通过顾问指导、挂职、兼职、技术咨询、退休特聘、项目合作、联合研发等灵活多样的方式,吸引人才为我所用。

柔性引进对于医院人才培养、学科规则与建设、临床和科研实力提升具有

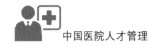

重要意义。

二、人才评价——甄选用才，自主管理

(一)伯乐相马，甄选用才

人才甄选是组织成功的一个越来越重要的决定性因素。对于许多组织来说，人才甄选是组织做出的最重要的决策，常常会给组织带来高昂的成本以及在时间和分析方面的重大投资。人才甄选决策很重要，这一观点本身并不新鲜，新鲜之处在于随着人力资本对组织效能的决定性作用越来越大，人才甄选决策也变得越来越重要。另外，组织在做出人才甄选决策时可以运用的技术手段发生了变化，甄选流程也需要被改造以适应新的工作场所与新的劳动力需求。如何做到有效甄选人才？甄选流程需要与吸引人才流程进行细致的整合。实际上，甄选流程在许多方面是吸引人才流程的延续，因为这一环节在候选人决定是否接受一份工作时扮演着关键的角色：在甄选环节，甄选者会向候选人大量谈及组织的主张及其运作方式。另外，这也在很大程度上决定了什么样的人将会为组织工作并形成组织文化(劳勒三世，2019)。

以上人才甄选的概念主要存在于企业类型的一些组织，折射到医疗机构层面，更适合的名词是"人才评价"。医院人才评价是人才管理的核心，是医院战略的重要抓手，更是医院文化的价值体现。

(二)自主评价，灵活适配

人才评价在医疗卫生行业中的体现主要是卫生专业技术人员的职称评审和岗位聘用。新时代，地方职称管理部门及行业主管部门在人才评价方面的政策导向更具有灵活性和自主性，通过下放职称评审和岗位聘用权限，给予用人单位充分的自主权和话语权。

1. 高级职称自主评审政策

2016年11月，中共中央办公厅、国务院办公厅印发《关于深化职称制度改革的意见》，要求改进职称管理服务方式，发挥用人主体在职称评审中的主导作用，科学界定、合理下放职称评审权限，推动医院等企事业单位按照管理权限自主开展职称评审。

根据国家的指导意见，近年来部分省份相继出台政策，试点三级医院高级职称自主评审。其中，尤以浙江省的实行范围最广、力度最大，在业内产生了较大影响。有条件的省份已印发关于开展向具备条件的地区和用人单位下放高级职称评审权试点工作的通知及深化职称制度改革总体方案，明确了启动高级职称评审权下放工作的时间和步骤;按照"理顺渠道、精简机构、提高质量、科学管理"的原则,分步骤由点及面地有序下放,逐步实现全省覆盖。

2.卫生专业技术人员岗位聘用的改革政策

我国医疗卫生行业实行聘用制,即对医院卫生专业技术人员基本上实行专业技术职务任命制度和岗位聘用制度,聘任到相应级别的专业技术职务则会兑现相应级别的工资待遇。对卫生专业技术人员的评价,要以专业技术能力、工作业绩及医德医风为主要标准。为了响应国家的号召,各地方人社部门纷纷出台卫生事业单位岗位设置管理实施办法,对卫生事业单位的岗位类别和岗位等级设置、岗位总量、岗位结构比例等做出了明确的规定,在实践中为各医院进行岗位设置、岗位聘用改革提供了理论指导。

(三)岗位绩效,注重实力

为了适应形势发展的需要,部分医院根据医、教、研协同发展的实际需求,坚持以临床为中心,以科研、教学为重点,以学科建设为龙头的导向作用,根据实际工作内容偏重及主要业绩的不同,打破固有的人才管理模式,按照分类评价原则将卫生系列分为临床科研复合型(以下简称"复合型")、临床优势型、科研优势型三种类型,分别设定不同的岗位任职条件;针对医、药、护、技各个等级均设置了临床工作量的门槛条件,所选取的指标是医院医疗工作的重点关注指标,从而将员工日常工作表现与岗位工作挂钩,不再"唯学历、唯论文",不再"两张皮"。同时,针对科研能力强,在论文及承担课题方面有突出业绩的卫生专业技术人员,建立复合型和科研优势型双轨道晋升通路,即在符合科研优势型相应岗位竞聘条件的情况下,可以破格聘任研究员或副研究员,并执行相应的工资待遇,但临床工作中仍按复合型实际岗位等级对待。

三、人才培养——用养双促,以养为本

(一)人才培养,利在长远

以合适的方式培养出合适的人才是影响医疗机构效能的关键。长期以来,具有标志性的人才管理体系的组织都是以职业发展为导向的。这些组织在识别所需培养的人才、明确所需学习的技能,以及为学员提供什么样的学习体验来培养这些技能等方面做了杰出的工作。

目前,我国医务人员的服务能力尚不能完全满足患者的需求,医疗服务不仅需要应用医学知识与技术为患者解除病痛,还需要具备人文关怀和人性的温暖,这就要求医务人员不但要具备较高的专业知识、高超的技能和丰富的临床

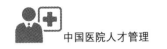
实践经验,而且要具备悲天悯人、敬畏生命、理解他人、常怀感恩的职业情怀,同时还要具备敏锐的洞察力、较强的逻辑思维能力及随机应变能力。故医疗机构应该对自己拥有的卫生专业技术人员进行灌溉式的综合培养,从而培养一批理论基础扎实、实践能力突出、科研思维活跃、教学意识及能力优良的高素质青年卫生人才,使医疗机构人才队伍规模和结构更加合理,人才服务能力和服务水平进一步增强,逐步建立一支结构合理的人才梯队。

(二)分层分类,因人施策

地方政府、管理部门通过从政策层面对医院老中青人才培养予以支持,助力医院建立持续的人才供给体系。

1.顶尖人才培养支持政策

对于中国科学院院士、中国工程院院士等类型的顶尖人才,每年给予一定数额的科研活动经费及科研启动资金,并发放生活津贴(免征个人所得税)。聘任到相应岗位从事学科建设、重大课题研究或新产品研究开发项目的顶尖人才,还给予相应科研条件的配套。

2.领军人才培养支持政策

所谓"领军人才",是指带技术、带项目、带资金的创办科技企业的领军人才,以及拥有自主知识产权或掌握核心技术,具有较好发展潜力并能产业化,在境内外著名高校、科研院所担任相当于副教授以上专业技术职务,或具有境内外自主创业经验,或曾在知名企业担任中高级职务的人才。根据领军人才及创业企业实际到位资金情况,省财政层面给予一定数额的创业启动资金;领军人才及创业企业获得财政资金参股设立的创业投资机构以货币形式投资的,按创业投资机构实际投资额的比例给予投资保障,并按不超过银行同期贷款基准利率的一定百分比给予贴息补助。

3.青年人才培养支持政策

启动公派留学、博士后交流计划以及高级卫生专业技术人才访学计划,对于博士后科研流动站、工作站或创新实践基地在站的博士后研究人员申请出国访学或者到国外知名大学、科研院所进行国际交流的,从省财政层面给予一定数额的资助和生活补助,另外规定用人单位给予一定的经济支持。这是对青年人才培养最直接、最有效的一种方式。

(三)持续投入,全面培养

1.建立全周期人才培养体系

目前,各医院都在进行全周期人才培养体系的探索实践,打造老中青三代各具特色的人才培养方式，完善医院在人才使用、评价、培养、激励等方面的相关措施，这将对医院构建定位明确、层次清晰、衔接紧密、可持续发展的优秀人才队伍起到政策保障和支持作用。

新职工培养计划，目的是培养高素质青年卫生专业技术人才。以贯彻"医、教、研协同发展"战略为核心，对新入职的卫生系列初中级专业技术人员实施为期一年的灌溉式培养，提升新职工的业务、科研、教学能力，加快新职工综合能力提升和成长速度，培养一批理论基础扎实、实践能力突出、科研思维活跃、教学意识及能力优良的高素质青年卫生人才。其中，业务能力方面的提升主要是通过业务培训、业务讲座、科室轮转、名师带教等方式来实现。科研能力方面的提升主要是通过科研讲座、科研培训、学术沙龙、科研项目专题辅导等方式来实现。教学能力方面的提升主要是通过教学讲座、教案写作、课堂听课、临床带教等方式来实现。

青年学术骨干人才培养计划，目的是培养青年学术骨干。通过匹配科研资金，创造良好的学习、科研条件和工作环境，优先安排到国内外一流的学术机构或医院进修等方式，培养一批年富力强，具备硕士研究生以上学历或学位，有明确的主攻方向1~2个，对所在岗位的某一专业方向有较深入的研究，或具备较强的实践能力，并显示有较好发展目标的青年人才。

中青年人才培养计划，目的是培养有一定学术地位和声望的中青年人才。遴选一批发展潜力大，具备博士研究生以上学历或学位，或具有副高级及以上专业技术职务任职资格，主攻方向明确，对本学科领域内1~2个四级学科有深入研究，在省内有一定学术地位和声望的中青年人才，给予重点培养，造就一批骨干精英，为学科梯队建设、省部级人才工程储备人才。

高层次人才培养计划，目的是培养学科带头人。遴选一批有影响力，具有正高级专业技术职称，具有带团队的能力和水平，在省内有一定学术地位和声望的中年人才，给予其人才引进、学科建设经费，促进优秀人才可持续发展，助力其成为学科带头人，提高本医院在国内外学术界的影响力。

薪火传承人培养计划，目的是培养薪火传承人。遴选一批达到退休年龄的学科带头人及有志于传承的老专家，继续在医院从事临床带教工作，进行经验传承，培养薪火继承人，开发人才价值第二曲线，实现更大的价值。

2.设立人才工作专项经费，为人才培养提供经济基础

医院设立人才工作专项经费，不断增加人才工作投入，每年经费预算中，均设有"人才引进"专项、"人才培养"专项、"专业技术人员外出参加学术会议、培

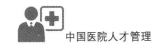

训"专项和"科研奖励"专项等,并采取有力措施保证各项人才工作专项经费按时足额到位。其中,"人才引进"专项经费用于高层次短缺人才的引进津贴,"人才培养"专项经费用于医院内部人才培养项目的经费支持,配套"专业技术人员外出参加学术会议、培训"专项经费和"科研奖励"专项经费。同时,医院积极争取政府资金支持,完善各级各类拔尖人才及突出贡献专家津贴发放制度,为各系列专家开展学术研究提供有力的经费保障。此外,部分医院积极争取基金会支持,赞助高水平的专业技术人员进行国内外研修。以上经费支持和经费政策均为人才培养提供了强有力的经济基础。

四、人才激励——薪酬体系,职业发展

(一)岗位薪酬,事业激发

目前,企业类组织激励人才最直接的方式是薪酬模式,在企业中占据主导地位的薪酬模式即员工的薪酬水平主要取决于其所处的管理层级、所在岗位的工作性质,以及该岗位在劳动力市场上的薪酬水平。这种模式的关键工具是一套评价体系,即按某种尺度衡量岗位属性,然后对岗位进行评分。

对于医院来讲亦是如此,为了提高医院职工的工作热情,充分调动其工作积极性,医院管理者应认真研究激励的办法和理论,并在实践中应用、检验、提高。医院人才激励的方法和形式有很多,可以分为精神奖励(如口头表扬、通报表扬)和物质奖励两大类。从心理学角度分析,人们一般关心切身利益,如果没有适当的物质奖励,则难以保持工作积极性。对于医务人员来说,能够拿到物质奖励相对容易,但怎样激励他们创造性地工作是难点。医务人员是具有高学历的专业技术人员,相对于一般劳动者而言,他们更加需要精神上的认可和鼓励,以实现自我价值。

(二)职业发展,服务保障

1. 高层次人才职称申报激励政策

高层次人才申报高级职称时,享受"直通车"待遇,可不受国籍、户籍、原职称资格、原聘任岗位、学历资历、继续教育、申报条件等限制,免于评委会组织的业务测试和基层服务经历要求,不受事业单位岗位总量和结构比例的限制。这部分高层次人才主要包括经省认定享受高层次人才绿色通道服务待遇的专业技术人才。自省内外博士后科研流动站、工作站和省博士后创新实践基地正常出站的博士后可享受正高级、副高级职称"直通车"待遇,博士后科研流动站、工作站和省博士后创新实践基地中从事科研工作的在站博士后研究人员可享受

副高级职称"直通车"待遇。

2.高层次人才服务措施激励政策

由用人单位、服务事项主管部门及承接部门(单位)、各级高层次人才服务窗口工作人员组成高层次人才服务专员队伍。用人单位为每位高层次人才配备1名服务专员,在政策解读、待遇落实、人文关怀等方面提供个性化、精准化服务;各有关部门服务专员按照"随时受理、直接服务""专员接件、并联办理""集中反馈、统一建档"的方式,为高层次人才提供全方位、全过程服务。

3.高层次人才绩效工资激励政策

高层次人才绩效工资原则上可在核定绩效工资总量时单列,并根据使用情况及时调整。高层次人才实行年薪制、协议工资、项目工资等灵活分配方式的,所需经费在绩效工资总量中单列,不作为本单位绩效工资调控基数;不实行年薪制、协议工资、项目工资等分配方式的,核定绩效工资总量时予以倾斜,绩效工资在绩效工资总量中单列。

4.高层次人才医疗保健激励政策

由财政核拨(或核补)医疗经费的高层次人才,按照相关规定参加本地区基本医疗保险;其他高层次人才按照地区医疗保险的有关规定,可参加基本医疗保险或者购买商业医疗保险,所需经费由用人单位承担。人社部门及卫生部门定期组织健康检查,并为高层次人才提供健康咨询、健康教育和健康指导等服务。此外,为高层次人才办理医疗保健证,高层次人才凭借医疗保健证,在定点医院就诊可以享受门急诊、住院、专家会诊等专人引领、全程陪同的绿色通道服务。

(三)组织激励,自我激发

1.完善医务人员激励机制

探索建立公平、合理、科学的分配制度,实行绩效工资制度。以总量控制、效率优先、回归公益、优劳优酬、兼顾公平为原则,探索建立具有医院特色的医务人员绩效工资制度,以客观、科学、公正地评价医务人员的工作负荷和标准工作量,将医务人员贡献大小、业务能力强弱与绩效分配挂钩,激励与考核并重,着力体现医务人员的技术劳务价值和知识价值。

2.激励医务人员提升自身发展

制订"学历、学位继续教育"方案,鼓励在职职工提升学历、学位层次,尤其鼓励职工考取教育部"双一流"建设高校、"双一流"建设学科或学科评估"A-"及以上院校博士学位,进一步提高医院40周岁以下获博士学位人员比例。

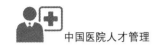
制订"进修培训"方案,鼓励卫生专业技术人员勇于攀登高峰,到国内外一流医疗科研机构进修学习。职工境外进修学习期间,工资福利待遇不变;国内进修学习期间,医院提供平均奖励待遇。此外,鼓励到专科声誉和综合排名前十的医院进修学习。

执行"组建青年科研创新团队"方案,提升科研创新团队能力和核心竞争力,挖掘青年职工的科研创新能力,为科技人才队伍储备力量。

人才管理的新时代已经到来,总而言之,行业主管部门、医院应以创新的方式管理人才,并努力使人才对医院的贡献最大化。人才是医院所拥有的最重要的资产,医院对人才的管理方式必须能够使人才得到增值,同时又能够对人才进行有效的利用,以使用人才、评价人才、培养人才、激励人才为抓手,采取更具战略性的人才管理方式。在实践中,没有任何单项的变革可以使人才管理体系在战略层面成为医院效能的关键贡献者,要实现这一目标,医院必须采用一套具有整合性且由战略驱动的理论和实践,同时这套理论和实践还要真正认可人才是医院的重要资产,并能使人才对医院的贡献最大化。

（任勇　贾新华　李静蔚）

第五章
人才选拔、任用与激励

　　金鳞岂是池中物，一遇风云便化龙。建立科学的人才选拔、任用、激励机制是医院实现高质量发展的重要保证。EAP 人才价值赋能模型为打通人才选拔、任用和激励提供最佳路径，中国医院人才管理生态全景图为全生命周期人才管理引航开路。

人才管理战略思维,是在对医院人才管理理念、趋势、生态、方向认知的基础上,通过人才选拔、任用、培育、保留、继任等一系列人才管理环节、举措、方法和机制传导,人事、教育、护理、医政、信息、财务等跨部门的战略协同,以及个体对战略传导的认知,唤醒个体的主体意识,双向激发人才管理的效能,从而实现医院战略目标的落地和人才的全面发展。

医院人才管理生态论,在实践中体现为以人才效能和岗位价值实现为轴心的释能、建能、赋能循环,形成 EAP 人才价值赋能模型。通过岗位设置、岗位分析、岗位胜任管理,实现人岗匹配、绩效考核、价值评价、激励约束的循环应用,打通人才的选拔、任用和激励,促进人才能力激活和效能发挥,实现"人人尽展其才"的人才管理效果。

医院人才管理整体观,在实践中体现为全要素整合、全员参与、全生命周期管理,基于"学科"这一情境的健康度评估理念,实现"人技协同、人际协作"双提升,循环推进人才盘点、TAT 人才培养、CPD 管理进阶,全环节打造人才培育、保留、继任的能力供应链,实现人才能力的代际传递,将人才能力持续转化为医院的服务效能,实现"人人皆可成才"的人才管理效能。

第一节　人才盘点：洞察人才基线的"必修课"

系统化的医院人才管理方法论,需要一套体系串联医院人才管理的选拔、任用、培育、保留和继任等各个环节,支撑全流程人才管理,连接医院的战略、业务与人才。而人才盘点正是这样一项创新的人才管理"基线"工具,是医院生态化、数字化人才管理亟须补上的一堂必修课,更是医院人才管理走向科学化、系统化的重要方法论和工具集。

洞察医院人才基线是人才盘点的首要价值。人岗匹配、人事相宜是一个持

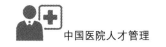
续动态的人才管理活动。人才盘点让医院时刻保持对人才基线的洞察力,精准掌握人才状况。

对高潜人才的挖掘和使用,对关键岗位人才的任用和赋能,构建后备人才池,基于战略目标有计划的人才培养与继任,以及打造人才能力供应链,是人才盘点的核心价值。将人才盘点引入医疗卫生系统,是医院人才管理的一大创新举措。

人才盘点作为人才管理的必修课,上接战略,下接业务,能够帮助医院管理者辨识人才,全方位评价各级人才,让高潜人才浮出水面;实战练兵,展示并提升医院管理者的识人、用人水平;统一语言,不同管理者用同一把"尺子"评价人;战略连接,真正将人才与战略连接在一起;激发活力,动态匹配组织与人才的双向需求,促进人才流动。

一、人才盘点从人的视角看医院

人才盘点对于大多数医院管理者来说还是一个崭新的概念,虽然这项发端于美国通用电气(GE)的人才管理举措在企业管理界已掀起一股强劲的浪潮,成为炙手可热的人才管理方法论,但是目前在医院中的应用还非常有限。究其原因,医院中还秉持着固有的以执业资格和技术等级看人的传统观念;还存在重业务轻管理、重技术轻人才的倾向;缺乏对人才的系统规划和对关键岗位和高潜人才的关注。医院管理者还没有充分认识到人才盘点对医院人才管理乃至医院战略落地和业务提升的重要价值。

从人才盘点的角度看医院,能够帮助医院管理者从一个全新的视角审视医院的战略、业务与人才,从传统的人事管理思路和方法切换到"人才引领发展"的新赛道。

人才是医院的第一资源,是医院业务开展和学科发展的重要支撑,是医院核心竞争力的关键。没有度量就没有管理,有效的人才管理是建立在对人才状况的充分了解和系统评估之上的。系统的人才管理体系应该包括标准体系、评价体系、盘点体系、发展体系,其中人才盘点是承上启下的关键环节,是人才管理能力的重要指标。人才盘点对医院人才管理的价值可以概括为四个方面:战略落地有保障,人才全貌都知道,学科发展知短板,进阶学习有方向。

调研发现,大多数医院都习惯于制定医院发展战略规划,但很少去思考为什么战略规划"落地难"。归根结底,是人才的能力跟不上,人才的供给能力不足,医院的人才存量不足以支撑业务和学科发展。人才盘点上接战略,下接业务,紧紧抓住人才这一关键环节,为医院的战略落地提供充足的人才战略储备。

人才盘点能够帮助管理者对医院人才全局和动态做到心中有数。医院规模越大,管理者了解医院人才状况的难度就越大。在我国,许多大型医院员工达到 3 000 人以上甚至近万人,院长直接领导的中高层管理者就有上百人。管理的幅度越大、跨度越大,管理的难度也呈指数上升。人才的状况不仅是人才的数量、学历、职称这些量化的数据,还包括敬业度、专业能力、经验、发展潜力等软性维度,很难从直观上认识。人才盘点提供了一套系统化的人才管理工具和方法,能够帮助管理者对医院的人才现状有一个系统、全面、深入的了解。

学科建设和人才培养是医院管理的永恒主题,也是医院管理者普遍关心的问题。学科既是医院结构的"细胞",又是医学活动的"载体",同时还是医院管理的"基石"。评估学科的健康度,关键在于技术和人才的"双诊断"。通过对人才和梯队的盘点,能够明晰学科发展的优势和短板,为学科发展部署和培养关键人才及人才梯队,储备后备人才,保证学科的健康、可持续发展。

人才盘点还能为医院的人才培养提供方向和路径。医院对人才状况和人才梯队不了解,就很难有针对性地规划人才的发展路径和搭建合理的人才梯队,更不用说为员工提供个性化的发展路径和规划。人才盘点通过各种能力技术和评估技术,形成系统、全面的人才档案,借助九宫格和人才地图明确人才在能力、绩效及潜能方面的表现以及在人才地图上的位置,发掘高潜人才,有针对性地制订发展计划和培养方案,最大限度地发掘和发展人才。

二、人才盘点掌握人才基线

GE 作为人才盘点的先驱和标杆,被称为"人才制造的工厂",它的企业大学克劳顿管理学院被《财富》杂志誉为"美国企业界的哈佛"。人才盘点从一开始就不是一项独立的人力资源流程,而是与其他管理工具共同构成的业务运营和管理体系。

人才盘点也叫全面人才评价,是对组织内部人才总量(结构、数量)、人才效用(效率、业绩、稳定性、敬业度)和人才质量(知识、技能、能力)摸底调查,确认关键岗位的继任计划和关键人才的发展计划(如培训、轮岗、调动、晋升等),以促进组织拥有合理的人才结构和充足的高绩效人才,从而支撑、落实业务战略,实现人才可持续成长,是人力资源精准化、系统化管理的手段。

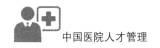

人才盘点的核心就是帮助医院建立一个人才账本,把员工能力透明化、数据化和结构化,从而加强员工自我认知,掌握员工现状和潜力,提升员工能力,撬动业务战略和决策。其流程如图5-1所示。

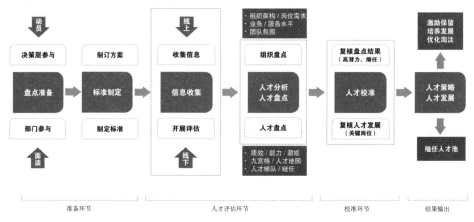

图5-1 人才盘点流程

(一) 战略洞察与组织盘点

人才盘点作为组织的一项系统工程,通常要从组织层面、团队/科室/部门层面、个人层面三个不同的层次开展,每一层次的盘点又有不同的侧重点。组织层面的盘点侧重于组织业务布局、人才结构、关键人才等;团队/科室/部门层面需要就团队/科室/部门的人才现状、管理动作、人才梯队等开展盘点;个人层面主要从绩效、潜力、个性等维度开展盘点,具体如图5-2所示。

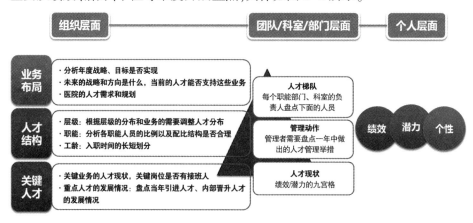

图5-2 人才盘点的三个层次

高质量的人才盘点与前置的组织盘点工作密不可分。组织战略的落地不仅仅是业务目标的分解,如何确保组织架构能够高效运转,如何确保组织有战斗力,是比人才盘点更难回答的问题。组织盘点主要包括三部分内容:对业务的支撑,组织结构合理性,组织能力差距。组织能力差距的盘点包括分析专业技能、通用能力、胜任力、领导力等能力差距。

组织盘点的目标是发现并扫除战略落地的组织障碍。常见的组织障碍有:组织结构和关键岗位的设置不是基于战略需要而是因人设置;资源分配不合理,资源分配与战略重点不一致;缺乏战略远见,存在过时的组织流程,看不到业务在价值链中的战略意义;组织中不健康的文化,组织原因导致的高离职率常常与组织文化有关,如过重的官僚文化、剑拔弩张的组织氛围、过于注重业绩导向而不重视人才发展的文化等。如表 5-1 所示,在进行组织障碍盘点时,管理者可以参考组织障碍诊断表所列出的根本原因查找自身可能存在的问题和障碍,分析原因并采取有针对性的策略。

表 5-1 组织障碍诊断表

问题/障碍		根本原因
组织盘点		1.战略方向问题
		2.层级设置问题
		3.部门(分管领导)职责问题
		4.内控体系责权问题
		5.部门协同及效率问题

资料来源:李常仓,赵实.人才盘点:创建人才驱动型组织[M].北京:机械工业出版社,2019:44.

此外,还可以开展组织运营效率盘点,如表 5-2 所示,运营效率盘点可以从人员编制数、性别比例、服务年限、各级管理者人数占比、高潜人才数量等方面开展,并总结组织和人才发展的亮点与不足,为有的放矢地开展人才盘点提供依据。

目前,我国大部分公立医院还是采用科层制管理体制,呈现金字塔结构。传统的组织结构以官僚式、多层级职位体系设计为主,以保持组织自上而下的高效执行。随着经营环境的快速变化,医院需要对外部环境做出快速反应,扁平式组织结构、矩阵型或网络型组织结构逐步盛行,医院管理者也需要思考医院的组织结构,盘点组织障碍,优化和提高组织运行效率。

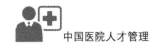

表 5-2 组织运营效率盘点

人才效能数据截止日期：		组织和人才发展的亮点与不足
类别	数据	亮点：
总体编制		
–正式编制		
–非正式编制		
女性占比		
平均服务年限(员工)		
平均服务年限(管理者)		
高层管理者占比		
中层管理者占比		不足：
高潜人才数量		
其他人才数量		

资料来源:李常仓,赵实.人才盘点:创建人才驱动型组织[M].北京:机械工业出版社,2019:44.

(二)掌握人才"能力"储备

人才盘点到底盘点的是什么？盘点的不仅仅是有多少员工、多少能人,盘点的对象实质上是能力。人才盘点通常关心两类人群:一是管理梯队上的核心绩效贡献者和高潜人才;二是专业序列上的技术/业务骨干和有潜力成长为专家的技术尖子/专业精英。对于专业技术人员而言,重要的是鉴别出有机会向管理岗位发展的资深绩效贡献者是否具备管理潜力,判断其适合走专业路线还是走管理路线,个人意愿和领导力潜质当然也要被考虑。如果明确其更适合走专业路线,则专业技术上的盘点可以通过由技术专家组成的技术管理委员会进行。

以往,医院管理者在识别和选拔高潜人才方面,普遍依赖绩效数据或主观判断;在培养高潜人才方面,依赖传统的学习进修和让人才在工作中自然成长的方式。对于高潜人才而言,要想上一个台阶,通过学习多获得一些信息和技术是不够的,他们还需要在心智层面进行升级。

图 5-3 是根据医疗卫生行业的特点和医务人员的人才特征构建的医院管理高潜人才的评估模型。

医院管理方面的高潜人才可以从个性潜能、知识技能、经验胜任、动力发展几个维度去评估。个性潜能方面可以通过心理测评获得管理者在个性特质、角色动机、价值观等方面的测评数据;知识技能方面除了学历资质、专业技能等硬

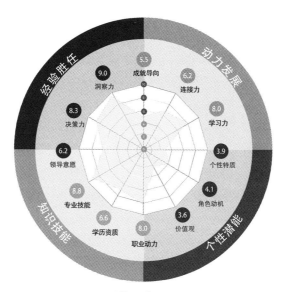

图 5-3　医院管理高潜人才评估模型

性条件,还要考虑其职业动力,如职业兴趣、工作价值观等,职业动力越强,管理者敬业度就越高,工作表现也会更好;经验胜任方面要考察决策力、洞察力及领导意愿等;成就导向、连接力、学习力是医院管理者动力发展的核心要素。

医疗卫生专业人才中的高潜人才,应该是掌握医疗核心技术、具备较强的科研能力和丰富的从业经验、对医院和学科提升及长远发展产生较大影响力的人才。医疗卫生专业高潜人才主要是学科带头人和领军人才、中高级技术骨干。此外,共情沟通能力和医学人文素养也可以作为高潜因素。

人才盘点最重要的工具是九宫格,它被用于评估和展示组织中的人才现状——个体在团队中的位置以及团队人才分布情况。经典的九宫格包括两个维度:绩效和能力。横坐标为绩效,纵坐标为能力,通过绩效和能力的高、中、低划分为九个格子,每个格子对应的人才特质和管理策略各有不同(详见第八章第五节)。

九宫格本质上是一种矩阵式思维方式,与我们熟悉的波士顿矩阵、SWOT分析类似,它能够直观地呈现人才分布情况,可以从绩效、能力、潜力等多个维度对人才的能力状况进行分析,便于管理者厘清团队人才状况,为下一步人岗匹配、人事决策、培养发展等提供依据。

通过人才盘点收集到的数据,可以形成一份关键人才档案(见表 5-3)。除了人才基本信息,通过人才盘点可以明确人才在九宫格中的位置及胜任力评估

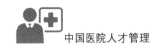

情况。此外,关键人才档案还能全面反映人才岗位历任情况、在人才梯队中的位置以及人才的稳定性。

表 5-3　关键人才档案

关键人才档案						
姓名		出生年月		入职日期	工龄	
籍贯		最高学历		学校	专业	
九宫格中的位置 胜任力评估雷达图		九宫格：低/中/高能力与低/中/高绩效：3关注人才、6核心人才、9明星人才、2关注人才、5骨干人才、8核心人才、1待优化人才、4待提升人才、7待提拔人才；胜任力评估雷达图				
领导力						
评分						
轮职岗位						
现任岗位						
工作履历						
近3年绩效情况		前2年		前1年	本年	
关键事件评价(上级)					潜力等级	
梯队岗位			等级			
改善方向						
人才稳定性	稳定因素					
	不稳定因素					
	稳定等级					

(三)评估团队健康度

人才盘点通过各种评估手段和测评工具,收集到大量员工数据信息,为下一步数据分析和管理决策提供了必要的依据。常用的数据分析工具有人力资源供需预测、人才优化替代分析、人才成长指数分析等。

人力资源供需预测。马尔可夫分析(Markov Analysis)由数学家安德雷·安德耶维齐·马尔可夫(Andrel Andreyevich Markov)提出,即根据数据当前的变化情况来预测数据未来的变化情况。在人力资源领域,马尔可夫分析主要通过对人力资源晋升、降职、离职等数据的现状总结或未来预测,推测人力资源数量的变化趋势。

人才优化替代分析。根据优胜劣汰的用人策略,对于优秀员工,组织一般会采取激励措施;对于较差员工,则会采取降职或淘汰措施。根据当前不同优劣情况员工呈现的晋升、留存、降职、淘汰和离职情况,能够预测未来员工的变化趋势,从而判断某段时间后组织对不同类型人才的需求情况。

人才成长指数分析。人才成长指数代表着组织培养人才的能力。人才的成长情况影响着人力资源的供给情况。当组织值得培养的后备人才数量较多,人才培养成功率较高时,人才培养成功的概率更大(任康磊,2021)。

九宫格和人才地图就是直观、可视化呈现人才盘点数据和信息的有效工具。人才地图以一种简单直观的人才数据分析和呈现方式,可以用来分析团队健康度、团队的人才梯队和分布情况、团队继任情况等。

(四)描绘组织人才地图

人才地图是以未来发展为导向,对现有人才的一种综合规划。绘制人才地图,最核心的指标是人才的发展潜力。常用的有组织结构式人才地图、九宫格人才地图、整合型人才地图、关键岗位继任人才地图等(详见第八章第五节)。

其中,九宫格人才地图由绩效、能力和潜力三个维度构成,从而将人才区分为高潜力、可提拔、在岗发展、需要关注、问题员工等,并分别放置在不同的格子内。九宫格人才地图的优势是对人才的发展潜力一目了然,从而明确下一步的管理举措。

关键岗位继任人才地图可以帮助建立人才梯队,针对高潜人才制订具体的发展计划,并针对遴选出的高潜人才安排关键岗位的继任计划,建立继任人才库。在安排继任计划时,候选人是人才地图里的可提拔和高潜力人才。如果组织内部没有这样的可重点培养的人才,那么管理者可以考虑从外部招聘和引进人才。

(刘海艳　韩根东　曾勇)

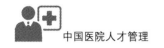

三、人才盘点助力生态化人才管理

在部分公立医院,还存在一种由"大锅饭"延续下来的平均主义倾向,无论是在绩效分配方案的制订上,还是在人才的任用上,都"均衡"考虑,"一碗水端平";在人才选拔上,论资排辈的现象还时有发生。公平与效率如何平衡和取舍,是管理者需要深入思考的问题。迈克尔·曼金斯(Michael Mankins)在《哈佛商业评论》上发文指出:顶尖人才的数量比例在一流公司(绩效优秀的前25%公司)与其余公司(剩下75%公司的平均值)间并没有太大差异,差别在于用人的方法。一流公司刻意地实行不平等主义,刻意不平均分配,将顶尖人才安排在那些对公司绩效产生重要影响的位置上(曼金斯,2017)。

(一)人才分类管理

人才盘点的首要价值是帮助管理者对医院内部的人才状况做到心中有数,从而对人才进行分类管理。人才盘点结果输出后,人才管理部门需要做一个整体的分析,形成人才盘点报告,并根据人才策略,制订人才发展的落地计划,包括晋升计划、培养计划、轮岗计划等。医院管理者也可以随时查阅和调用这些信息用于战略制定、学科发展规划、人才梯队构建、人才选拔任用等管理决策。但是,是否让每位员工及其直属上级知晓盘点结果,是否将盘点结果与绩效评估及奖励方案挂钩,盘点后是否马上做出岗位调整和薪酬调整,是否把明星员工树立为标杆等,管理者需要结合医院的实际情况具体分析,谨慎做出决策。

(二)构建人才池

学科发展的可持续性与人才梯队建设密不可分,继任管理不可回避。根据盘点结果构建人才池,打造战略预备队,助力医院人才发展体系建设,提升医院面向未来可持续发展的能力,是从个人能力到组织能力的一大跨越。人才池的主要目标是打造一个系统,使医院出现重要职位空缺时,内部有一批经过高度训练、具备资格的员工可以随时出任空缺职位。因此,人才池一定要与医院战略和业务规划紧密相连。根据需要医院可以考虑构建管理梯队储备池、高潜人才池、关键岗位储备池等,并设定每个人才池预计储备多少人员、储备人员未来需要达到的标准,等等。原则上,医院构建人才池时应该充分考虑员工的潜能及其个人发展意愿,搭建个人职业发展路径;按照岗位序列或关键岗位来划分人才池,也可以根据学科梯队按照职级和能级来构建人才池;努力营造"公平、公开、人才辈出"的团队氛围,鼓励人才在合理范围内流动;充分发挥学科带头人的引领作用,构建师承关系;避免出现不和谐的竞争和团队氛围。

(三)整合人才培养体系

整合性的人才培养体系将标准体系、评价体系、盘点体系、发展体系结合起来。人才培养首先要解决的是人才标准问题,什么样的人才是组织发展所需要的?这就需要建立基于任职资格的岗位胜任力模型。其次是建立评价体系。在明确标准之后,如果组织要回答"目前的人才现状(绩效、素质、潜力)怎么样",就需要建立评价体系。该体系通常会涉及一系列工具。评价体系更关注对个人能力的识别。再次是为了回答"组织结构如何支撑业务发展""为了支撑组织战略目标的实现,需要建立怎样的人才梯队""在可选择的候选人中,谁是关键岗位的继任者"这样的问题,就需要建立盘点体系,盘点体系运行的重要结果是形成分层的人才库。最后是建立发展体系。针对通过评价体系和盘点体系挖掘出的杰出绩效贡献者、高潜人才以及关键岗位的继任者,需要制定相应的人才培养和加速计划。发展体系所做的事就是保证人才在库中快速发展,在这个阶段要求组织清晰地回答"组织的人才现状和未来发展要求有怎样的差距""如何提升人才的数量和质量来弥补这一差距"等问题。绘制学习路径图能够有效地帮助组织绘制可视化的人才培养方案和系统的培训课程模块体系,使人才培养更加系统、全面、有针对性和高效率。岗位胜任力模型、人才盘点和学习路径图是构建人才驱动型组织的三大引擎。

(四)制定人才激励策略

盘点之后,根据盘点结果,组织需要有针对性地制定个性化的人才激励策略。例如,针对明星人才制定的个性化激励策略包括持续有效的反馈、适时的赞扬与认可、提供持续的机会、建立加速培养项目、建立主动成长型组织。从赫茨伯格的双因素理论来看,赋予明星人才挑战性的工作内容是最能够激励他们的,或者在短时间内帮助他们快速获得晋升,但这就要求组织拥有足够的空间和弹性。如果组织不能创造更多的可能性,那么优秀人才容易在内部缓慢的工作过程中失去耐心,对现有岗位产生倦怠感或是被其他同业挖墙脚。医院可以通过岗位历练及教练技术进行组织赋能和人才激活。如果临床专业人员表现出在管理或科研方面的潜力,则医院应该为其提供管理或科研方面的历练机会,让其承担相应的责任,并在此过程中派出导师或教练适时给予指导,以帮助其快速发展。

(五)激发"大多数"

在九宫格中,占比最多的往往是能力中等、绩效中等的 5 号格。在实践

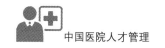

中,很多管理者对这类人才的感受是,"看不出来更高的潜力,说不上哪里好,也说不上哪里不好,好像他们本人也没有强烈的动机和发展意愿"。对于普通员工来说,如果在人才盘点后,得知自己不是明星人才,则第一反应是"我不受重视、我没有发展资源、我没有得到支持,那就这样吧"。因此,对于管理者来说,首先需要谨慎决定是否将人才盘点的结果公开,以免造成适得其反的结果。其次需要思考如何激发这些"资质平平"的人。管理者需要考虑除表现出来的能力和绩效之外的其他维度的指标,尤其是社会角色、自我概念、特质和动机等"冰面下的部分",从而找到可激发的点。制造危机感和赋予更大的责任也是激发的有效方法。

(六)建立留人策略

医院内核心人才具有高价值性、不可替代性、培养周期长等特征,核心人才的流失会直接影响到医院的业务竞争力和学科发展。根据公立医院核心人才流失情况分析的相关研究,离职原因中,外在因素排名前三位的是薪酬因素、工作环境因素、家庭因素,内在因素最多提及的是个人价值实现和医院文化认同感等(丁双凤,2021)。

约翰·亚当斯(John Adams)的公平理论指出,人们不仅关心自己的绝对报酬,而且关心自己与他人在工作和报酬中的相对关系,员工常常将自己的报酬进行组织内部和外部的比较,当比较后发现工作的付出未得到期望的绩效时,则容易产生不公平感,影响对工作的满意度。工作满意度的因素模型提出,工作可以分解为多种因素,决定工作满意度的主要因素包括适度的工作挑战性、公平的待遇、良好的工作环境、和谐的工作关系、个人与工作的匹配度及个人性格。当工作满意度较低时,员工常常表现出辞职意向。

医院应该设置核心人才评价标准,建立核心人才库,对在库人才进行长期的维护和重点培养,定期分析其职业生涯的发展情况,使人才的个人职业发展与组织发展相匹配。领导层和人力资源部应保持对在库人才的充分沟通,及时掌握其工作情况和心理需求,了解其对工作的更多需求。

(七)创新人才激励体系

公立医院的薪酬分配制度受到各种政策的约束,有时无法体现核心人才的独特性,在职位晋升方面存在论资排辈的现象等。当核心人才认为目前的薪酬和职位无法匹配其工作成就时,常体现出离职意向。此外,还要考虑人才的自我效能感。医院的人才激励体系可以从薪酬激励和职位激励两个方面进行创新。在国家"两个允许"的范围内,组织可以加大对核心人才、知识资本的薪酬奖励力度,同时创新奖励机制,除物质激励外,对业务成就给予及时反馈、适度授权增加工作自主性,以及提供个体成长的机会,也是人才激励的重要举措。

(八)塑造务实的人才文化

领导者最重要的职能是把人才聚集在一起为了共同的目标努力。所谓"道不同不相为谋",医院文化对吸引和留住人才至关重要。具体表现为医院的愿景、使命、核心价值观是否得到员工的普遍认同,以及医院是否具有公平、和谐、开放、包容的文化氛围。定期开展人才盘点能够给医院全体员工带来医院重视人才管理的文化氛围,坚定人才对医院的归属感和在医院能够实现价值、获得良好发展和重视的信心。

从目前的实施情况来看,中国医院开展人才盘点工作的还是极少数,大多数医院尚未了解人才盘点的理念和方法,没有认识到人才盘点对医院人才管理的战略价值。实际上,人才盘点作为一项组织内部的系统工程,涉及方方面面,需要医院自上而下充分认识到人才盘点的重要性,积极参与配合,只有这样才能将人才盘点的价值真正发挥出来。医院高层管理者要充分重视并投入,形成全员重视人才的良好、开放的文化氛围;同时,要将人才盘点与医院战略和业务发展结合起来,通过各种人才管理工具的综合运用,更好地盘好人才、盘活人才,为医院战略发展提供有力的人才支撑,为医院可持续发展注入生机和活力。

人才盘点不仅要对人才进行数量盘点,更重要的是质量盘点,对收集到的人才数据进行各维度的全面分析,掌握人才的现状、优势和短板,为人才举措提供依据。为了避免人才盘点流于形式,走过场,盘点结果"束之高阁",真正将人才盘点的效果发挥出来,首先需要医院高层管理者的认可和重视;其次需要保证开放务实的组织文化,开放式盘点,分层分级进行;再次需要把人才盘点变成组织梯队建设的内在引擎;最后需要科学地开展人才盘点,避免"没有人才盘点会议的人才盘点""没有胜任力模型的人才盘点""没有结果应用的人才盘点"等情况发生。

(刘海艳 韩根东)

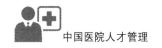
第二节 人才选拔：人岗匹配，人事相宜

人才选拔与任用是医院人才管理工作的肇始点和基本面。无论是医院初创、学科初建，还是体系整合、创新变革，都需要人才的动态支持和保障，实现以"事"谋"人"；甚至一些改革创新工作需要特定的人才引领，以"人"谋"事"。实现人与岗、岗与事的精准适配、动态评价、灵活调整，是人才选拔与任用的价值所在。医院通过人才选拔与任用实现医院和个体间的价值契约，促进人岗匹配、人事相宜、人效相得。

人—事—岗的匹配既包含在人才选拔环节，又体现在人才任用环节。从传统的岗位管理到岗位价值分析、岗位胜任管理，反映的是从"事"到"人"、从"岗位职责"到"价值能力"的人才管理侧重点的转换。2010年，韩根东专家团队编著出版了《现代医院岗位描述与职责管理》一书，为全国各级医院实施岗位管理提供了重要的借鉴参考。近年来，越来越多的医院开始重视医院的岗位管理，编制岗位说明书。从岗位描述到岗位胜任管理，是医院岗位管理的又一大创新与跨越。

一、岗位管理：夯实人才选拔基石

岗位管理是人才管理活动的起点，也是连接战略与人才的桥梁和纽带。岗位是人才管理中最基础、最重要的管理模块之一。医院的人才体制机制和管理举措最终都要落实到岗位管理的选、用、育、留、继各个环节，各种人才培养和激励措施也都要与岗位管理相匹配。因此，岗位管理是医院人才能力供应链的实体形式，从医院的战略规划出发，制定医院的人才发展战略以及面向未来的人才配置方案，以此为依据构建和调整岗位序列及任职资格体系，编写岗位说明书，构建岗位胜任力模型，明确岗位的责、权、利，以及人员的核心胜任素质和胜任能力矩阵，能够有效落实人员选拔、任用的各项管理举措。

目前，我国大部分公立医院对岗位和人员管理采用的还是2010年卫生部医疗服务监管司编制的《医院工作制度与人员岗位职责》，其对医院典型工作岗位和岗位职责的描述过于概括笼统，没有将岗位职责与岗位要求的能力素质相匹配，文字描述的形式也不便于对任职资格和履职情况进行客观、系统的评价。随着我国医疗卫生行业几十年的飞速发展和新医改的战略性调整，医院的岗位管理也需要与时俱进,建立全面、系统的岗位序列、职业发展路径,以及基于岗位胜任力模型的人才选拔、任用和评估体系。

(一)岗位分析

每个组织都有自己的愿景,有愿景就要有达成愿景的具体战略,有战略就要有实现战略的组织,组织根据职能又可以分成不同的岗位。这就会使每个组织的内部形成一种树状结构。在这个树状结构中,愿景就像树的根基,战略就像树的主干,组织就像树的枝干,岗位就像树的果实,一个健康、平稳发展的组织应当像树一样茁壮成长、枝繁叶茂。组织规模越大、业务种类越多、岗位越多,树木就越多,从而形成一片岗位森林(任康磊,2021)。

岗位分析是医疗机构整个人力资源开发和管理工作的奠基工程。岗位分析是获得工作具体信息的过程,以决定工作的任务、责任和职责,为人员招聘、培训和人员绩效评价及其他人力资源管理活动提供信息依据。岗位分析的结果一般为工作描述,其表现形式有工作说明书(或称职务描述)、资格说明书(或称工作规范)与职位说明书(它包括工作说明书与资格说明书中所有甚至更多的内容)。岗位分析通过对有关工作的四个方面的分析,解决七个问题。四个方面的分析是指工作名称分析、工作描述分析、工作环境分析和任职资格分析;七个问题即 6W1H,指解决工作由谁做(Who)、做什么(What)、在哪里做(Where)、何时做(When)、为什么做(Why)、为谁做(For Whom)、如何做(How)的问题(张铁山,2013)。

(二)岗位价值评估

岗位价值评估是岗位管理中最关键的环节。岗位价值评估的目的在于判定一个具体岗位的相对价值。它包括为确定一个岗位相对于其他岗位的价值所做的正式、系统的比较,并最终确定该岗位的工资水平或薪酬等级(张铁山,2013)。1985 年,迈克尔·波特教授提出了价值链(Value Chain)的概念,其含义是每个公司都可以用价值链来表示其产生价值的全过程。波特教授把公司的所有活动分成基本活动和辅助活动两类。基本活动是直接产生价值的环节,如内外勤、生产、销售、服务等;辅助活动是为直接产生价值而服务的环节,如采购、技术研发、人力资源管理等。医院可以采用这样的思路来管理医院中的岗位,定义岗位价值。那些关键岗位一定是为医院战略目标、学科发展目标的实现产生最大价值的岗位。岗位价值管理是价值共生的源头。

在医院岗位管理实践中,根据我们的调查反馈,存在"不患寡而患不均"的情况,即相较于觉得"薪酬低",大家的关注点更多地在于"不公平感",而员工

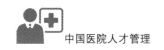

产生这种感觉的原因常常与岗位价值不明晰或未建立与岗位价值相匹配的薪酬激励有关。医院中的关键岗位要从承担的风险和责任、技术难度、工作强度、在价值链中贡献的价值等因素分析,区分不同的价值层级。明确的岗位价值评估体系是岗位胜任力模型的重要组成部分,也能提高岗位薪酬激励的透明度,平衡员工心理上的不公平感,还能给关键岗位员工带来更大的价值感,从多维度激发员工的工作积极性。

(三)岗位序列构建

岗位序列是具有相同工作性质或相似能力要求的不同岗位构成的一个集合,遵循一定的原则对岗位横向划分出族群、序列。在横向划分的基础上,将每一个序列纵向划分为若干任职资格等级。表5-4中将医疗卫生行业岗位划分为1-临床技术族、2-管理综合族、3-技术辅助族三类职族,每一职族又划分成不同的岗位序列。例如,临床技术族包括医师序列、护理序列、科研序列等;管理综合族包括院办序列、医政序列、质控序列等;技术辅助族包括药剂序列、检验序列、后勤序列等。每个序列自下而上又划分为从预备级到9级的不同职级。医院岗位序列的划分是构建岗位胜任力模型的基础。不同职族的岗位能力要求的侧重点不同;相同职族内不同岗位序列的岗位能力要求既有共性,又有差别,从职级上可以区分能力水平的不同等级。这样的岗位序列划分有助于按照不同的职族与岗位序列、职级进行岗位能力管理和构建医院岗位胜任力模型。

表5-4 医疗卫生行业职族与岗位序列

职级	职族								
	1-临床技术族			2-管理综合族			3-技术辅助族		
	医师序列	护理序列	科研序列	院办序列	医政序列	质控序列	药剂序列	检验序列	后勤序列
代码	D	N	R	G	M	Q	P	L	S
9	D9	N9	R9	G9	M9	Q9	P9	L9	S9
5	D5	N5	R5	G5	M5	Q5	P5	L5	S5
…									
预备级									

二、人才画像：精准匹配人才能力

关键岗位的人才招聘、选拔、任用、评价、激励，都可以运用人才画像的方法。刑侦学中有"犯罪心理画像"，刑侦专家不需要见到犯罪嫌疑人本人，只需要根据作案的时间、地点、手段、凶器等信息，就可以大致判断犯罪嫌疑人的生理特征、心理特征等情况。与此类似，产品营销中也有"用户画像"，即根据产品的特征描绘出对这种产品有需求、可能会购买和使用这种产品的用户所具备的特征。岗位人才画像与此类似，在实施招聘之前，组织根据岗位需求描绘出需求人才的各类特质。人才画像可以根据岗位胜任力模型中的要素（如素质、知识、能力、经验等）进行；还可以来自"人才样本"，通常是从事该岗位的高绩效员工。例如，医院想招聘一位优秀的临床科主任，可以以本院或其他医院的优秀科主任为样本进行人才画像。

在实践中，如何才能有效地识别人才、用好人才？人才盘点中的能力技术和评估技术能够系统、全面地评估人才，为人才精准画像。这些技术和工具就像医疗上使用的 B 超、X 光、核磁，能从各种不同的维度全面反映人才的能力状况。人才画像既是对岗位需求的精准描绘，又是对人才能力状况的全面反映，从岗位需求和人才能力状况两端出发寻求岗—人的适配，为岗位精准匹配人才能力，从而为人才的招聘、选拔、任用、评价、激励等提供依据。

（一）构建岗位胜任力模型

在人才管理中，能力管理常常与岗位管理相提并论，能力管理实际上是对岗位胜任力的管理。支撑组织能力的核心是人才能力。实施人才盘点的首要任务是理清组织对人才的需求，定义出足以支撑组织战略和业务发展的人才关键能力。这需要将组织能力在业务单元上进行分解，明确支撑组织核心能力的人才能力。部分医院采用的岗位说明书虽然详细描述了岗位的工作内容和职责范围，但是对人才能力的要求过于笼统，对人才能力未划出不同的维度，尤其对"冰面下的"潜能和特质动机部分关注不足。

能力技术通过数据分析、验证以及定义一系列与员工成败相关的行为、个性和动机，基于人才能力素质构建岗位胜任力模型，从而对人才做出全方位、深层次的评价。人才能力可以划分为各种不同的维度，胜任力根据不同的岗位序列也可以划分为不同的类别，如核心胜任力、与职能/岗位序列相关的胜任力、管理类胜任力等。

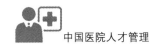

(二) 数据化人才能力

为了获得全面的人才数据,除了通过日常管理环节获得绩效考核数据,还需要借助心理测评、360度评估反馈、访谈、情景模拟、问卷调查、评价中心等评估技术。要选择合适的评估技术,首先要明确开展人才盘点的层次和维度,即绩效、能力和潜力。绩效着眼于过去,强调员工所达成的业绩;能力着眼于现在,强调有助于达成结果的行为;潜力着眼于未来,强调未来的可能性,需要通过个人的内在潜质或特质来预测。评估技术的选择既要有针对性,又要有层次性,而不是各种评估工具的简单堆叠和组合。

1. 心理测评

心理测评主要用于评估盘点对象的潜质、行为风格、个性特质等,常用的有认知能力测评、人格测评、个性测评、管理潜质测评、管理风格测评等。例如,可以使用人格测评量表来评估一个人的管理个性特质,该量表一般会从个性和动机两个角度来对管理人员的潜在能力进行考察,测量题项包括动机能量、思维决策、情感成熟度、人际互动、任务执行等。

2. 360度评估反馈

360度评估反馈又叫“多源反馈”,主要用于行为评估,通过收集盘点对象的上下级、同事等的反馈,全面了解盘点对象的情况。其收集到的信息常作为人才盘点九宫格中绩效/能力坐标轴的数据来源。360度评估反馈通常用于评估人的那些已经表现出来且可以被观察到的行为,可以基于岗位胜任力模型展开。为了避免评估者凭主观感觉打分,使评估结果可信度更高,可以将评估指标细化为可用于评价的具体描述,即将抽象的能力指标具体化为行为表现,并划分为不同的评估等级。

3. 访谈

通常采用行为事件访谈法。行为事件访谈法(Behavioral Event Interview, BEI)是一种开放式的行为回顾式探索技术,是揭示胜任力特征的主要工具。主要过程是请受访者回忆过去半年(或一年)在工作上感到最具有成就感(或挫折感)的关键事件,其中包括:情景的描述;有哪些人参与;实际采取了哪些行为;个人有何感觉;结果如何。受访者必须回忆并陈述一个完整的故事。

4. 情景模拟

情景模拟常用于管理潜力/领导潜力的评估。通过创设模拟的管理或工作场景,投射出相应岗位所需要的特质,让参与者完成各种任务,如处理难题、进行决策等,以此观察和分析参与者在各种情景压力下的心理及行为表现。常见的情景模拟技术有无领导小组讨论、案例分析、角色扮演等。

5. 问卷调查

问卷调查也是一种常用的数据化人才能力技术。除了可以用来评价员工的个人能力倾向、领导者的领导风格,还可以用来评价员工的敬业度、团队的氛围等。例如,盖洛普 Q12 员工敬业度调查。盖洛普认为,不知道员工敬业度,就不知道怎样管好团队。盖洛普 Q12 可以用于面向基层团队、全员参与的调研,不仅与组织绩效挂钩,还与管理者的团队管理能力挂钩。

6. 评价中心

严格来讲,评价中心是一种程序而不是一种具体的方法;是组织选拔管理人员的一项人事评价过程,不是空间场所、地点。它由多个评价人员,针对特定的目的与标准,使用多种主客观人事评价方法,对被试的各种能力进行评价,为组织选拔、提升、鉴别、发展和训练人才服务。评价中心的最大特点是注重情景模拟,在一次评价中心包含多个情景模拟测验,可以说评价中心既源于情景模拟,但又不同于简单情景模拟,是多种评估方法的有机结合。

三、人岗匹配:适才、适类、适所、适法

只有把合适的人放在合适的位置,才能发挥出人才的最大效能。人岗匹配是人才盘点的核心部分,是把组织和岗位需求与人的素质能力进行匹配的过程。为了实现人岗匹配,首先需要为岗位设定标准,即构建岗位胜任力模型;其次,需要对人才进行深入、全面的评价,了解关键岗位人员的能力现状,与岗位胜任力模型进行对照匹配。

人岗匹配一般分为三个等级标准,即非常匹配(绿色)、基本匹配(黄色)和不匹配(红色)。人岗匹配的关键是岗位胜任力模型的精准构建,以实现“人尽其才、才尽其用”的目标。人岗匹配要实现两个目标:一是岗绩匹配度,即岗位职责对应的组织绩效贡献与员工的实际工作绩效贡献是否匹配。二是岗能匹配度,即岗位职责对应的能力要求与员工的能力元素具备情况是否匹配。

人岗匹配明确两个结果:一是薪绩匹配情况,即个人对组织的绩效贡献是否匹配其工作付出与获得的成果。二是薪能匹配情况,即个人的能力元素具备情况是否匹配其应获得的薪酬。

(刘海艳 韩根东)

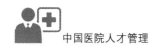

第三节　人才任用：激活"胜任力"

任事、用人是通过人岗匹配的人才管理活动，促进个人价值与医院价值共生的核心过程。在这个过程中，个人的素质和能力以岗位胜任力的形态表现出来，合格、优秀抑或卓越的绩效表现，是医院岗位价值目标与个人价值贡献融合的结果。人才任用的核心价值是用出成效、用出成长。

任用的过程是医院与个人价值实现的关键环节，但其在医院日常人才管理中往往被忽视。人才选拔阶段的人岗匹配只是万里长征的第一步，人才任用才是"人岗匹配，价值共生"的长征路。

人才任用是人才素质在岗位工作中转化为解决问题的能力，实现岗位贡献的过程，也是人才释能、建能、赋能的具体体现。人才管理的一切活动，最终的落脚点都在于"用"，唯有"用"才能展才、尽才。

一、胜任力：人才价值赋能

（一）EAP人才价值赋能模型

EAP人才价值赋能模型（见图5-4）由韩根东专家团队自主研发而成。EAP是Efficiency（效能）、Ability（能力）、Potential（潜能）的英文缩写。其中，E指员工的表现给组织价值增值带来的贡献；A指员工的岗位胜任情况，即员工在某一岗位表现出来的与该岗位相适应的能力情况；P代表人才尚未展现出来的能力，是人才能够晋升到更高职位的可能性。

组织如何为人才赋能是当下组织面临的一大挑战。EAP人才价值赋能模型聚焦人才，聚焦能力，聚焦组织内生的人才能力的持续提升，集中于人才的潜能、能力、效能，通过释能、建能与赋能打造组织人才能力供应链。所谓"释能"，是指通过识别高潜人才，激活组织现有的人才能力；所谓"建能"，是指提升组织核心人才的胜任能力；所谓"赋能"，是指提高组织人才的效能。通过释能、建能与赋能这三大作用机制，以组织人才能力为目标，基于现实盘活存量，基于未来构建增量，提高整体人员效能，让人才能力真正成为组织竞争力的源泉。

（二）胜任力激活：释能、建能、赋能

1.从素质到能力——由潜能到显能的胜任力

释能：多元驱动的潜能开发。 很多医院管理者抱怨医院缺少人才，其实每

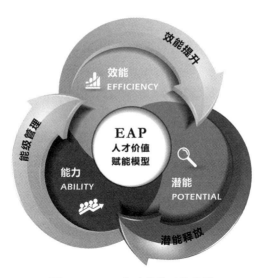

图 5-4　EAP 人才价值赋能模型

家医院都有难以估量的"潜能"宝藏,具体包括两个方面:第一个是员工的"未出力"或"未尽全力",这是员工"愿不愿意"的问题;第二个是员工能力能不能完全发挥的问题。出于环境、体制机制、组织氛围等原因,员工被压抑的能力和意愿可能还远远没有发挥出来。要达到"人人皆可成才,人人尽展其才",医院既要通过人才盘点发现高潜人才,又要努力创造环境和机制,为人才价值的发挥提供机会。从员工个人角度而言,潜能的挖掘需要自我驱动。因此,释能的关键既在于激发人才的内在动机,又在于个人价值、利益与目标的驱动,即组织平台与管理机制驱动和文化与使命驱动。

　　在实践中,若要有效发挥释能的作用,则需要做到以下三点:第一,尊重人才。互联网时代,知识型员工的自我意识崛起,对工作赋予了更多的个人价值和意义。医院要想赢得人才,首先要放下传统的附属关系理念,尊重人才。第二,协调价值观。医院与人才要成为价值共同体,医院既要明确传达自己的愿景、使命和价值观,更要了解人才的价值观,主动倾听人才内心的想法。价值观协调不是把一方观点强加给另一方,而是在沟通和信任的基础上进行的。第三,设计平台。就是设计以人才能力为中心的联结机制、评价机制、激励机制等,通过岗位胜任力管理激活和开发人才潜能,实现需求与资源的完美对接。

　　建能:可持续胜任力提升。建能的作用是帮助医院明确人才能力需求并予以解决,包括医院当前能力需求与未来发展能力需求,解决方案侧重于内部人

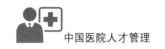

才的培养与发展。在管理对象上,主要聚焦于核心人才、关键人才与高潜人才,体现人才管理体系的战略化与差异化特点。主要工作围绕两方面展开:一是医院核心人才的胜任力培养和提升;二是进行医院人才盘点工作,发掘高潜人才,及时了解人才存量与缺口、人才梯队和后备情况,并采取弥补与提升措施。

如何持续提升医院人才的胜任力?医院需要思考如下具体问题:要打造所需的组织能力,医院具体需要怎样的人才?这些人才必须具备哪些能力与特质?医院目前是否有这样的人才储备?主要差距在哪里?如何培养和开发医院所需的关键人才或继任者?

胜任力既包括专业能力又包括通用能力,还关注人才价值观念和道德伦理观念;相较于现有能力,更关注人才的未来能力,关注人才的能力差距。因此,胜任力模型不是一成不变的,其构建需要与组织战略方向和组织能力紧密联系。人才培养和继任计划是建能的关键。

2. 从能力到贡献——由显能到效能的胜任力

赋能:人才效能提升与保障。赋能即为员工在组织中"能干"工作创造条件及提供保障。赋能是针对组织整体人员效能提升而做的工作,人还是原来的人,但可以通过流程设计、权力赋予及资源配置上的优化,来提高组织人才效能。

人才资源作为医院最有价值的战略资源,为了发挥其应有的价值,医院需要思考:组织流程是否可以优化?是否已将合适的人才放在了最合适的岗位上?任务的组织方式是否高效?面对患者的一线医务人员是否拥有及时解决问题的权限与资源?医院整体效能的提升是否拥有资源平台的支持?

医院一方面需要采取措施降低人才能力的内耗;另一方面需要顺势而为根据大环境的发展与时俱进,进行组织变革与流程优化。医院还要进行资源的有效配置,将资源集中到切实解决问题的人才手中,包括直接面对患者的一线医务人员、高潜人员,或者某个任务团队。资源可以是有形的物质条件支持,也可以是无形的权限赋予。

医院可以通过导师制、带团队、建学科、人才继任等把能力在医院内部不断传播和传承,打造人才能力供应链,通过聚变和裂变效应让人才能力转化为组织能力,实现人才和组织效能双提升。

3. 能力管理——激活冰面下的潜能

能力管理是岗位管理的延伸,其核心是对岗位胜任力的管理。胜任力的概念最早由哈佛大学教授戴维·麦克利兰(David McClelland)提出,他指出,人的工作绩效由一些更根本、更潜在的因素决定,这些"能区分在特定的工作岗位和组织环境中绩效水平的个人特征",就是"素质"(Competency),即胜任力。素质是个人潜在的特性,如动机(Motive)、特质(Trait)、技能(Skill)、自我形象(Self-image)、社会角色(Social Role)、知识(Knowledge)等。他还提出了冰山模型和21项胜任力素质模型。

美国学者莱尔·斯潘塞(Lyle Spencer)和塞尼·斯潘塞(Signe Spencer)则从特征的角度提出了素质冰山模型(见图5-5)。素质冰山模型把个人素质形象地描述为漂浮在水面上的冰山,其中知识和技能属于裸露在水面上的表层部分,这部分是对任职者基础素质的要求,但它不能把绩效卓越者与普通者区分开来,这部分素质也被称为基准性素质(Threshold Competence)。基准性素质是容易被观察和测量的,因而也是容易被模仿的;换言之,知识和技能可以通过针对性的培训习得。自我认知、个性特征、动机、价值观等属于潜藏于水面下的深层部分的素质,这部分素质也被称为鉴别性素质(Differentiating Competence)。它是区分绩效卓越者与普通者的关键因素,职位越高,鉴别性素质的作用就越大。相较于知识和技能而言,鉴别性素质不容易被观察和测量,也难以被改变和评价,这部分素质很难通过后天的培训习得。素质在个体特性中扮演着深层且持久的角色,而且能够预测一个人在复杂的工作情境及担任重任时的行为表现。

(三)玩转"胜任力魔方"

岗位胜任力模型的基本原理是根据组织的愿景、战略、目标,定义组织需要的人才的能力以及各岗位需要的人才的能力,通过培养或补充能力短板,让各岗位的人才能力达到组织的要求,从而创造出高绩效、高价值。医院关键岗位的胜任力模型,应该体现医院关键岗位的能力要求。

1. 医院岗位胜任力模型

医院岗位胜任力模型是在目前医院岗位设置方案和岗位工作职责的基础上,按照医、护、药、技、管等岗位序列,基于麦克利兰等人的冰山模型,从特质、知识、能力、潜能等维度梳理不同岗位的胜任力,为医院人才的招聘、选拔、岗位评估、人才引进与培养等提供科学的工具和方法。

近年来,我国学者试图借鉴国外胜任力理论并结合国内医疗卫生行业现状,通过构建临床医师的胜任力模型来对医师进行评价,主要涉及全科医师、外科医师、妇产科医师、麻醉科医师、急诊医师、眼科医师、口腔医师、儿科医师、中

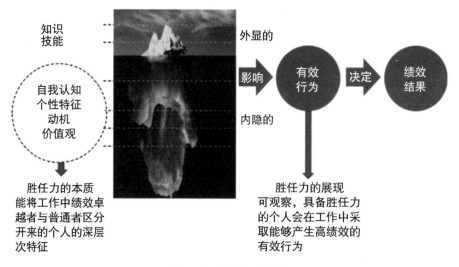

知识
技能

外显的

影响

有效
行为

决定

绩效
结果

内隐的

自我认知
个性特征
动机
价值观

胜任力的本质
能将工作中绩效卓
越者与普通者区分
开来的个人的深层
次特征

胜任力的展现
可观察,具备胜任力
的个人会在工作中采
取能够产生高绩效的
有效行为

图5-5 素质冰山模型

资料来源:北森人才管理研究院.人才盘点完全应用手册[M].北京:机械工业出版社,2020:63.

医医师、精神科医师、公共卫生执业医师等,主要有住院医师、年轻医师、主任医师、学科带头人、科主任等几个层次。研究方法多采用行为事件访谈、工作分析、团体焦点访谈、专家评定、问卷调查等。国内对这方面的研究主要集中在胜任力特征的提取和胜任力模型的构建上,也开始出现少量实证和评价研究(纪婷婷等,2019)。

2.住院医师核心胜任力框架共识

2022年1月,中国医学科学院北京协和医院基于国内外研究成果及临床教学实践经验,经反复研讨、论证、修订,达成了住院医师核心胜任力框架共识(见图5-6),确定了住院医师应具备的6项核心胜任力,即职业素养、知识技能、病人照护、沟通合作、教学能力和终身学习。每项核心胜任力下设具体的胜任力条目,并对其进行详细定义,以阐释框架内涵。同时,设计了包含6种颜色的六边形结构作为住院医师核心胜任力框架的形象化图标。住院医师核心胜任能力框架的6个方面是从基本到高阶,从现在到未来,逐层递进、相互交织的,分别以6种颜色呈现。框架共识对每项胜任力列出了3~4项子要求。其中,职业素养包含职业道德、敬业精神、人文素养和系统改进能力;知识技能包含理论知识、临床技能和临床思维;病人照护包含临床决策、病人管理和病人教育;沟通合作包含医患沟通、团队合作、领导能力和管理能力;教学能力包含临床带教、医学科普和跨专业教学;终身学习包含自我提高、循证医学、审辩性思维和学术研究(张抒扬和张舒,2022)。

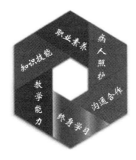

职业素养	知识技能	病人照护	沟通合作	教学能力	终身学习
·职业道德 ·敬业精神 ·人文素养 ·系统改进能力	·理论知识 ·临床技能 ·临床思维	·临床决策 ·病人管理 ·病人教育	·医患沟通 ·团队合作 ·领导能力 ·管理能力	·临床带教 ·医学科普 ·跨专业教学	·自我提高 ·循证医学 ·审辩性思维 ·学术研究

图 5-6　住院医师核心胜任力框架

3. 胜任力魔方

胜任力魔方由韩根东专家团队自主研发而成。

医疗卫生行业六大通用胜任力,分别是执业能力、沟通能力、科研能力、管理能力、学习能力、个人潜质。这六大通用胜任力又分别包含若干细分能力,例如执业能力包含专业知识、临床技能、临床思维、职业素养、人文素养等;沟通能力包含医患沟通、团队合作、资源调配等。

除了通用胜任力,医院不同的岗位还要求不同的核心胜任力。例如,医师岗位的核心胜任力是执业能力,学科带头人的核心胜任力是科研能力,医院管理者的核心胜任力是管理能力。

除此之外,还应该有一个"X 胜任力"的维度,即该岗位人才的"加分项"。X 胜任力因人、因岗而异,成果、代表作、人才某一方面异于常人的特质都可以作为 X 胜任力的方面。某些岗位也要求除通用和核心胜任力之外的附加胜任力。例如,医学领军人才要求具备代表性的科研成果、在学术界有影响力等。

胜任力魔方可以分为一维、三维、六维几种不同的形态。

一维胜任力魔方"优+"图:该图是医疗符号"+"的拓展延伸,6 种不同颜色的方块代表医疗卫生行业的六大通用胜任力(见图 5-7)。一维展开图折叠起来就组成了六维的通用胜任力魔方,可以用于构建医、护、药、技、管等各个岗位的胜任力模型,并配有每一项胜任力的通用词典。

六维通用胜任力魔方:六维通用胜任力魔方的 6 个面分别代表医疗卫生行业的 6 种通用胜任力。每一面又划分为不同的细分维度,用以匹配特定岗位的人才需求。根据特定岗位的人才需求情况,胜任力魔方可以相应地旋转匹配不同的能力模块,从而实现以能力为核心的胜任力模型的构建。用不同的颜色模

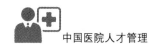

块代表不同的能力,可以直观地掌握不同岗位胜任力的不同组合,在进行人才招聘、选拔、任用、评估时能够有的放矢,为人才精准画像。此外,可以用胜任力评估雷达图(见图5-8)直观地呈现被评估者各方面胜任力的情况。

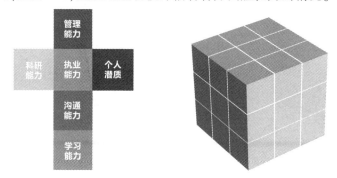

图5-7　一维胜任力魔方"优+"图与六维通用胜任力魔方

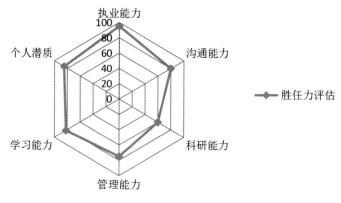

图5-8　胜任力评估雷达图

三维胜任力魔方:就某一具体岗位进行人才画像时,可以直接采用"贴标签"的形式,按照通用胜任力、核心胜任力和X胜任力三个维度(魔方的三个面)直接从胜任力词典中选择相应的能力标签进行匹配组合。这样就可以用一个模型涵盖医疗卫生行业相关的全部岗位,进行自由组合和匹配,充分体现胜任力模型的适配性、发展性和灵活性。

以临床医师为例,执业能力是临床医师的核心胜任力,包括专业知识、临床技能、临床思维、职业素养、人文素养等。此外,临床医师需要具备的通用胜任力包括科研能力、管理能力、沟通能力。临床医师的X胜任力因人、因岗而异,通常包括临床决策能力(急诊科)、医学人文素养(产科、肿瘤科、儿科等)、批判性思维等(见图5-9)。

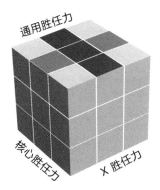

通用胜任力：科研能力、管理能力、沟通能力

核心胜任力：执业能力

X 胜任力：临床决策能力、医学人文素养、批判性思维

图 5-9 临床医师的岗位胜任力魔方

医院中高层管理者的核心胜任力就是管理能力。除此之外，医院中高层管理者需要具备的通用胜任力包括执业能力、科研能力、沟通能力及个人潜质；需要具备的 X 胜任力包括战略决策能力、资源整合能力等（见图 5-10）。

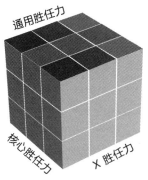

通用胜任力：科研能力、执业能力、沟通能力、个人潜质

核心胜任力：管理能力

X 胜任力：战略决策能力、资源整合能力

图 5-10 医院中高层管理者的岗位胜任力魔方

以此类推，医院的其他岗位也可以构建相应的胜任力魔方，用于人才招聘、选拔、任用、评估等。

六维拓展胜任力魔方：其突出特点是灵活性、可变性、发展性，胜任力进一步细分，可以根据不同岗位的具体要求自由组合，不断拓展，积极应变（见图5-11）。胜任力不是固定不变的，胜任力魔方也是开源的、可拓展的，以人才能力为核心，胜任力可以自由组合，从而适应未来变革的人才管理需求。

岗位胜任力模型的构建为医院人才选拔与任用提供了必要的依据和评价标准。管理者根据医院不同岗位的胜任力要求，就可以有的放矢，按图索骥，精准选拔与任用人才，并与岗位相匹配。

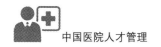

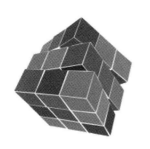

高层管理者评价矩阵				
测评维度	线下测评		线上测评	
	九宫格	360度评估反馈	个性测评	动机测评
高层管理能力	√			
个性			√	
潜能		√		√

图 5-11　六维拓展胜任力魔方

（刘海艳　韩雨彤）

二、以评促用：人才岗位胜任力评价

医院与个体通过人才选拔实现人岗匹配，通过人才任用推动岗位价值与人才价值共生，仅此尚不足以必然提升医院的服务效能，还需要通过岗位绩效评价与人才激励使能。这项工作在当下医院人才管理中得到了广泛关注和高度重视，但实际应用过程中对"事"的绩效评价与对"人"的薪酬激励体系构建得还不平衡，衔接应用得尚不充分，数字化与动态化调整的机制还没有很好地支撑。

（一）全面人才评价方法

人才评价作为指挥棒和风向标，决定着人才发展和培养的导向，影响到人才使用和激励的效果。岗位胜任力作为人才评价的重要抓手，主要解决从"知道"到"做到"；岗位创造力作为胜任力的升华，着重解决从"做到"到"做强、做优"。从胜任力到创造力，从人才服务于组织到组织成就人才，最后形成共同的文化，人才评价也在时间齿轮的滚动下，赋予了本身与时俱进的时代感，最终实现组织与人才共赢。

医院人才评价是集哲学、心理学、医学、数学和管理学于一体的跨学科体系。虽然近年来医院逐步引入了国际上先进的评价体系，但是对覆盖全医疗周期的知识、技能和职业素养的综合评价体系的建立还不够重视。建立以岗位胜任力为导向的全周期、全方位、动态的医院人才评价体系，是医院发展的战略需要,也是满足人民群众医疗卫生需求和健康中国建设的需要。

如图 5-12 所示,人才评价以人才和组织为根本,在胜任力、创造力和引领力三大引擎的驱动下,从适所、适料、适法和适类四个维度加以整合发展,最终形成认同共享的核心文化,集成人才评价的重要方法论。

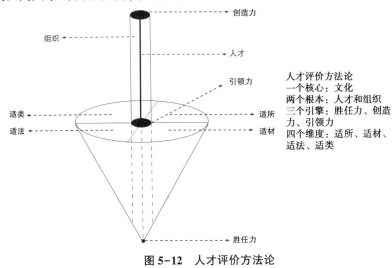

图 5-12　人才评价方法论

(二)多维岗位胜任力评价体系

构建全周期、全方位、动态的医院人才评价体系是创新人才治理体系的重要一环,医院应从规范岗位分类与岗位标准入手,围绕 6 个维度 20 个要素,采用多种方法,基于不同的岗位胜任力模型建立以成果质量和创新性为导向的分类人才评价体系,聚天下英才而用之,形成具有吸引力和国际竞争力的人才治理体系。

1. 岗位胜任力模型分型

根据不同的工作性质和特点,不同的时空范围、目标和需求,岗位胜任力模型可以划分以下四种类型:

(1)职位岗位胜任力模型。它是岗位胜任力模型中范围最狭窄的一种模型,仅适用于某一特定职位。

(2)职能岗位胜任力模型。它是根据职能部门中专业性非常强的某类职位任职者的成功实践,总结归纳出来的岗位胜任力模型。

(3)角色岗位胜任力模型。它是从组织中员工个人所扮演的角色出发,通过深入比较研究,总结概括出来的一种岗位胜任力模型。它跨越了某类职位任职者的专业性和单一性,是对职能岗位胜任力模型的进一步提升。

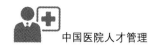

(4)组织岗位胜任力模型。它是从组织发展愿景和目标出发,与组织的核心价值观紧密结合,为满足组织总体战略需要而建立的岗位胜任力模型。它高于其他任何层次的岗位胜任力模型,要求组织内不同工作领域、不同层次和不同职位上的所有人员都具备岗位胜任力。

2.岗位胜任力评价维度

岗位胜任力的提出者麦克利兰认为,岗位胜任力包括六个方面的内容:①知识,某一特定领域的有用信息;②技能,从事某一活动的熟练程度;③社会角色,希望在他人面前表现出来的形象;④自我形象,对自己的身份、个性和价值的认识与看法;⑤特质,个体行为方面相对持久而稳定的特征;⑥动机,那些决定外显行为的自然而稳定的思想。岗位胜任力的这六个方面的内容形成了一个有机的层次体系。

医院应建立人才岗位胜任力评价体系,并明确评价标准,从知识、技能、社会角色、自我形象、特质、动机等多个维度对医务人员进行评价,以区分优秀人才和普通的医务人员之间的差异,并从中选拔出真正能够适应岗位要求的核心人才。

3.岗位胜任力评价要素

岗位胜任力模型的要素共有 20 个,对人才的知识、技能、社会角色、自我形象、性格、动机做了全面的概括,形成了完整的胜任力模型。

(1)成就与行动族,具体包括 4 个胜任力要素:成就动机,主动性,对品质、次序和精确度的重视,信息采集、收集意识和能力。

(2)帮助与服务族,具体包括 2 个胜任力要素:人际理解能力,客户服务导向。

(3)冲击与影响族,具体包括 3 个胜任力要素:影响力,关系建立能力,组织认知能力。

(4)管理族,具体包括 4 个胜任力要素:培养他人意识与能力,团队合作精神,团队领导能力,命令/果断性。

(5)认知族,具体包括 3 个胜任力要素:分析式思考能力,概念式思考能力,技术、职业、管理专业知识。

(6)个人效能族,具体包括 4 个胜任力要素:自我控制,自信,弹性,组织承诺。

4.岗位胜任力模型构建方法

岗位胜任力模型的构建可以采用多种方法,包括行为事件访谈法、专家小组法、问卷调查法、全方位评价法和观察法等(王怀明,2014)。目前,普遍采用的是麦克利兰的行为事件访谈法。行为事件访谈法一般采用问卷和面谈相结合的方式。通过访谈,获得关于过去事件的全面报告,然后通过独立的主题分析,比较一批成功者与一般员工或非成功者导致绩效差距的行为特征,找出关键的支持高绩效的行为特征。这些能够区分在特定工作领域或岗位上的成功者与非成功者的行为事件和行为特征就组成胜任力特征的"特征素材库"。在此基础上,选择那些与工作要求关系特别明显的特征作为该工作领域或岗位的胜任力特征,并根据多方面的实际资料确定各胜任力特征的权重,组成相应的胜任力特征(指标)体系。

(三)人才岗位胜任力评价步骤

1.定义绩效标准

绩效标准一般采用工作分析和专家小组讨论的办法来确定,即运用工作分析的各种工具与方法明确工作的具体要求,提炼出鉴别优秀的员工与表现一般的员工的标准。专家小组讨论则是由优秀的领导者、人力资源管理者和研究人员组成的专家小组,就此岗位的任务、责任和绩效标准以及期望优秀者表现的胜任力特征和特点进行讨论,并得出最终的结论。如果客观绩效标准不容易获得或经费不允许,那么一个简单的方法就是采用"上级提名"。这种由上级领导直接给出工作绩效标准的方法虽然较为主观,但是对于优秀的领导层而言也是一种简便、可行的方法。医院应根据自身的规模、目标、资源等条件,选择合适的绩效标准定义方法。

2.选取分析的效标样本

根据岗位要求,在从事该岗位的员工中,分别从表现优秀和表现一般的员工中随机抽取一定数量进行调查。如果需要建立的是鉴别性岗位胜任力模型,则需要找出表现优秀者与表现一般者两组人;如果需要建立的是基准性岗位胜任力模型,则需要找出表现一般者与表现不尽如人意者两组人。

3.获取效标样本的有关胜任力特征的数据资料

可以采用行为事件访谈法、专家小组法、问卷调查法、全方位评价法和观察法等获取效标样本有关胜任力特征的数据,但一般以行为事件访谈法为主。

4.建立人才岗位胜任力评价模型

首先从行为事件访谈报告中提炼出胜任力特征,对行为事件访谈报告进行内容分析,记录各种胜任特征在报告中出现的频次。然后将优秀组和一般组胜任力特征出现的频次与相关性统计指标进行比较,找出两组的共性与差异特

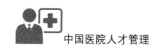

征。根据不同的主题进行特征归类,并根据频次的集中程度估计各类特征组的大致权重。

5.验证人才岗位胜任力评价模型

验证人才岗位胜任力评价模型可以采用回归法或其他相关的验证方法,关键在于选取什么样的绩效标准来做验证。

(四)激励导向的胜任力评价

近年来,各级各类医院均开始探索运用岗位胜任力模型实行人才管理,但实际运用情况并不理想,岗位胜任力模型被很多医院束之高阁或流于形式。显然建模不是最重要的,重要的是将建好的模型用起来,获得业务部门认可,同时与人才的选、用、育、留紧密地结合起来,只有这样才能真正发挥岗位胜任力评价的价值。

如果评价的目的是淘汰和优化员工,就选取结果产出(绩效)和价值观指标。如果评价的目的是寻找高潜人才,就选取结果产出(绩效)和潜力指标。如果评价的目的是激励人才,那么只选取结果产出(绩效)指标即可。如果评价的目的是发展人才和改进绩效,则可以选择结果产出(绩效)和能力(胜任力)指标。

人才队伍建设是人才评价工作的根本目标,医院要不断地对不同的目标群体进行跟踪监控,将每个员工在不同岗位上的职业能力表现、工作动机演变、绩效成就等录入职业档案,通过数据的分析比对,了解其职业能力的强化程度、专业技术的成长方式,以及职业成熟度的养成过程,从而在高流量、高流动性的员工群体中迅速发现、定位最有能力的员工,实现人才梯队后备力量的整合梳理,推动内部人才的高速培养。

医院构建人才岗位胜任力评价体系,需要结合自身实际发展状况及未来发展目标,加强人力资源管理工作中岗位胜任力模型的应用和深化,并积极探索与完善现有人才评价体系和方式,对在岗人员工作水平和人员素质进行客观、规范的评价,实现人员的优胜劣汰和人才梯队的整合梳理,为各岗位储备匹配的人才,从而实现优质、健康发展的目标。

(曹英娟　米文杰)

第四节 人才激励：提升人效

人是管理的起点，也是终点。德鲁克把管理定义为"关于人的管理"。所有资源都受制于机械原则，唯有人不是，因而卓有成效的管理能够为组织注入生命，让组织生机勃勃。

随着以知识经济为特征的新经济形态的形成，人才已逐步成为关乎医院发展大局的战略性资源，是医院价值创造体系顺利构建的重要支撑，医院绩效激励开始从以目标考核为主的激励模式向以激活、赋能组织及个人为主的激励模式转变，最终实现个人与组织的视域融合和价值共生。为此，医院需要在深入剖析人才胜任力特征和成长发展需求的基础上，有针对性地构建未来多元化的激励体系，激活与赋能双轮驱动人才成长（见图5-13）。

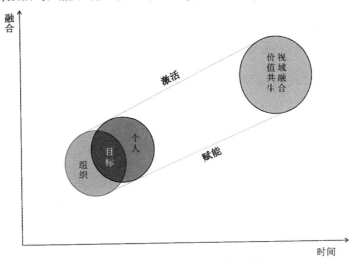

图 5-13 人才成长的绩效激励模型

(一) 人才激励进入新形态

数智时代，行业和领导者都面临前所未有的挑战，即数字化颠覆变革的挑战和不确定性与坚脆现象[①]的挑战。数字化所带来的破坏式创新使行业、技术、

---

① 坚脆现象(Robust-yet-fragile)是加州理工学院研究员约翰·道尔(John Doyle)提出的认识自然与社会的一个重要概念，形容一套复杂系统在遇到预期(边界)之内的危机时能够应对和复原，但在遇到预期(边界)之外的威胁时却不堪一击。

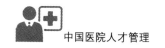

产品加速迭代转型,组织边界越来越模糊,人人都是创造的主体。同样,随着医保支付结算制度改革加速,耗材控费,以及公立医院绩效考核的压力,医院收入遭遇天花板,医疗服务按价值付费进入新常态,人才发展进入新时代,人才激励进入新形态(见图5-14)。

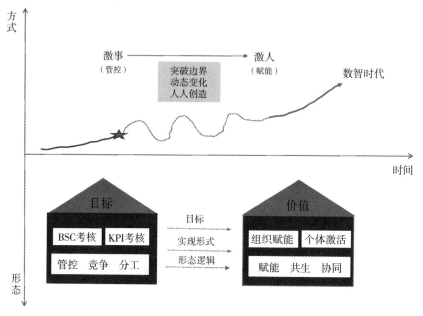

图5-14 人才激励新形态

(1)由管控到赋能。过去,在组织的设计里只有角色,没有具体的人。个体与组织的关系是组织常常专注于自己的目标,而忽略个体。个体要对组织目标有所贡献,组织激励的手段主要是 BSC(Balanced Score Card,平衡计分卡)考核、KPI(Key Performance Indicator,关键绩效指标)考核、追踪考核等,以评估个体目标达成情况,并给予相应的评级或打分,作为日后晋升或薪酬激励的依据。数智时代,外部环境是动态变化的,个体开始觉醒并富有创造力,组织边界越来越模糊,个体与组织的关系发生了改变。这就要求组织目标必须涵盖个体目标,如果没有涵盖个体目标,则个体与组织就不发生关联。管理者是组织的控制者、决策者、信息者和人际关系者,如果沿着原来的角色定位,则已经解决不了这个问题。所以,数智时代,人才管理形态由管控转向赋能,由提升员工胜任力转向激发员工创造力。

(2)由竞争到共生。工业化时代,医疗卫生行业和资源的边界相对清晰,组织以目标结果为导向,采用"胡萝卜+大棒"的方式考核个体的目标达成情况,个体在一个考核等级分明的空间寻求立足点,遵循的是"竞争逻辑"。走到数智时代,组织需要极强的灵活性和无边界协作来应对外部变化,任何一个组织和个体都不能独立创造价值,需要与不同的组织和不同的成员去做共生。所以,数智时代,人才发展形态由竞争转向共生,个体与组织共同成长。

(3)由分工到协同。工业化时代,科学管理之父泰勒曾经用分工的办法将效率提升到以往任何年代都无法比拟的高度,但也将人变成了"机器"。人工智能的出现,以及更加巨大的变革与冲突的到来,导致不确定性增加,一切都在重构之中。我们看到一个与之前完全不一样的情形出现,那就是管理的效率不仅来自分工,更来自协同,因而要求组织具备一些新能力:"强链接"能力,构建柔性价值网,将组织、个体视作同一个生态系统中的参与者,通过相互协同推动生态的繁荣。所以,数智时代,人才工作形态由分工转向协同,个体与组织共创共享价值。

最后,不断连接的资源汇聚在一起后,通过组织向个体赋能,鼓动协同、推动共生,创造新的医疗价值,然后又重新回到赋能的维度上。

(二)医院绩效激励使能新概念

医院绩效激励使能是指通过激发组织和个体的内在动力,更好地释放组织和个体的潜能,从而释放其创造性。医院绩效激励使能主要包括组织使能和个体使能(见图5-15)。

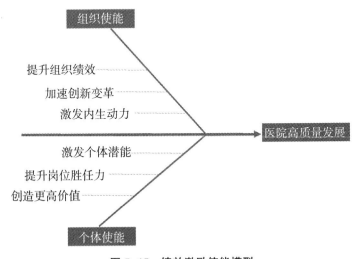

图5-15 绩效激励使能模型

组织使能是指通过激发内生动力、加速创新变革及提升组织绩效,更好地

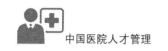
释放组织潜能,推动医院新旧动能转换,促进医院内涵式发展。个体使能是指激发个体潜能、提升岗位胜任力、创造更高价值,实现个体成长与组织发展的和谐统一。

医院绩效激励使能重点强调激发内在动力,这是区别于传统绩效激励管理最显著的地方,其将动机的关注点从外部转向内部,是"使能"个体,是用内在兴趣和胜任感激发,是内在动机,是自主+潜能+胜任+创造,而不是管理和控制员工,也不是"胡萝卜+大棒"。

激活组织,以推动医院高质量发展。绩效激励使能能够激发组织和个体的内在动力,加速组织的变革和人才的成长,医院战略实现在量化的过程中达到质的飞跃,推动医院由规模发展向高质量发展台阶迈进。

激活个体,以实现个体与组织价值共生。医院绩效激励使能的根本目的在于个体与组织价值共生,透过完成组织的目标成就个体,释放组织中个体的潜能,从而激活整个组织的活力,强化医院的凝聚力。

(三)多元化医院薪酬激励模型

综合激励理论是美国行为科学家爱德华·劳勒(Edward Lawler)和莱曼·波特(Lyman Porter)提出的一种激励理论,也叫期望激励理论。该理论认为,一个人在做出了成绩后,将得到两类报酬:一种是外在报酬,包括工资、晋升、安全感等;另一种是内在报酬,即一个人因工作成绩良好而给予自己的报酬,如感到对社会做出了贡献、对自我存在的意义及能力的肯定等。内在报酬与外在报酬是不能决定个体是否"满足"的,其间必经过"所理解的公正报酬"来调节,也就是说,一个人要把自己所得到的报酬同自己认为应该得到的报酬相比较。如果他认为相符合,那么他就会感到满足,并激励他以后更好地工作;如果他认为自己所得到的报酬低于"所理解的公正报酬",那么即使事实上他得到的报酬并不少,他也会感到不满足甚至失落,从而影响他以后的努力。

综合激励理论告诉我们,医院必须将"努力——绩效——报酬——满足"这个连锁效应贯彻到知识型员工的激励过程中去,形成促进他们积极行为的良性循环。根据综合激励模型,可以确定激励体系主要包括这样几个激励因子,即报酬、期望值、能力和对工作的认识。因此,我们可以得出知识型员工的激励策略包括报酬激励、精神激励和工作激励。不同的激励策略中又有各种激励方式,不同层次的员工需要的激励方式各不相同,对知识型员工真正有效的激励方式是从员工的特点出发,进行各种激励方式的有效选择及其组合。只有这样才能更为有效地激励知识型员工,做到人尽其才、人尽其位。

　　基于综合激励理论,医院应打破单一的薪酬分配模式,构建多元化的薪酬激励模型(见图5-16),用于搭建医院系统、有效的薪酬激励体系,提升人员激励效果。

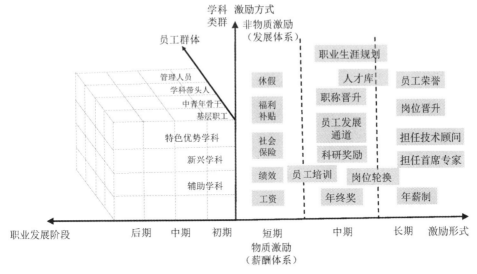

图5-16　多元化的薪酬激励模型

　　医院薪酬激励体系设计从员工群体、学科类群、职业发展阶段、激励方式和激励形式五个维度展开并落实,以提升不同员工群体个体价值为目标,根据不同职业发展阶段,打造多元化的薪酬激励体系,实现组织与个体协同共生、价值共享。

　　针对员工群体,根据医院人才分类标准将其划分为管理人员、学科带头人、中青年骨干和基层职工。

　　针对学科类群,根据医院学科发展实际将其划分为特色优势学科、新兴学科和辅助学科。

　　针对职业发展阶段,根据美国职业规划大师唐纳德·舒伯(Donald Super)的生涯发展五阶段理论(成长阶段、探索阶段、确立阶段、维持阶段和衰退阶段),将个体的职业生涯分为初期、中期、后期三个阶段:一般25~30岁为个体职业生涯的初期,31~44岁为个体职业生涯的中期,45~60岁为个体职业生涯的后期。

　　激励方式分为物质激励和非物质激励两种。

　　激励形式分为短期、中期、长期三种。

(张艳丽　伏广照　李师军　梁宁)

第六章
人才培育、保留与继任

　　人才培育、保留与继任既是医院的人才管理制度安排，更是个体人才规划的自我担当，人才发展的供给侧改革。TAT 人才成长模式、CPD 持续专业发展，为医院人才培育、人才保留、人才继任提供持续的人才能力供应链，为医院学科发展赋予"人技协同、人际协作"的健康度。

人才的选拔、任用与激励是从管理角度,为医院人才管理赋能、使能的综合管理过程,体现了医院自上而下的战略价值传导、制度机制设计。而人才的培育、保留与继任就不仅仅是管理强化能够达到的效能,其更需要激发个体,唤醒个体,使其参与人才治理。通过培育"成长得起来",通过能力进阶"留得下来",适应医院的继任计划"供得上去",可称为医院人才管理供给侧改革。

随着时代的变迁和数字化转型,个体的主体意识不断增强。但是,这种主体意识不仅体现在对医院提出要求,更要担当起自我价值赋能、提升岗位贡献的个体责任。

岗位是医院人才管理的基石,学科是医院与人才价值共生的生态圈和能量圈。学科是医院人才与技术,人与人协同发展形成的命运共同体,学科健康度是良好的人技协同与人际协作的一种表现。以岗位为基石,以人才盘点为基线,促进人岗匹配,构建人才的成长力、进化力,是医院人才管理的组织责任体现。此外,医院应以学科健康度为目标,以人才培育、保留与继任的持续赋能充分激活医院人才治理过程中的个体责任担当。

第一节　人才培育:构建人才"成长力"

成长力不同于胜任力。胜任力是人与岗的匹配,通过任用和激励,将个人素质、能力转化为绩效、贡献,是一种外在驱动力。而成长力偏向于个体,是一个人持续成长的动机、方法和能力,是一种内在驱动力。医院人才培育需要构建平等的机会,建立持续的激励机制。但是随着时代的变迁,个体的主体意识增强,公共的、公平的教育培养资源和平台日益广泛,教育培训资源的社会化趋势日益明显。因此,在人才培育方面,构筑人才自发的成长力是实现人才培育价值的重要着力点。

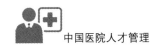

只有通过成长力的培育,才能让人才突破胜任力的平凡,走向创造力的卓越。因此,成长力是人才培育的关键能力。唯有内生的成长力不断提升,外生的岗位胜任力要求才能激发创造力的激情,实现个人价值与医院价值共生。

一、TAT 人才成长模式

TAT 是 Transfer(转变)、Ability(能力)、Tutor(导师)的英文缩写,旨在通过管理解剖完成角色转换认知进阶,通过岗位历练完成创新实践能力进阶,通过教练技术完成赋能创造管理进阶。三进阶是 TAT 人才成长模式的核心价值内涵。

"学习改变认知,理论反哺实践,传播升华自我"的"三角色转换"是 TAT 人才成长模式的三个核心单元,而"唤醒认知双驱动——教学相长双促进——职业教育双元制——螺旋层次双递进"是 TAT 人才成长模式的方法路径(见图 6-1)。

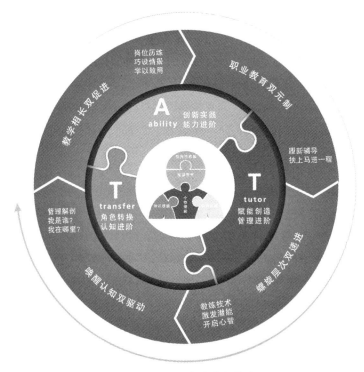

图 6-1 TAT 人才成长模式

(一)自我盘点与认知转换——认知力成长

"我是谁? 我在哪里?"TAT 人才成长模式的动力循环起始点是唤醒个体的

自我认知,实现个体的自我盘点。通过"过去时、现在时、未来时"的职业发展梳理,"何德何能立足当下与未来"的核心技能价值反思,以及"一对一管理解剖",学习者理性盘点自己的优势与不足,唤醒对职业发展的认知。

TAT"唤醒认知双驱动"的核心是"心理动力和愿景驱动"。"尊重、聆听、共情、信任"是管理解剖的前置条件;"循证心理咨询"是自我认知力成长的核心技术;"愿景驱动"帮助学习者从角色转换到角色胜任,并完成认知进阶、价值彰显。顺境回眸,自己反思自己,是一种需要不断培养的能力,也是学习者主体责任的发挥,更是人才成长内驱力的关键。

对此,人才培养的理念、模式和方法需要创新。面向认知力成长的培育,与传统的继续教育项目、专题讲座有较大不同。它是一种定制化、系统化的质变学习;多元化、个性化的因材施教;通过学习和唤醒,完成自我认知角色转换。

1.培养理念创新

个性化定制:培训没有固定的程序,而是完全基于学习者的知识结构、文化背景和职业发展需要进行个性化定制。其课堂形式也是多样化的,如情景模拟、翻转课堂、小组讨论、管理解剖、拓展训练等,寓教于乐、寓学于趣。

系统化集成:理论与实践并重,当下与未来衔接。培训以问题为导向,以案例为载体,以应用为目标,课程涵盖卫生政策、典型案例、现代管理科学、国学管理智慧、领导力训练等。

强调学习转化:培训强调学以致用、知行并进。"多学科交叉课题研究开题答辩"是学习者战略规划、系统设计、团队建设、危机应对等综合能力的"预演排练","远程指导""管理体验""履新辅导""线上线下一体化服务"更是"扶上马送一程"的持续跟进。

强调质变学习:培训不仅是一个帮助学习者设定发展目标、规划发展路径、实现目标愿景的过程,更是一个激发潜能、启迪思想、唤醒心灵的过程。苏格拉底的"产婆术"是培训课堂重要的教学模式之一。

表 6-1 是针对医院中高层管理者和后备人才项目的定制化培训课程。

表 6-1　医院中高层管理者和后备人才项目定制化培训课程

发展模块	学习主题	学习内容	学习目标	培养方式
管理基础	管理知识	医院管理学、组织行为学、卫生经济学	了解	课堂教学

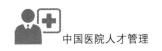
发展模块	学习主题	学习内容	学习目标	培养方式
管理进阶	管理技能	医院战略管理、医院运营管理、医院绩效管理、医院人才管理、泛医政管理、批判性思维与决策	掌握	课堂教学
管理实践	管理实践	患者体验、健康传播、学科健康度评估、医学人文与场所精神、医院文化建设、团队建设与执行力提升、医院数字化转型	应用	案例研讨
自我认知	角色认知	PDP领导者性格测试、变革型领导问卷、循证心理咨询、领导者情绪管理	反思	管理解剖
工具应用	工具模型	人才盘点技术、临床情景模拟技术、常用医院管理工具	应用	案例教学
领导力	领导力训练	履新讲话、危机应对、新闻发言、情景对话、团队建设、赋能激励	应用	拓展训练

2.培养模式创新

从课堂教学情景剧表演到户外拓展实战演练,创新的培养模式让人才培养从外显的知识传递到内在的心灵唤醒,促成认知力成长与高质量学习。

微学习:微学习是一种短时间内特定视角表达的教学单元。微学习以信息技术为依托,以脑科学认知理论为基础,以多元化的学习体验为载体,以微小的学习单位灵活渗透到学习者的培训进程中。如晨读国学经典、推演《孙子兵法》、学员作业点评、优秀短文或视频分享等,让学习者在轻松的氛围中形成"朋辈学习"群体,利用碎片化时间学习。

沉浸式学习:打破思维定式,跳出繁杂工作,懂得停下来静思学习,从"工具属性"转向"价值属性"是一种智慧。静坐培训课堂,启迪智慧思想。每天从早上8点到晚上22点,连续五天的多元化学习,让学习者产生"质"的改变。为了完成每天的作业和论文答辩,参训学员甚至通宵达旦,这样的学习经历是难忘的,也是脱胎换骨式的,通过沉浸式的学习方式给予学员心灵的深深触动。

学术沙龙:参加培训的医院中高层管理者在各自不同的管理领域有着丰富的管理经历、经验、问题和困惑,彼此之间的深入交流和分享起到"朋辈学习"的效果。培训中举办的班级学术沙龙有着"别样的味道":首先通过班委竞选,对学习者"领导形象、语言表达、逻辑思维"进行"三点评";其次就"就职演说、观点博弈"进行"自评他评"。这样的头脑思辨、策略辅导,让学习者脱胎换骨、茅塞顿开,在反思和顿悟中获得角色转变和知识迁移。

户外拓展: 户外拓展有助于提高个体的自我认知,即通过生理体验"激活"心理感觉,再将团队合作、复原力、意志力等能力迁移到实际工作中。户外拓展是从课堂教学深化到体验式户外教学的一种寓教于乐、理论联系实践的"实战型演练"。"从田忌赛马到战略制定""从情景对话到高效沟通""从极限挑战到识人、用人与激励"等别具一格的课程设计和教学体验,让学习者在参与中得到磨炼和升华。

情景模拟: 情景模拟实际上是一种测评辅导技术,根据学习者工作场景创设一个典型情景或案例复盘,通过学习者角色扮演、案例分析、小组讨论等方式开展,如履新讲话、危机应对、新闻发言等。

"领导力情景模拟训练"是面向医院管理者的情景模拟,可以将理论学习与认知改变带来的成果迁移到管理实践中。培训导师还将参训学员细分为新任期、在岗期和提升期。因为不同时期的管理者挑战不同,培养的重点应有所侧重。对于新任期管理者,要通过测评、管理解剖的方式,让他们更快地了解角色对他们的要求,以及更加准确地认知自我。在岗期内,管理者不断在实践中应用新学习的领导技巧,逐步形成个人的领导风格。当管理者对本岗位的角色有了足够深刻的认知,并且能够展现出必要的行为证明对岗位的胜任时,则可以开始准备开启下一个角色的旅途,进入提升期。

3.培养方法创新

为了持续为人才成长提供知识养分,为人才认知改变提供新的思维和视角,需要创新测评技术。自我认知测评技术可以协助个体建立具象化的自我认知。

领导胜任力差距评估能够帮助领导者明确自己在领导胜任力各个维度的能力差距,从而有针对性地通过相应模块的能力提升课程和训练提升领导胜任力。表6-2为领导胜任力差距评估举例。

表6-2　领导胜任力差距评估

维度	领导胜任力										差距
	低		中低		中		中高		高		
	1	2	3	4	5	6	7	8	9	10	
打造团队				√							3
高效执行									√		−1

（续表）

维度	领导胜任力										差距
	低		中低		中		中高		高		
	1	2	3	4	5	6	7	8	9	10	
沟通协调					√				▨		4
鼓励他人				√			▨				3
计划组织								▨	√		−1
绩效辅导					√		▨				2
知人善任				√	▨						1
主动进取									√▨		0
专业能力								▨	√		−1

注：√表示领导胜任力标准要求，▨表示学习者领导胜任力测评结果。

PDP 领导者性格测试用于测评领导者的领导特质和人际风格，帮助领导者认知自我、了解下属、知己知彼、扬长避短，更加直观地提升自我认知能力，是一种良好的自我认知测评技术。表 6-3 为 PDP 领导者性格测试举例。

表 6-3　PDP 领导者性格测试

题目	非常同意	比较同意	差不多	一点同意	不同意
1.你是一个值得信赖的人吗？					
2.你个性温和吗？					
3.你有活力吗？					
4.你善解人意吗？					
5.你独立吗？					
6.你受人爱戴吗？					
7.你做事认真且正直吗？					
8.你富有同情心吗？					
9.你有说服力吗？					
10.你大胆吗？					
11.你精确吗？					
12.你适应能力强吗？					
13.你组织能力好吗？					

（续表）

题目	非常同意	比较同意	差不多	一点同意	不同意
14.你积极主动吗?					
15.你害羞吗?					
16.你强势吗?					
17.你镇定吗?					
18.你勇于学习吗?					
19.你反应快吗?					
20.你外向吗?					
21.你注意细节吗?					
22.你爱说话吗?					
23.你协调能力好吗?					
24.你勤劳吗?					
25.你慷慨吗?					
26.你小心翼翼吗?					
27.你令人愉快吗?					
28.你传统吗?					
29.你亲切吗?					
30.你工作足够有效率吗?					

变革型领导问卷对变革型领导德行垂范、愿景激励、领袖魅力、个性化关怀等方面进行量化测评。表6-4为变革型领导问卷举例。

表6-4　变革型领导问卷

序号	评分项目	评分
1	不计较个人得失,尽心尽力工作	
2	不会把别人的劳动成果据为己有	
3	不会给员工穿小鞋,搞打击报复	
4	为了部门/单位利益,能牺牲个人利益	
5	业务能力过硬	
6	对工作非常投入,始终保持高度的热情	

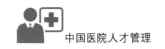
（续表）

序号	评分项目	评分
7	在与员工打交道的过程中,会考虑员工个人的实际情况	
8	吃苦在前,享受在后	
9	向大家描绘了令人向往的未来	
10	会向员工解释所做工作的长远意义	
11	关心员工的工作、生活和成长,真诚地为他(她)们的发展提建议	
12	注重创造条件,让员工发挥自己的特长	
13	经常与员工一起分析其工作对部门/单位总体目标的影响	
14	耐心地教导员工,为员工答疑解惑	
15	思想开明,具有较强的创新意识	
16	热爱自己的工作,具有很强的事业心和进取心	
17	能与员工同甘共苦	
18	能不断学习,以充实提高自己	
19	能让员工了解本部门/单位的经营理念和发展目标	
20	能让员工了解本部门/单位的发展前景	
21	能把自己的个人利益放在集体和他人利益之后	
22	能经常与员工沟通交流,以了解员工的工作、生活和家庭情况	
23	能为员工指明奋斗目标和前进方向	
24	敢抓敢管,善于处理棘手问题	
25	廉洁奉公,不图私利	
26	愿意帮助员工解决生活和家庭方面的难题	

结果分析:

——德行垂范分量表,反映被测者认为自我具有奉献精神、不计较个人得失、为了集体利益而甘愿牺牲个人利益、能与员工同甘共苦、不图私利、严格要求自己等。

——愿景激励分量表,反映被测者能向员工描绘未来、让员工了解本部门/单位的前景、为员工指明奋斗目标和前进方向、像员工解释所做工作的意义等。

——领袖魅力分量表,反映被测者自身业务能力过硬、思想开明,具有较强的创新意识,具有较强的事业心,工作上非常投入,能用高标准来要求自己的工作等。

——个性化关怀分量表,反映被测者自己在领导过程中考虑了员工的个人实际情况,为员工创造成长的环境,关心员工的发展、家庭和生活等。

(二)理论提升与实践赋能——行动力成长

面向认知的培训学习,认知测量只是起点。通过认知转变达到的自我盘点需要转化为行动的能力,即个体的行动力成长。有"初心"没"出发",有"认知"无"改变",只"出题"不"解题"这些工作中常见的现象,本质上是因为成长力建设停留在了单纯的理论学习或认知改变环节而停滞不前,这样的成长力是虎头蛇尾没有价值的。

"知行合一、学以致用"是能力、是智慧,更是学习者综合素质的检验。此阶段个体从学习者转向实践者,需要在行动学习中通过不断解决各种复杂的、挑战性问题,培养战略思维、系统思维、变革创新等管理中需要的素质,并积累出大量可应用的管理工具、案例,这都将有助于促进管理改善与个体成长。

事实上,行动力成长比认知力成长更具挑战,是进阶,更是一种跨越。此阶段的成长需要内在驱动力与外在驱动力共同发力。而"教学相长双促进""职业教育双元制""螺旋层次双递进""知行合一、学以致用"成为此阶段能力进阶的关键。

1. 教学相长双促进

教学相长双促进是一个非常重要的教学理念和模式设计。学员行动力成长的第一层次,是遴选理论与实践并重的师资队伍,既要遴选卫生政策、医院管理、临床实践理论研究专家,又要遴选富有实践经验、业界公认的实战型管理和应用专家。唯有理论与实践相结合,才能确保参训学员"明方向、敢担当、善统筹、会实战"学以致用。

2. 职业教育双元制

职业教育双元制是学员行动力成长的第二层次,既有偏重理论的职业教育,又有偏重实操的职业培训;既有课堂教学,又有体验式户外教学,以及学习角色体验。成人教育非常重要的一点是让理论指导实践,用实践验证理论,进而推动"三个转向":在知识教育上由单学科知识的传授转向多学科知识的渗透,在素质教育上由单一素质的培育转向综合素质的培育,在能力培养上由单纯的学习能力培养转向评判与探索并进的创新能力培养。

3. 螺旋层次双递进

行动力成长的第三层次是将课堂所学理论知识与实践对接,并在此基础上

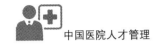

创新实践,进而达到螺旋层次双递进。

对于学习者而言,行动力成长的第一层次是从实践到理论,第二层次是从理论到实践。而此阶段,是将所学到的新理念、新技术传播给更多的同事,而此时个体的身份又成为"讲者"。因此,教学相长双促进的过程也是催生螺旋层次双递进高阶思维能力形成与发展的过程。该模式不仅要求讲者直面问题,指导并帮助同事应对各种管理挑战,还要在理论学习、实践对接、总结复盘中找到理论支撑与更优的科学方法。

4.知行合一、学以致用

"纸上得来终觉浅,绝知此事要躬行。"行动力成长既是将学习的认知转化为行动,形成岗位贡献;又是一种深入的学习,对认知的检验和创新的升华。"先知而后行""先行而后知"是成长力学习的螺旋递进。因此,没有行动的学习是没有完成的认知提升。通过学习激发的认知或许是一时情绪化的认识,或许是别人的体验拿来应用。事实上,知行合一的关键不但是看行动、看效果,更重要的认知改变带来的价值增值。

因此,个体在行动转化和能力提升方面要避免三个误区:第一是有知无行,也就是通过学习认知而没有激发行动;第二个是知行分开,表里不一,理论学习是一套,实际操作又是一套,这既有损医院的岗位绩效,又不利于个体的价值归属与个体的成就感和获得感;第三个是拿来主义,生搬硬套,不究知识的基本原理,照猫画虎。真正的知行合一是实事求是地根据客观事物的发展规律,利用理论知识的基本原理和思维方法指导实践。

CPD 管理进阶培训

CPD 管理进阶培训主要面向医院中高层管理者,旨在推进中国医疗卫生行业中高层管理者积极吸纳先进思想、优化认知结构、激发创新意识、掌握现代化管理手段,以适应现代医院管理和医疗卫生发展的要求,助力医药卫生体制改革。2010 年至今,已有上千名管理者接受 CPD 管理进阶培训,该研修班被誉为"中国医院院长职业化管理的黄埔军校"。

其中,管理解剖(见图 6-2)是 2010 年由韩根东专家团队开创的一种有效识别和激活医院高潜管理人才的方法。该方法主要以理解层次模型及其管理应用,对参训学员进行一对一领导特质与行为分析,取得了显著效果,这也是众多医院管理者慕名而来参加培训的主要原因之一。

青年医师能力进阶培训

青年医师能力进阶培训主要面向医院青年医师成长(含住院医师规范化培

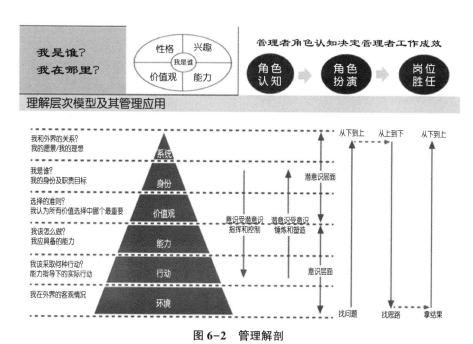

图 6-2 管理解剖

训）。事实上,临床思维能力的训练和临床鉴别诊断能力的培养是医学教育的核心。而传统的医学教育模式亟待向临床情景模拟教学模式转变。尤其是对于刚刚走上临床岗位的青年医师而言,如何快速上手,迅速成长为一名合格的临床医师？如何培养临床思维,面对复杂多变的病情做出精准诊断？面对浩如烟海的医学典籍和艰深晦涩的专业知识,如何提纲挈领、举一反三？亟须一本"通关秘籍"和"名师"点化。

临床情景模拟教学法以临床情景剧表演的形式吸引青年医师广泛参与。其通过设置一种仿真的工作场景,要求青年医师按照一定的规范和流程,完成一系列操作,从而锻炼和提升青年医师的临床思维能力、操作能力及医患沟通能力和医学人才素养,充分发挥青年医师的积极性、主动性和创造性,改变其单纯接受知识的被动与乏味。

调研发现,虽然目前全国已有部分医院建立了临床情景模拟教学中心,投入了大量资金用于场地建设和设备购置,但是如何创设情景、设计课程、编写教案、开展情景教学,最大限度地发挥临床情景模拟教学的核心优势和价值,是一大挑战。《临床情景模拟教学培训教案》为开展情景模拟教学,提升青年医师的临床专业技能、提高基层医师的临床思维与决策能力提供了工具抓手。尤其是思维导图在临床思维能力培养中的应用,为培养青年医师建立和完善发散性

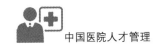

思维,避免发生误诊、漏诊提供了思维工具。而临床循证的"5A"步骤,即 Assess(评估患者)——Ask(提出临床问题)——Acquire(采集最佳证据)——Appraise(评价证据)——Apply(应用于患者),为临床诊疗提供了符合循证医学证据的决策支持;再辅以客观的结构化考核表单评估工具,形成了完整的诊疗体系,为青年医师临床专业技能及临床思维能力的提升铺就了进阶路径(王乐华和韩根东,2020)。《青年医师成长手册:鉴别诊断手绘版》更是以手绘漫画的形式情景再现临床常见病、多发病的诊疗过程,紧扣鉴别诊断的关键点,将复杂的理论情景化,注重总结经验、提炼模式、反思复盘,实现批判性思维的训练与能力的进阶(韩根东等,2018)。

孕产期 GMHP 心理指导师培训

孕产期 GMHP(General Mental Health Promotion,全面心理健康促进)由韩根东专家团队于 2017 年在国内率先提出,他们编著出版了《孕产期全面心理健康促进共识:理论与实践》作为临床服务指南。他们组织开展了多期孕产期 GMHP 适宜技术推广与应用师资培训,以推进孕产期 GMHP 门诊试点医院项目落地。该项目旨在建立孕产期心理健康评估、筛查、诊断、治疗及管理体系,精准监测孕产妇情绪状态,实施动态干预,实现孕产期全面心理健康促进;并通过制定分级诊疗基础上的临床诊疗路径,构建从备孕咨询、专业评估、急症评估到诊疗干预、住院治疗全方位筛查和治疗体系,培训孕产期 GMHP 心理指导师开设心理特色门诊服务。对于孕产期心理问题的治疗,除经典的药物治疗、心理治疗及物理治疗方法外,他们还研发了多种特色治疗方法,如运动治疗(尤其是瑜伽)、创造性艺术治疗(如音乐疗法、舞动疗法等)、沙盘治疗、光照治疗、针灸治疗、阅读疗法、饮食疗法等(陈林和韩根东,2020)。

(三)实践总结与研究升华——传播力成长

传播力是成长力的最高层级,到达此级的成长力已经完成"行而后知""知而后行"的进阶,传播力的建设需要反思、提炼、抽象、总结、表达,激发更多的人同行与成长,分享更多的成长经验,实现从个人到人际、到群体的人效递增,是一种更艰苦的自我成长与提升。

1.擅讲者擅思

作为传播者,通过讲授把沉淀在实践者思想和经验中的精华提取出来,一方面帮助实践者把隐性知识显性化、显性知识结构化;另一方面在讲授、分享、辅导中,把结构知识课程化、课程知识传播化。在这个过程中,实践者能够有效地培养并梳理个体的影响力,学会提炼知识、分享知识,激励与辅导同行者。

课题组在与一百余位实战型医院管理专家访谈时发现，"擅讲者特别爱惜自己的羽毛"，无论工作再忙，他们总会抽出时间去静思备课查阅新知，总会在一次次演讲中顿悟新思想，在反馈中反思精进，反过来更好地指导实践。或许这就是"嘤其鸣矣，求其友声"的力量，传播的过程需要学习研究与提炼，然后实现教练、导师、教授的身份转变及职业化管理成熟度的提升。

2.教练者自教

如果说从"学习者——实践者——传播者"是人才成长的第一次进阶，那么"传播——教练——育人"则是人才成长的第二次进阶。在医院中，一位优秀的临床医师可以通过学习、实践的循环提升执业能力，成为业务骨干甚至科主任，但是从科主任到学科带头人、领军人才或院级领导者，是又一次成长力的跃迁，达成这种层次进阶的根本，不在于知识和技能的学习与提升，而是涉及更深层次的能力成长和心智升级。成功的管理者一定要具备教练思维，从个人优秀到激发和赋能他人，成为团队、下属的教练，在培养他人成功的过程中实现自身成长，这也是教练者自教的本意所在。

教练技术是一项通过改善被教者心智模式来发挥其潜能和提升效率的人才发展技术。一方面，教练技术可以帮助从临床岗位提拔到管理岗位的新晋管理者尽快明确角色认知和岗位目标，梳理面对的状况和问题，讨论可能的方案和给予具体的指导，制订个人发展计划，从而实现快速成长。另一方面，管理者要把教练技术作为激发团队、赋能他人的必备素质。技术上的优异者不能独自成为一座"孤岛"，这样发挥的效能和价值是有限的，个体只有敞开心扉，突破自身的狭隘和私心，努力地去传播和影响他人，扩大自己的影响圈，帮助更多的人成功和成长，才有机会成长为"大师"，"集大成者必有大爱"。

表6-5是教练角色画像。

表6-5 教练角色画像

卓越画像的五要素	教练角色
知识和技能	对学员所需的知识或技能有深刻的理解和洞察
经历	接受过相关培训，并有一定的经历；有较丰富的管理和领导经验
胜任力	善于倾听，特别是能听出和理解言外之意；具备培养他人的能力——主动倾听、有力提问、给予反馈、自我觉察
职业动力	愿意培养和帮助他人，从他人的成长中获得满足感

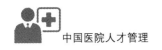
（续表）

卓越画像的五要素	教练角色
性格	成熟,尤其是内部教练需要对内部的人际关系具备敏感性,并做好保密工作

3. 育人者育己

更高阶的人才不仅自我担当,实现个人成长,而且带动同业人员共同成长。医院是专业性强、专业技术人员成长周期长的特殊组织,面向的是人的生命与健康,能力和技术要求全面,人才的保留与继任对学科发展、医院服务能力的保障十分重要。因此,不仅个体优秀,还能带动群体优秀的人才,才是对医院贡献更大的人才。

育人者更有育己的动力与方法,人才成长力始于认知培训的认知力唤醒,丰富于知行合一、学以致用的行动力激发,止于"育人且育己"的传播力形成。

TAT 人才成长模式既是一种人才培养的理念,更是一种人才成长的路径,还是一种人才培养的进阶方法。这种人才成长力的构建,将是医院人才培养的一种全新理念,它不拘于培养形态,为医院面向多变的时代提供一种人才进化的内在动力。

（张铁山　刘海艳　韩根东）

二、从胜任力到创造力的进化

成长力是医院人才培育的一种新理念,是一种人才培育的全生命周期、生态化成长模式。这种模式不可能适用所有人,也不可能让所有人都实现这样一种循环,关键岗位、核心人才、高潜人才可以通过人才成长力的循环建设,为医院提供持续的人才能力供应和人才发展驱动。

(一)强化人才培养的胜任力导向

基于岗位胜任力的人才培养,是迄今为止十分成熟的医院人才培养理论和方法,也是构建人才成长力的基础和基石。"我想成为什么样的人""医院需要什么样的人",唯有个人目标与医院目标的高度契合,才能凝聚价值的"最大公约数"。岗位胜任力培养不单是为了人岗匹配和医院战略目标的实现,更重要的是凸显每一个人的主体价值,构筑医院与个体价值共生意义。

1. 激发人才内生效能

推动公立医院高质量发展，人才是第一资源，内生的医院人才是核心的支撑，这种支撑的关键路径就是不断提升现有人才的岗位胜任力，实现最优化的个人素质、工作能力和岗位贡献的转化。在实践中，将岗位胜任力理念贯穿人才培养的全过程，从"干什么学什么""缺什么补什么"到"人岗相适、人事相宜的人岗匹配"，再到赋能创新与核心竞争力的培育，助力从能力到胜任力的新跨越。

2. 差异化培养提质增效

医院是知识密集型单位，职类繁多，涵盖医、护、药、技、管、教、研。不同的岗位有不同的要求，加上医学人才培养的渐进性、连续性和终身性的特殊规律，岗位胜任力的获得不可能一蹴而就或各阶段均衡培养，需要通过医学院校教育、毕业后医学教育、继续医学教育三个阶段有所侧重、循序渐进地进行培养。因此，构建不同职类的岗位胜任力模型，制定相应的阶段性岗位胜任力培养目标和培养方案，对促进和确保岗位胜任力培养方向和质量有着十分重要的现实意义（李杨等，2021）。

3. 胜任力模型为人才胜任力培养提供指南

如何开展人才岗位胜任力培养？岗位胜任力模型为员工能力提升和组织期望完美画像。否则，盲目的胜任力培养无疑是"盲人摸象""双向耗能"。对医院而言，岗位胜任力由一组清晰、具体、可衡量、可实现的目标组成，在一段时间内往往是固定的，医院可以通过培训推动员工岗位胜任。对个体而言，早期的岗位胜任力培养是被动的，但随着认知水平的提高，培养方式的优化，人才发展生态环境的持续改良，以及个体的内驱力和外驱力被不断激发，员工将会产生积极的、正能量的化学反应，从胜任力转向创造力。岗位胜任力培养是构建人与组织协同共生、价值共享格局的第一站。

实践证明，打造"人才自发展，员工自学习，组织自成长"的模式是医院积极应对医疗环境变化、外部竞争等挑战的有效策略。因此，基于岗位胜任力的人才培养仍是激发医院人才发展内生效能的基础工作和有效途径。

注重员工潜能开发，促进员工能力进阶，不单是员工"从胜任到创造"的价值升华，更是组织赋能人才发展的重要举措。如何激发员工从被动执行演进为主动创造，而且这种创造是源自内心的驱动，是新时代领导者面临的管理挑战。

（二）胜任力到创造力的组织生态

岗位胜任力是创造力的前提，创造力是在胜任力基础上的高级表现形式。

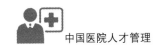

对组织而言,只有持续不断地提升胜任力,才可变被动为主动进而产生创造力。或者说,只有实现全员胜任力提升,组织创新的活力才能被激活。

1. 创新求变的时代要求

当前,医疗卫生行业发展充满了不确定性。作为基层医院管理者,很难预判在较长一段时间内行业的变化,很难保证自己的方向一直是正确的,这就要求医院管理者根据环境变化、政策调整而及时修正与迭代,构建敏捷、高效、创新求变的人才队伍,高效协同,快速决策。因此,医院亟须培养人才创造力,提升应对变化的能力。而创造力的形成离不开具有批判性思维、创造性思维和独立解决问题能力的人才培养。

2. 自我革命的主观能动性

创造力不是被管出来的,而是被激发出来的。创造力的形成离不开政策支持、机制保障和宽容的环境,与医院高层领导者的敢闯敢试、敢为人先、敢于担当的创新思维及开放胸怀更是密不可分。在实践中,部分领导者明明知道制约医院发展的瓶颈问题在哪儿,却不愿意改革创新,究竟是能力不足,还是官本位下的自大,再或者是"保乌纱老好人,求的是任职期间的平安无事而不担当、不作为"? 实践证明,唯有创新求变的领导者才能给予创新以政策支持、机制保障和宽容的环境。变革型领导者的魅力来自其勇于自我革命。

"不敢说,更不敢干,因为听话才能带来领导赏识,才会有机会获得晋升等利益的机会""在医院里,创新总是被视为一种挑衅管理的行为,甚至是不务正业的另类""官大一级压死人,我怎敢有批判性思维"……在一家又一家医院的员工访谈中,课题组深感人才发展生态环境的建设对于创新的重要性。医院要想为员工营造一个平等沟通宽容的环境,建立一个敢于提出问题、打破陈规、创新的新文化机制,需要更多的领导者躬身实践、知行合一,勿将"创新总是挂在嘴上"。再者,建立长效机制创新管理制度至关重要。比如,一场头脑风暴后产生的好点子能否真正落地,关键是建立完善的监督制约和激励机制。如果每次创新成果都是空中楼阁,那么个体创新的动力就会大打折扣。

对于组织而言,要想获得创造力,首先要着眼于胜任力:重视人才胜任力培养,改良基础土壤;创新人才胜任力评价,营造向上氛围。经过时间的积累,实现员工自觉提升胜任力的良性循环,创造力即可应运而生。在这个过程中,组织应对较早产生创造力的人员及时发现、重点鼓励,引导员工由胜任力转向创造力,从而实现组织更快、更好地发展。

3. 与时俱进的高阶能力

创造力是无形的,因时、因地、因人、因事而不断变化。创造力是自觉、自发的,唯有通过评价方法找到具备创造力的绩优人才并给予正向激励,激发其干事热情,营造创新环境,才能充分发挥人的主体性和创造性。

在实践中,岗位胜任力培养须与组织要求相衔接。事实上,组织发展阶段不同,需求也不同,组织对岗位胜任力的要求也是动态变化的,岗位胜任力的标准与评价也随之发生变化而适时调整。个体通过前瞻性的感知来预判未来组织发展与岗位胜任力要求而主动应变,提升自己的进阶性知识与技能,是个体与时俱进,从平庸到卓越、从胜任到创造的高阶能力。但是,如果岗位胜任力的标准与评价不能与时俱进,则将成为禁锢组织和个人发展的镣铐。

(三) 创造力铸就卓越绩效

岗位胜任力在相对稳定的环境下是适用的,但是面对复杂多变、模糊的环境,组织需要创造力应对新变化、打造新优势。就医院而言,计划经济体制下的医疗卫生服务相对单一、组织结构相对稳定,各职能部门分工也非常明确。在此环境下,岗位胜任力通过培训即可形成。因此,"因岗寻人"成为医院管理的常态。比如,新员工到岗前已知晓岗位职责,通过入职培训及试用期考核,基本可满足岗位胜任力的初步要求。通过对新员工进行一定时间的定向培养,新员工逐步具备本岗位甚至高一层级岗位的胜任力,而此时"人"属于"被动属性"。

一个单位、一个科室在竞争中脱颖而出在很大程度上是靠业务创新。而业务创新不是被"管"出来的,大多源自个体的被激活以及自我价值驱动的形成,从而催生自下而上的变革。事实上,创新是医院发展的重要基因,组织创新能力的本质是构建创新机制、创新土壤,为创新提供资源保障。同时,积极培育"自学习、自发展"的文化氛围同等重要。如果所有学习都是自上而下规划,那么员工就没有学习的动力,是被动填鸭式的学习,在这种情况下,组织将难以留住高素质人才。

人才培养,久久为功。未来,医院最重要的职能是赋能与激活人的创造力。

（任勇　于杰　刘海艳　杨洁　韩旭　孟佳艺）

第二节　持续专业发展：激活人才"进化力"

进化力与成长力彼此呼应,相得益彰。成长力是人才成长"纬度"方向的能力,是人才能力横向扩张能力,侧重空间的能力成长。而进化力是人才发展"经

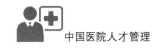

度"方向的能力,是人才能力纵向发展能力,侧重时间的能力成长。经纬相促,成就人才发展的时空延展,从人才能力供给的立体角度支撑医院人才的保留与继任。

所谓人才进化力,就是人才不断适应新环境、主动改变的过程,是人才不断突破自己的历史、现状,跳出舒适区,去重塑、去不断自我进化的能力。进化力将从个体层面提升医院应对变革的敏捷性与韧性;同时,也是人才从技能层面实现进阶发展,精益求精,与时俱进,保持专业发展,维护职业健康。医院将通过激活人才的进化力,为人才保留与继任事业提供持续的人才能力供应,解决无人可留、后继无人的困境,避免留的人发展乏力、继任的人无创新激情,医院人才保留与继任流于形式,以实现医院人才供给侧可持续发展的良好局面。

一、CPD 持续专业发展理念

人做出社会贡献的核心是拥有劳动技能,而劳动技能的专业化发展形成了五彩缤纷的专业领域。人才是具有一定的专业知识或专门技能,进行创造性劳动并对社会做出贡献的人。专业技能成为人实现其劳动价值的内在能力,掌握独特的专业技能的人成为能力素质较高的劳动者。而一门专业技能的形成,需要系统的职业前专业教育和终身的职业后专业教育。持续专业发展是在人才成长力建设的基础上,着重精益其专业技能,实现专业技能进阶发展,保持人才的贡献度及人才所从事行业的健康度。持续专业发展理念通过促进专业技能持续发展、促进专业技能持续专业化、促进行业健康,实现了人技协同、全面发展。

(一) 促进专业技能持续发展

CPD 持续专业发展的目的是让作为学员的专业人士得以发展和精进其专业技能,其教育方式是让学员自发地、主动地学习,而不是类似传统学校教育的被动和反应性的学习方式。持续专业发展的教育形式多种多样,包括专题研讨、讨论会、大型活动、最佳实践技能学习和理念共享等,其核心思想是让学员获得进步,有效地在专业技能上有所发展。持续专业发展是一种健康的职业观,是一种终身学习的态度,也是一种专业技能持续发展的制度设计,从而保持人的专业技能的精进。

医学,毋庸置疑,作为一种关乎人类生命健康的特殊专业技能,其从业人员需要全周期的管控和特殊授权,以持续获得从业资质。其职业前教育体系就是一种漫长且极其严格的培育模式,在大学的专业教育完成后,临床医生需要经过较长的实践培养,完成能力转型和实践技能精进。在我国,有住院医师规范化培养制度、广泛的医疗卫生专业技术人员进修机制、护理人员能级管理机制,同时卫生专业技术人员还需要持续接受专业的技能培训与考核,通过继续教育制度保持其技能的持续发展。

管理同样是当代社会的一门专业技能,其通过科学的理论体系,社会学、心理学、经济学、文化等多种方法的综合应用,促进人技协同、人际协作,改善社会、组织的生产效能。医院管理的专业技能也面临持续发展的机遇与挑战,建立现代医院管理制度迫切需要一大批专业化的医院管理人才队伍。

(二)促进专业技能持续专业化

分工产生效能,协同创造价值,专业化是社会分工的产物,也是社会进步的标志。持续专业发展是深化专业化分工、提升专业化价值的重要路径。面向生命健康,人类面临的健康问题日益复杂,医学专业技能和医院管理专业技能越来越不能满足现实需求,专业化人才、体系和能力不足问题日益凸显。持续专业发展理念从终身学习和基于实践的教育理念出发,通过人才培养精进其技能,不断提升医疗卫生服务和管理的专业化水平,促进现代医院管理制度的完善及医院高质量发展。

终身学习能力是医疗卫生专业技术人员必备的职业能力之一。促进医疗卫生专业技术人员的临床技能持续专业化,是医院不可推卸的责任。从专业的角度来讲,持续专业化是指医院所提供的一种更新与提升医疗卫生专业技术人员知识和技能的计划性学习过程,以满足职业活动所应具备的竞争力。

(三)促进行业健康

任何一个行业的发展,都将得益于专业的持续发展及职业的成熟和丰富,也为人类自身全面发展带来了广阔的空间,是人类的一种不断进步的生产生活方式。持续专业发展精益了专业技能,提升了行业的专业化水平以及一个行业在社会分工中的价值,繁荣了一个职业群体,带来了行业的健康发展。

唯有专业人员持续专业发展,才能保证行业健康发展。唯有建立持续专业发展的理念与机制安排,才能促进专业人员知识和技能的进阶,为人民群众提供高质量的服务。当前,医疗卫生人力资源问题已成为全球性的共同挑战。同样,随着我国经济的发展,国民健康意识和保健意识提高,老龄化比例上升,慢性病患者增加,都表现出对医疗卫生资源更为广泛、长久的需求,这对医疗卫生服务的数量和质量也提出了更高的要求。人才的培养需要遵循一定的人才成长规律,在一定的条件下培养。根据我国卫生人才统计数据,卫生人才流失率

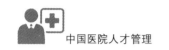

在不断上升,出现了"卫生人才荒"。蓄水池理论告诉我们:要解决"卫生人才荒"问题,就要蓄水,为机构人力资源池蓄满卫生人才。只有蓄水池拥有持续专业发展保障的卫生人才,才能不断地促进医疗卫生行业的健康发展。

(四)职业发展多通道模型

如图6-3所示,职业发展多通道模型将现有的医疗卫生从业人员按照职族和岗位序列分成医、护、药、技、管、研、辅等职业序列。在每个单独的序列中,员工都可以按"初级——中级——高级"的成长轨迹发展起来,每个阶段都详细界定了需要具备的通用能力、专业能力和核心胜任能力,员工要达到相应的等级,就要通过学习培训、自我成长达到相应的能力要求,这就形成了相对清晰的学习路径图。另外,职业发展多通道的设计,意味着在传统的岗位序列的基础上,专业发展通道和管理发展通道双轨并行,员工可以在一定的专业技能的基础上,选择走专业发展道路还是管理发展道路。专业发展通道的进阶路径是业务骨干和领军人才;管理发展通道的进阶路径是医院中高层管理者;也可以走专业加科研道路,但每种通道都有相应的胜任力要求。当员工明确自己的职业发展路径后,就可以沿着既定的学习路径图培养和发展。而从管理者的角度来看,其对员工的发展定位更加清晰,也便于有针对性地培养和使用人才,构建人才梯队。

(五)学习路径图

学习路径与职业发展路径既相互关联又有本质的不同。在医院中,医务人员的职业发展路径是围绕学历、资格考试、工作年限而设置的职称晋升体系。这样的职业发展路径虽然清晰、明确、便于管理,但是发展路径单一,没有考虑到员工的兴趣和职业发展转换的需要,没有从能力的角度考虑员工职称晋升与实际工作能力的提升。在实践中,医院存在职称与岗位不匹配、资质与能力不对应、换岗转轨困难等问题。学习路径图是在职业发展路径的基础上,与任职资格体系和胜任力模型相对应,从员工个人发展的角度构建的员工学习发展体系,与人才梯队建设和高潜人才培养有机融合,助力人才快速高效成长。

医院场景下,卓越医疗卫生服务的提供依赖于全体医务人员的服务质量和水平,以及医院整体组织机构的有序高效运行。对于医院而言,一方面需要源源不断的高质量新鲜血液的输入,即聘用和引进新员工;另一方面需要为既有的员工搭建高效的培训体系,构建员工成长和发展的通道,即通过绘制学习路径图,让员工的工作经验和技术水平实现快速提升。对于一个经过5~8年医学院专业训练,刚进入医院工作的医学院毕业生而言,还远远不能胜任医师这

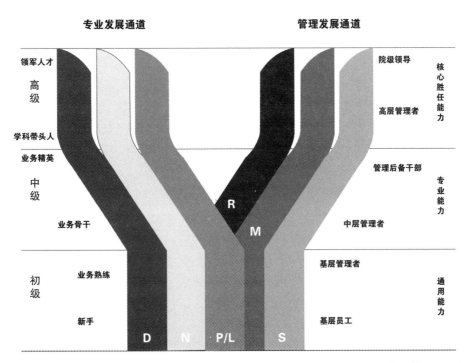

注:D 代表医师,N 代表护理,P 代表药剂,L 代表医技,R 代表研究,M 代表管理(办公、医政、质控),S 代表辅助岗位(基建、后勤)。

图 6-3　职业发展多通道模型

一职业要求,还要经过 3 年住院医师规范化培训以及持续不断的学习和进修,才能逐渐胜任这一工作。医疗卫生服务的特点决定了医务人员不可能像电话客服或销售人员那样,通过较短时间的培训即可上岗,诊疗技术的精进需要经历一个漫长的"实践——总结——反思——精进"的过程,更需要依靠组织为个人搭建一条长期成长的学习路径。此外,医疗卫生服务的特点还决定了医务人员无法通过单纯的课堂理论知识的学习或实操经验的积累达到熟练工种的效果。其一方面需要不断更新理论知识,紧跟最前沿的研究和技术;另一方面需要将理论与实践相结合、临床与科研相结合,只有这样才能在专业领域不断成长。

而当前医院培训呈现理论化、零散化现象,很难适应和整合为对个人持续成长的力量。在基层医院调研时,我们经常遇到这样的情况:一方面,医院领导抱怨缺乏人才;另一方面,有潜力的医务人员抱怨没有学习目标和发展方向。造成这一悖论的原因,既是管理层缺乏对人力资源的盘点和战略规划,缺乏适

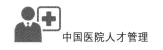

当的人才培养机制;更重要的是缺乏一个清晰的学习路径图,将个人发展与组织发展衔接起来,让每一名进入该系统的员工都清楚地知道未来的发展方向是什么,是走纵向的专业技术路线还是走横向的"专业+管理"路线,并发展相应的能力。

学习路径图是以职业技能发展为主轴而设计的一系列学习活动,是员工在组织内学习路径的直接体现。这些学习活动既包括传统的课堂培训,又包括其他诸多学习方式,如岗位实践、接受教练与辅导、分享及担任内部讲师等。当员工迈步跨过一个又一个学习的里程碑时,他们就会感受到自己离成功越来越近了。

以临床医师的专业发展通道学习路径图为例(见图6-4),按照岗位胜任力模型,通用胜任力要求医师具备科研能力、沟通能力和一定的管理能力,核心胜任力是执业能力的发展和深造,X胜任力是临床决策能力和医学人文素养方面的提升。明确了胜任力要求,就可以设定进阶性的能力发展模块课程和学习路径图。

学习路径图		岗位序列:D					
任务模块	胜任力	新手	业务熟练	业务骨干	业务精英	学科带头人	医学领军人才
X胜任力							
核心胜任力							
通用胜任力							

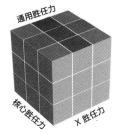

通用胜任力:科研能力、管理能力、沟通能力

核心胜任力:执业能力

X胜任力:临床决策能力、医学人文素养

图6-4 临床医师专业发展通道学习路径图

(张铁山 刘海艳 韩根东)

二、人才保留与继任:人才能力代际传递

江山代有才人出,各领风骚数百年。医学人才作为医疗卫生事业的重要资源,是医疗卫生事业发展的决定性因素。医药卫生体制经过几十年的改革和进一步的深化改革,保持了一些传统的人才成长特点,也在不断更替的社会背景下产生了相应的制度。为了全社会协调发展,客观上要求实行现代化医院管理

模式。医学人才的成长既要遵循人才成长的普遍规律，又要适应医疗卫生行业的特点。医院在进行人才梯队建设和继任管理时，要充分考虑到医学人才成长的这些规律。

(一)医学人才成长的规律

师承效应规律。师承效应是指在医学人才的教育培养过程中，医学生的德识才学得到导师或上级医生的指导，从而使医学人才在继承与创造的过程中少走弯路，达到事半功倍的效果，有的医院还形成了"师徒型人才链"。

最佳年龄规律。医学人才的培养和成长周期较长，医学领域的最佳年龄段相比其他领域要延长至临床工作 10 年后左右。根据最佳年龄规律，对医学人才的培养应重点放在最佳年龄段，以利于多出成果、多出人才。

马太效应规律。医学人才做出贡献是件不容易的事，而这种贡献得到大众认可就更加不容易。这是美国社会学家罗伯特·默顿(Robert Merton)发现的一种社会现象，即马太效应。默顿指出，社会对已有相当声誉的科学家做出的特殊科学贡献给予的荣誉越来越多，而对那些还未出名的科学家则越来越不肯承认他们的成绩。马太效应是一种社会惯性，不利于青年人才脱颖而出。因此，医学人才的培养要避免马太效应，不仅要奖励略展头角的"显人才"，更要给那些具有发展前途的"潜人才"以激励。

期望效应规律。期望效应是现代管理激励理论的一个重要发现。该理论认为，人们从事某项工作、采取某种行为的动力，来自个人对行为结果和工作成效的预期判断。其包括三个要素：一是吸引力，即工作对人才的吸引力越大，其干劲就越大，取得成效的可能性就越大；二是成效与报酬的关系，即人才完成工作后获得的收益越大，其工作积极性就越大；三是努力与成效的关系，即经过努力，人才实现目标的可能性越大，其进取精神就越强。因此，期望效应规律同样对医学人才的成长起着巨大的作用。

共生效应规律。共生效应也叫群落效应，是指人才的成长、涌现通常具有在某一地域、单位和群体相对集中的倾向。医学人才的共生效应主要体现在相同专业和同一领域。医学生在获取学校老师的理论知识后，需要到相对集中的群体中去向更有前瞻性的人群学习，也就是向选择的学科或领域中地位较高者学习。

累积效应规律。人才队伍建设的累积效应规律告诉我们，建设人才队伍时，目光不能仅仅盯在高层次人才上，而要放眼人才队伍整体，要注意人才队伍层次结构的协调，以高层次人才队伍建设为战略要点，推动整个人才队伍的健

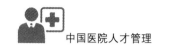

康发展,从而也使整个人才队伍获得取之不尽的丰富源泉。

综合效应规律。就医学人才环境优化而言,往往需要形成一种综合效应,比如要创造医院人才辈出的工作氛围,既要有人事制度的修订,又要有职称聘任、激励政策等各方面的制度配套;既要重视物质激励,又要重视精神层面、医院文化等软环境的优化。医院在建设人才队伍时,一定要树立大人才观,从多个方面培养,为人才成长创造有利环境。

(二)人才梯队建设的基本原则

系统管理。人才梯队建设是一项系统工程,应当与人力资源规划、岗位管理、能力管理、招聘管理、培训管理、职业发展、绩效管理、薪酬管理、员工关系管理等模块有机结合,相互支持,系统性地发挥作用。

内部培养。人才梯队建设中待培养的后备人才应以内部现有人才为主,以外部临时招聘的人才为辅。如果内部存在工作多年、具备一定潜质的员工,则应优先重点培养。

聚焦战略。人才梯队建设要聚焦战略、围绕战略、服务战略。医院人才梯队建设应按照实现战略所需的人才能力和人才数量等要求,保质保量地培养所需人才。

人才能力供应链管理聚焦关键少数。人才能力供应链管理与传统的人才管理的较大差异在于,人才能力供应链管理只聚焦员工中的关键少数。关键少数的人才有两类:一类是管理人才,另一类是关键岗位人才。关键岗位人才是指那些在特定的重要岗位上,对团队或组织绩效有特殊贡献的人才。关键少数通常占员工总数的 10% 左右,还有的把关键少数定义到了员工总数的 4% ~ 5%,称为关键的关键。医院中的关键岗位除中高层管理者外,还应包括对医院整体战略发展和学科发展影响重大的领军人才、学科带头人、科主任、技术骨干等。人才能力供应链管理就是在医院内部搭建起业务系列的从技术骨干到学科带头人、管理系列的从基层到高层管理者的人才梯队和关键岗位人才池,满足医院的人才需求,为岗位继任计划提供充分的可供选择的高潜人才和接班人。

(三)人才梯队培养机制的构建

构建科学的人才梯队是培养大批优秀人才的有效途径。虽然有不少优秀人才的成才途径带有一定的偶然性和比较浓厚的自我成才色彩,但深入分析就会发现,在形成一支人才梯队之前,人才是零星产生的;而在形成人才梯队之后,人才是成批培养的。因为在建立一支优秀的人才梯队的同时也建立了一套优秀的人才培养机制和一个良好的人才成长环境,构建人才梯队与加快人才培养呈相互正反馈机制。

1. 学科带头人的培养

人才池最大的价值就是让人才加速发展,降低揠苗助长的风险。人才池通过打造一个系统,内部培养一批经过高度训练、具备资格的员工,随时出任空缺职位。因此,人才培养在人才梯队建设中的地位举足轻重,尤其是关键岗位人才的培养。在医院中,尤其要注重对学科带头人的全面培养,但不能片面强调对学科带头人学术水平、临床技能和科研能力的培养,而忽略了对学科带头人的职业精神培养和管理能力培训。学科带头人作为一个学科的领导,必须明确自身的职责,即首要责任是把学科建设好,其次才是做好自身的业务工作。这中间的主次关系决不能颠倒。因此,学科带头人必须将主要精力放在对整个学科即整个团队的管理上,把提高学科的整体水平、提升学科的整体素质、保持学科的长远发展潜力作为自己工作的首要目标。

然而实际中,部分学科带头人没有意识到这一根本要求,将其行政职务视为对自我的一种荣誉奖励,在其位不谋其责,反而利用带头人的权利和资源优势,集中发展个人的学术实力,压制团队内部的成员发展,造成一人独大、缺我不行的局面。这样的学科带头人非但没有带领学科前进,反而实质上成为学科发展的阻力。

因此,医院必须明确学科带头人的岗位职责和胜任力标准,并配套完善的考核机制。学科带头人作为一名管理者,主要考核的应当是管理绩效,即整个学科扣除其本人以外的业绩,其次才是将学科带头人作为一名专家来考核其业务绩效。对于管理绩效不佳的学科带头人,必须解除带头人的名称,而让其专心成为一名业务专家。医院在对学科带头人的培养中必须包含管理理论、知识和技能的培训,以帮助学科带头人提高管理能力和水平。

2. 构建合理的培养层次

人才梯队是众多优秀人才和后备人才的集合,医院必须构建合理的培养层次,以保证各级人才在层次结构中有序地成长。人才团队内部必须形成明确而清晰的梯队层次,而且不同的层次之间应当保持适当的跨度。如果跨度过小,各级人才过于集中,则在成长过程中就会形成恶性竞争,导致内耗而影响人才的成长与培养。如果跨度过大,则会造成人才培养的断层,影响学科的整体实力。

在学科人才团队组建的初期,内部的层次结构一般为"学科带头人+团队成

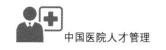

员"的二级结构,层次明确,管理有效,有利于开展公平竞争。但是二级结构的缺点是团队规模普遍较小,学科特色较少,难以形成亚学科,学科的整体影响力较小。而且二级结构受学科带头人的影响很大,学科带头人的任何变化都会对整个团队结构造成比较大的冲击,不利于团队的稳定和长期发展。当学科建设和团队培养到达一定程度时,就应当及时组建亚学科,选拔和培养次级学科带头人,使学科人才团队的结构逐渐由二级结构朝"学科总带头人+次级学科带头人+梯队成员"的三级结构方向发展。

3.接班人保留的生态系统

医院要形成一个优秀的人才团队,并且保证青年后备人才通过在团队中工作不断得到锻炼,有序地向上发展,逐渐成长,从而批量性地培养大批优秀人才,就必须在团队内部形成一种融洽和谐的文化环境。融洽和谐的文化环境首先建立在公平、公正、公开的竞争基础上。只有建立竞争机制,才能多出人才、快出人才、出好人才。另外,医院还应通过有效组建亚学科来适当调节竞争程度,增进团队成员之间的相互合作与配合,减少内耗。

潜在的梯队继任者和接班人就像种子,在医院的生态环境中,种子要想生根发芽、成长为参天大树,则需要空气、土壤、水分等环境条件。以往认为,薪酬福利待遇是影响人才去留的主要因素,但是对于处于梯队中高层的关键人才来讲,医院领导与员工整体观念的契合程度、工作环境氛围和团队氛围、成长与发展的机会和前景等可能对人才去留影响更大。

激励因素更重要。弗雷德里克·赫茨伯格提出的双因素理论指出,组织为员工提供的各种回报并不都具有激励性,而是分为两种:一种不具有激励性,被称为保健因素;另一种具有激励性,被称为激励因素。保健因素是指当这些因素没有得到满足时,人们会感到不满意;当这些因素得到满足后,人们的不满意感会消失,但也不会感到满意。保健因素通常包括薪酬福利、工作环境、组织内部关系等。激励因素是指当这些因素没有得到满足时,人们不会满意,但是也不会不满意,只是还没有达到满意的程度;当这些因素得到满足后,人们就会感到满意。该理论说明,能有效激励人的往往是激励因素。激励因素通常包括信任感、职业发展、学习机会、成就感、满足感、掌控感、团队氛围等。因此,人才保留举措首先要考虑激励因素的作用。清晰的职业发展路径与发展空间、充分信任和授权的用人环境等对人才保留起到积极作用。

4.医院人才保留策略

医院可以从劳动契约和心理契约两个维度上做出留人的努力。劳动契约通过各项规章制度、劳动保障、薪酬政策等条件留住"人",而心理契约则可以留住人的"心"。心理契约是美国著名心理学家埃德加·沙因(Edgar Schein)正式提出的。他认为,员工对管理者、对组织、对工作的期望是否得到了满足,其核心是员工满意度。如果管理者能够经常与核心人才保持沟通交流,建立起情感纽带,那么将极大地提升员工的幸福感、满意度、责任感,进而增强核心人才的稳定性。

此外,医院可以定期进行员工态度调研来了解员工的敬业度和满意度状况,以识别哪些员工可能会离开;也可以观察员工的特定行为表现来判断员工是否有离职意向。对核心人才建立离职风险预警机制,发现"险情"及时采取保留措施,对于医院保留那些掌握决定性关键技能的核心人才尤为重要。

除此之外,多样化的薪酬激励模型、希望系统(Hope System)、职业发展多通道、员工体验管理等也是人才保留的有效策略。

多样化的薪酬激励模型包括工资、福利、各种形式的对员工的认可、生活平衡、个人发展与职业机会等,能达到较好的留人效果,本质是通过"事业"留人。

希望系统本质上是让员工意识到"未来可期"。在医院中,晋升和提拔的机会总是有限的,尤其是对于选拔进入人才池却迟迟不能提拔的人才,可以通过愿景激励的方式给人才和后备干部建立希望系统,使其不会轻易离开。

把职业发展通道"做宽""做细""做快""做活",让人才对职业发展路径充满信心,明确努力的目标和方向,也能起到很好的留人效果。

现在越来越多的组织意识到员工体验管理的重要性。从激励的角度来说,提高员工在组织内的体验感有助于强化员工被组织期望的行为。换句话来说,员工行为是可以被设计的。除温馨舒适的办公环境、正向积极的组织文化氛围外,及时反馈、简化流程、工作价值感的实现都能起到调动员工工作热情的作用。

5. 岗位接班人计划

继任管理是指组织通过建立系统化、规范化的流程来寻找、确定可能胜任组织核心管理岗位的梯队人才,并且有计划地加速培养,以便能够在适当的时间将关键人才补充到关键岗位,满足业务发展需求,这是人才管理的一项战略级任务。如何找到合格的继任人,如何培养继任人使其具备承担更重要角色的能力,如何确保内部提升和外部引进的领导者成功转型,如何保证将合适的人才在正确的时间放在合适的岗位上,是做好继任管理的关键要素。

岗位接班人计划一般是指为特定岗位储备继任者。例如,人员退休、离职

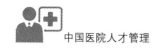
等核心岗位人员变动无法避免,医院需要采取一些措施来减小人员异动对业务正常开展的影响。尤其是对于一些特别重要的岗位,或者是对医院重点学科和主要业务有重大影响的岗位,甚至需要考虑紧急接班人,留出寻找正式接班人的时间。根据准备度可以把接班人分成三类:

(1)合格的接班人。能完全胜任目标岗位,只要有空缺马上可以接班。考核的标准通常包括绩效表现、核心胜任力和发展潜力都满足预期,具备目标岗位的大部分能力和经验。

(2)未来的接班人。一两项关键资格或能力有差距,或者还需要一两年左右的准备时间。

(3)长期的接班人。更多的资格或能力差距,还需要2~4年的培养期。

6.人才能力供应链

无论是人才引进与培养,还是人才保留与继任,都应该从人力资源整体战略和规划及人才能力供应链的角度去考虑。管理者一定要系统地思考人才选、用、育、留、继的各个环节,聚焦高潜人才、关键人才、核心人才,通过内部人才的发展晋升路径打造战略梯队和构建人才池,实现从人才能力到组织能力的人才供应能力的提升。

(曾勇　周云波　刘海艳　陈雅棠　李东芬)

第三节　人才管理提升学科健康度

学科建设和人才培养是医院管理的永恒主题,也是医院持续发展的动能。学科既是医院结构的细胞,又是医学活动的载体,同时还是医院管理的基石。随着我国医药卫生体制改革的不断深入,各级医院面临激烈的市场竞争和运营压力。打造重点学科,提升医疗技术和服务质量,树立在行业中的影响力和在患者中的口碑,学科发展是关键。

人才是医院的第一资源,是医院业务开展和学科发展的重要支撑,是医院核心竞争力的关键。在医院中,学科与人才密不可分,人才的能力状况、人才梯队建设直接决定了学科的发展状况和学科战略规划的落地。

长期以来,我国各级卫生主管部门颁布的学科建设项目及临床重点专科评分标准,一直是医院学科建设的重要操作指南。这种量化的评估方式能够反映医院学科"此时"的情况,但也是"静止"的状态,无法反映医院学科发展的"动态"过程:打造一个重点专科,培养一位优秀的学科带头人,构建一个强有力的学科团队,打造优势学科群,都不是一朝一夕之功,需要几年甚至几十年的建设发展过程。量化的指标评估体系会引导医院管理者关注各个单独的量化指标,而忽视人、团队氛围、科研潜力等非量化因素;很少从系统的、相互联系的角度去思考学科发展的生态体系。

学科发展需要大楼,需要高精尖装备,更需要人才的胜任力、成长力和进化力,形成医院学科发展进化优势的强大基因。

(一)人才盘点为学科发展把脉

如果将学科视作一个动态发展演进的生命体,并从学科健康度的角度对其发展现状及发展潜力进行评估,那么对人才状况的全面、系统、深入把握和布局是重中之重。只有充分发挥人才的效能,发挥人的主动性和创造性,才能赋予学科生命力和创造力。但是,医院作为一种相对复杂的组织,岗位种类繁多,人员专业性强,医院规模越来越大,医院管理者很难全面、系统、深入地把握医院人才全貌。我们把管理者无法掌握人才信息的状况称为"人才失控",而避免人才失控最直接的解决方案就是让人才盘点成为固定的人才管理举措。

基于学科健康度评估的人才盘点,能够帮助医院明晰当前的人才状况,对人才进行分类管理;动态匹配学科与人才的双向需求,识别高潜人才,激发人才活力;通过绘制人才地图和构建人才池,解决重点学科和关键岗位的人才继任问题。

(二)人才成长为学科构建"能量圈"

医院学科发展不仅需要人技协同,更需要人际协作。人际协作关系的构建通过协同为患者服务,面向生命健康,通过劳动形成命运共同体。人才通过将个体素质、能力转化为贡献,实现认知、技能和管理能力的成长与进阶;而这一过程也依赖于人与人之间的合作、共享、协同,实现学科群组和人才梯队的健康发展,人才与医院的价值共生。健康可持续发展的学术圈层、人才梯队、继任能力、保留机制,构成了学科健康发展的"能量圈"。

学科发展从内涵上讲,是人借助物质资源,以生命健康为中心,协同服务能力不断提升。这种能力是由人才成长驱动的,是由胜任力转化呈现的,没有人才的成长,就不会有学科发展的内生动力。因此,人才成长是学科发展能量圈的原动力。

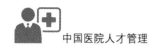
（三）持续专业发展为学科提供人才能力供应链

持续专业发展以问题为导向，以实践为基础，让学科敏锐地感受需求与变化，不断精进人才技能、学科内涵，保持学科发展的自主变革激情与创新动力。通过对学科发展进行定义、设计、对标、诊断、分析、变革，提升学科竞争力，持续创造卓越绩效，帮助学科发展提高效率和活力。

持续专业发展帮助学科发挥长期优势，持续提供关键人才；通过人才的选拔、任用、培育、保留、继任等各个环节，打造健康的人才梯队，为学科发展提供健康、可持续的人才能力供应链。医院通过 CPD 管理进阶培训，激励员工发挥最大的效能，为学科发展贡献最大的产出。

（四）人才管理生态涵养健康学科

生态化的人才管理实现了基于整体观的人才管理，它从医院与个体两个维度，医院战略层、部门管理层、个体治理层三个方面，以人才的使用和培养为重点，从人才盘点出发，以学科健康为目标，从人的视角全面整合了人技协同和人际协作的多维治理要素，能够更加全面地涵养学科，通过学科健康发展，展现医院人才管理效能。

（张铁山　刘海艳）

第七章
最佳实践

　　本章所指"最佳实践"，并非教科书式的案例解读，也并非放之四海而皆准的榜样典范，而是管理创新的内涵指向，解构与重构的创新思想，是一种基于循证的组织进化工作方法，一种从实践中来到实践中去的科学检验。

能用众力,则无敌于天下矣;能用众智,则无畏于圣人矣。作为一直从事医院管理的研究者,我们一直在思考如何才能从经验管理转到科学管理,不管医院人事如何更迭,都能有一套稳定的系统在运行,不因人事变更而改弦更张、另起炉灶。调研发现,当下中国医院不缺少优秀的管理实践,但是较为零散,昙花一现。各级各类医院的人才管理不乏闪光点和光晕,但将其形成医院人才管理的持续能力,不断提升医院人才管理的持久效能具有很大的挑战。大多数医院采用的人才管理手段点状多,全局考虑不多;领导者个人天赋推动多,制度化、生态化固化不多;等等。这些实践如何走向体系化、制度化,让医疗卫生机构整体受益,从而让行业的管理和治理能力提升,是我们应该思考的课题。如果无法重复和复制,就不能称之为科学的管理,所以我们要抽丝剥茧,透过表象认识背后的原理,只有原理是可以复制和迁移的,这也是本书的价值所在,我们关注最佳实践,但这些实践不是零散的、彼此孤立的,而是要把这一粒粒散落的"珍珠"串成"项链"。

第一节　高端访谈"院长说"

为了编纂本书,我们通过线上线下相结合的方式,访谈了50位全国各级各类医院院长,并从中遴选出包括昆明医科大学第二附属医院院长曾勇、山东大学齐鲁医院院长陈玉国、首都医科大学附属复兴医院院长刘云军、山东中医药大学附属医院院长任勇、临沂市妇幼保健院院长张艳丽、普洱市中心医院院长何浩欣、北京市肛肠医院院长张秀、济南市妇幼保健院院长聂文英在内的8位杰出院长,畅谈医院发展之思,提炼人才管理之道,探寻选人用人之法,成一家之言,为我们所用。虽然各家医院背景条件不同,院长们面临的问题和挑战各异,但是各位院长都有自己的一套"独门秘籍",从成功的案例中提炼模式,迁移

扫描二维码，
加入院长大家庭，
获取更多信息

经验，博采众长，能够帮助全国的医院管理者打开思路，吸收借鉴。更为重要的是，我们希望搭建一个院长们交流思想、分享经验的平台，而不仅仅局限于这几位、几十位院长，并通过召开"中国医院人才管理大会"让更多的院长参与进来彼此交流、畅所欲言，将课题组研发的前瞻性人才管理理论和模型工具传播开来，以人才为抓手带动全国更多的医院高质量、高效能发展。

第一回：院长说"激励"
人与组织协同共生、价值共享

访谈嘉宾：曾勇　昆明医科大学第二附属医院院长
访谈人：刘海艳　《中国医院人才管理》课题组成员

刘海艳：众所周知，创新驱动实质上是人才驱动。但在实践中，人才管理新理论、新理念、新举措也会遭遇"水土不服"。请问当前公立医院人才管理面临的最大困难和挑战是什么？

曾　勇：高质量发展是"十四五"乃至更长时期我国经济社会发展的主题，医院的高质量发展要靠高质量人才，打造高质量人才队伍成为驱动医院改革创新的关键举措，当前公立医院人才管理面临诸多困难和挑战。

一是区域性差异导致引才不均衡。云南省地处西南边疆，区位限制导致云南人才吸引力不强，从而造成人才流失严重、优秀人才短缺、高层次人才总量不足等问题。目前，高层次人才、高质量人才短缺及学科发展不均衡成为医院发展的主要瓶颈。

二是人才的利用及管理机制不完善。发达地区的人才管理政策不适用于欠发达地区，不能一味套用，否则将留不住人才、用不好人才。吸收人才之后，如果没有充分地发挥这部分人的优势，那么将造成人才的浪费。在现有人力资源不足的情况下，医院需要从现有的人员中挖掘可以不断培养的可塑性人才，要实现这一目标必须依靠长期的、科学的内部人才培养及选拔机制。

三是薪酬优势不明显。医务人员薪酬水平普遍偏低，不达预期；医院内部薪酬分配缺乏公平性，对于高绩效人才的倾斜支持不显著，导致人才流失、人才浪费。

四是人才管理队伍能力需提升。新形势下的人才管理需要处理好政策出台与落地执行之间的有效衔接、待遇引人和事业留人之间的互相配合、人才存量和人才结构之间的均衡考虑、运动式抢才和持续性引才之间的灵活运用,这些无疑对医院管理、人才管理提出了更高的要求。

刘海艳:公立医院如何激活组织和个体,充分调动广大医务人员的工作积极性、主动性和创造性,实现人与组织的协同共生、价值共享?

曾　勇:科学有效的激励措施有助于保障和提高医务人员的工作质量与效率,这也是整合医院优势资源、增强医务人员凝聚力的重要武器。激活组织和个体,实现人与组织的协同共生、价值共享意义重大。

一要运用管理理论指导实际工作。在新医改背景下,医院管理模式逐步由粗放型向精细化转变,能够最大限度地以"规则管理"代替"人为而治"。医院要加强制度建设,运用管理理论建立激励机制,为医务人员提供政策支持和制度保障。

二要加强人文关怀,提升员工归属感。建立公平的薪酬体系和绩效分配制度,重视对员工的人文关怀,不断完善医院管理中的疏漏,协调好医院内部的人际关系,为员工提供良好的工作环境,可以降低员工的消极情绪、不公平感,从而提升员工的工作质量。

三要助力个人发展,激发其工作热情。建立公平客观的人才评价机制,确保不同层次的员工都能发挥其才能,激发其内在工作热情。医院要提供良好的发展平台,管理者要适当放权,减少过程控制,使员工有发挥专长的空间,帮助员工实现抱负和期望,从而达到激励效果;与此同时,医院要加强目标考核管理,创造良好的工作氛围,从而达到竞争中求生存的目的。

四要勇于革故鼎新,实行多元激励计划。健全以创新能力、质量、实效、贡献为导向的高素质医务人员评价体系,在以薪酬激励为主的激励机制中,增加价值弘扬、组织文化培育等精神激励的比重,加强非经济激励手段的作用,提高医务人员对组织的认同感和对职业的责任感。

刘海艳:"建立主要体现岗位职责和知识价值的薪酬体系"是激活公立医院高质量发展新动力的重要举措。作为全国优秀医院院长,您在医院绩效改革中都有哪些创新举措?

曾　勇:随着新医改的进行,根据医院高质量发展的需要,医院管理需要顺应时代变迁做出改革,医院绩效管理也应在传统模式的基础上进行改革创新,从而实现医院在新医改背景及"健康中国2030"战略推进下更好地生存与发展。以本院为例,主要改革举措为:

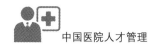

一是以按劳分配、优劳优酬为原则进行绩效分配。逐步降低基础部分的分配占比，进而提高效率部分的分配占比，建立依据质量安全、技术价值、运行效率、业务数量、成本控制、收支结余、医保政策执行、综合考核等效率指标评价结果进行分配的绩效分配制度。

二是建立个人、科室、医院三级考核评价层次。将 DRG 全面应用到绩效评价中，通过个人、科室、医院三级联动，不断加强医院绩效管理，充分发挥绩效管理在提高医务人员工作积极性和医疗服务质量中的作用。

三是依靠信息化建设提高绩效管理效能。对国家三级公立医院日常运行业务实行信息化管理，促进了医务、财务等科室间的联动，使及时掌握各类成本变化趋势成为可能，从而使绩效管理更加科学化、透明化，数据库的存储、调用和共享更加便捷。

第二回：院长说"机制"
专班工作，体系育才，经费支持，柔性引才

访谈嘉宾：陈玉国　　山东大学齐鲁医院院长

访谈人：刘海艳　　《中国医院人才管理》课题组成员

刘海艳：医院的战略规划引领着医院的发展。在新的历史时期，齐鲁医院进入"超常规、跨越式、高质量"发展阶段，那么人才工作在医院发展布局中处于怎样的地位，又是如何与医院整体战略相融合的？

陈玉国：千秋基业，人才为本。人才是医院之魂，是公立医院高质量发展的关键所在。齐鲁医院高度重视人才工作，将人才放在优先地位，纳入医院整体发展战略，着力打造医学人才聚集高地，为人才提供发展沃土，吸引人才、培育人才、服务人才，以人才驱动创新，引领医学科技进步，提升医疗服务质量，以更好地服务于人民健康和医疗卫生事业发展。

一是将人才作为医院五大发展战略之一，筑牢人才在医院发展中的关键性地位。齐鲁医院进入新的发展阶段后，深入贯彻新发展理念，加快构建新发展格局，确立了"医疗立院、学科强院、人才兴院、依法治院、党建领院"五大发展战略，进一步明确了人才在医院发展中的定位，明确了人才与医院整体及各部分的关系。在五大战略的统领下，医院积极推行新时代人才工作新理念、新战略、新举措，深化人才发展体制机制改革，积极探索全方位培养、用好人才，营造识才、爱才、敬才、用才的环境，努力培养忠诚、干净、担当的高素质干部，持续集聚

造就高水平专业化人才,强化高水平医师队伍是医院战略核心资源的理念,着力实现由人力资源大院向人才资源强院的转变,从而为医院超常规、跨越式、高质量发展提供强有力的人才支撑。

二是将人才纳入医院整体发展规划,促进人才与医院事业发展协同推进。齐鲁医院在新时期卫生健康工作方针和高质量发展要求下,坚持以习近平新时代中国特色社会主义思想为指导,深刻研判院内外形势和发展条件,进一步明确了医院发展的基本思路,提出了"三步走"战略安排和十大发展任务,编制了"十四五"发展规划,谋划了未来五年"十个聚焦、十个打造"的发展路径。在这些规划的制定中,齐鲁医院始终坚持人才引领发展的战略地位,始终贯彻人才与医院协同发展的工作理念,并延伸制定了多院区学科和人员配置规划、"十四五"人才发展目标任务、学科发展分解任务等多项计划表、责任书,以明确人才发展的路线图、时间表,明确职责分工,确保规划各项任务可操作、能落实、有考核、有监督。

三是以"四个坚持"为基本原则,做好医院的人才队伍建设顶层设计。①坚持党管人才原则。充分发挥党的政治优势、组织优势和思想工作优势,进一步加强和改进党对人才工作的领导,科学制定人才发展战略,制定并落实人才发展重大政策,为深化人才发展体制机制改革提供坚强的政治和组织保证。②坚持服务发展大局。围绕医院高质量发展需求,聚焦人才兴院战略,坚决破除"五唯",科学谋划人才发展体系改革思路和政策措施,促进人才规模、质量和结构与医院高质量发展相适应、相协调。③坚持分级分类施策。根据不同专业、领域特点,坚持从实际出发,具体问题具体分析,增强改革的针对性、精准性。健全人才评价、流动、激励机制,最大限度地激发和释放人才创新创造创业活力,让人才价值得到充分尊重和实现。④坚持扩大对外开放。树立全球视野和战略眼光,充分开发并利用国内国际人才资源,主动参与国际化战略,积极参与国际人才竞争,完善更加开放、更加灵活的人才吸引、培养和使用机制,确保人才引得进、留得住、流得动、用得好。

刘海艳:人才是医院发展的第一资源,如何广泛吸引、延揽人才,如何充分利用现有资源发掘、培育人才,是公立医院共同的追寻。齐鲁医院作为全国首批委省共建国家区域医疗中心牵头和主体建设单位及"双一流"学科的建设单位,在人才育引方面有哪些积极探索和成功经验?

陈玉国:齐鲁医院人才工作在医院总体战略的引领下,经过积极实践与不

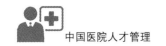

断总结,确立了"专班工作,体系育才,经费支持,柔性引才"的十六字方针。医院秉承"做好服务,追求卓越"的理念,持续创新体制机制,优化人才服务,推动人才工作提质增效,全方位营造最优人才生态,培养一流人才队伍。目前,医院已形成爱才惜才的普遍共识与良好氛围。

一是坚持党政齐抓共管,完善人才组织管理体系。①明确目标,压实责任。组织召开全院人才与科技工作会议,聚焦医院人才与科技工作,对标对表,找差距、明目标、谋发展。医院党政领导班子与各学科带头人、科室负责人签订了《任期目标责任书》,以明确工作目标与时限,压实人才发展工作责任。②集体决策,严格把关。在选人用人方面,对重大人才问题,充分依托医院党委会和院长办公会集体议事决策;在各类人才项目的选拔推荐中,充分发挥基层党支部的把关作用。建立领导干部联系高层次人才机制,畅通医院领导与专家学者之间的沟通渠道。③完善架构,建立专班。成立医院人才工作领导小组,充分利用党的政治优势、组织优势、思想工作优势,改进医院党管人才的方式和方法,不断提高人才工作的科学化、规范化、制度化水平;成立人才工作办公室,把研究制定、组织实施、督促落实人才发展规划作为重要工作任务,进一步完善人才工作组织架构。人才工作办公室在充分整合资源、科学调配、协同推进的基础上,进一步构建人才优先的"专班工作"新格局。

二是聚焦育引机制创新,打造高质量人才队伍建设体系。①围绕学科发展,聚集高层次人才。以汇聚高层次人才为主线,以激发人才创新活力为核心,围绕医院重点发展学科,打造一流的人才队伍,扩大高层次人才规模。发挥高层次人才的引领创新作用,"以才创新,以新引才",催动人才与创新的双循环。大力推进"开放引才",坚持"走出去、引进来",以更加积极的态度、更加灵活的方式引进人才,全方位拓宽人才培养渠道,密切与境内外院校的合作联系,加强国际化人才培养体系建设,打造高水平、具有国际化视野的人才队伍。②以临床需求为导向,打造复合型人才队伍。根据公立医院高质量发展任务和学科建设布局,加强重点领域、重点学科人才保障。坚持医疗立院,围绕影响人民健康的重大疾病和主要问题,加强临床科研复合型人才队伍建设,培养临床技术和科创能力"双过硬"的中青年骨干人才。深入推进医工交叉和多学科融合发展,引领带动各类人才聚焦临床需求,开展医研企合作和转化应用研究,使高质量人才发展服务于临床应用与创新,也使高质量临床发展助推人才能力与价值提升。同时,加大资助力度,在科研经费、出国进修培养和临床研究时间等各方面提供更多保障,为人才成长搭建平台、创造条件。加强管理人才培养,优化管理队伍结构,重点选育具备医疗、管理、经济运行等综合能力的复合型管理人才,为医院高质量发展提供有力支撑。③完善医院青年人才成长体系,大力培养青年英才。坚持"体系育才",积极依托各类青年学者项目引进境外、省外高水平青年人才,通过培养支持,使其成长为国家人才项目入选者或相当层次学科带头人。坚持"拔尖"与"宽基"并举,针对青年人才发展需求,通过搭平台、补短板、一对一精准帮扶、全程助力支持等多措并举,为他们保驾护航,充分激发青年人才正能量,为医院提高医疗水平和创新发展提供不竭动力。大力推进博士后队伍建设,持续扩容人才"蓄水池",鼓励优秀博士毕业生加入博士后队伍,引导博士后开展多学科交叉合作,延展科研思路,开展临床研究,提升临床科研水平,为成为医院未来临床科技创新人才生力军打下坚实的基础。

三是坚持能力导向,完善人才评价与激励机制。探索符合各类人才特点的评价与激励机制。实施人才分类评价机制改革,开展临床科研复合型、临床优势型、科研优势型等职务职称评聘工作,拓宽人才上升通道。稳步推进人才评价与激励制度改革,提高医务人员绩效薪酬待遇。优化医院绩效奖励发放办法,充分发挥激励作用,助力医院精细化管理。结合学科特点,探索基于不同岗位类别、贡献价值、技术含量等的人才评价与激励办法,助力科室二次分配,激发广大职工干事创业活力。

刘海艳:齐鲁医院有着130余年的悠久历史,享有"东齐鲁"的美誉,源远流长的齐鲁文化孕育了一代代齐鲁人。请问齐鲁文化对人才管理有着怎样的影响,以及新时期的文化建设如何引领、助力人才管理?

陈玉国:齐鲁医院在130余年的历史发展中,始终秉承"博施济众,广智求真"的精神品质,遵循"医道从德,术业求精"的院训风貌,齐鲁精神薪火相传,培养了一大批医学人才,为国家卫生健康事业做出了重要贡献。新的历史时期,齐鲁医院又进一步提出并确立了"让病人有尊严地治疗、让医务人员有尊严地工作,打造让党和政府放心、人民满意、受社会尊敬的医院"的办院愿景,强化医院文化管理,以文化人、以文育人,传承齐鲁精神,凝聚发展合力。

一是坚持思想铸魂,强化党建和文化引领。医院在选人用人上,始终以政治素质过硬为首要标准,在晋升考核中,将医德医风评价列为单项否决项目。在队伍建设中,突出凝聚精神,强化党建和文化引领,团结带领医务人员弘扬伟大抗疫精神和齐鲁医学精神,凝聚推动医院发展的强大合力。弘扬130周年院庆精神,传承医院优秀传统和理念,深入挖掘医院历史文化特色和名医大家学术思想,激励后学不懈奋斗。组织开展覆盖全员的"我爱齐鲁——做合格齐鲁

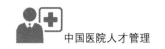

人、做奋进齐鲁人、做卓越齐鲁人"的系列大讨论,凝聚医院文化共识和价值共识,推动医院精神深植人心,激发员工爱院如家的主人翁意识和干事创业、追求卓越的热情。

二是坚持以人为本,关心爱护员工。以服务好员工为宗旨,开展多种形式的服务活动,促使员工获得感、幸福感、安全感不断增强,奋发有为、干事创业的氛围更加浓厚。探索建立关心爱护员工的长效机制,坚持"严管"与"厚爱"相结合,思想上多交流、生活上多关心、事业上多培养支持的理念,通过建立健全职业荣誉体系、改善工作环境和条件、落实带薪休假制度、重视员工职业防护、提高员工健康查体标准、开展多形式培训交流活动及实行院领导班子接待日制度等举措,为员工构建温馨、安全的工作环境,营造尊重、团结、互助、友爱、和谐、奋进的集体氛围,充分激发全体员工真正拧成"一股绳",夯实"主人翁"担当,汇聚起强院兴院的磅礴力量。

第三回:院长说"援建"
"走出去、请进来"找准切入点精准施策

访谈嘉宾:刘云军　首都医科大学附属复兴医院院长

访谈人:刘永东　《中国医院人才管理》课题组成员

刘永东:为推进北京—玉树两地帮扶向纵深发展,加快"大美青海,健康玉树"建设步伐,作为北京对口帮扶玉树、全国脱贫攻坚获奖先进个人,请问您在玉树藏族自治州人民医院帮扶期间,如何从"输血"到"造血",推动当地医院学科建设,为当地培养一支"带不走"的医疗人才队伍?

刘云军:作为第三批北京对口帮扶玉树医疗队的队长,我既是党中央援建工作和惠民政策的落实者、践行者,也是推行者和传播者。在担任青海省玉树藏族自治州卫生健康委员会副主任、玉树藏族自治州人民医院院长的三年间,我围绕援建"援什么""怎么援""谁来援""援到什么程度"等一系列问题进行了深入思考和实践,不断探索科学援建模式。

1.明确援建方向

(1)管理团队精准援建。院长是医院发展的掌舵人,应由援青干部担任,实行院长负责制。医院的主要功能是为患者提供优质的医疗、护理服务,保障人民的身心健康,医政、护理工作是医院的重点,所以业务副院长、医政科主任、护理部主任等重要部门负责人均应由援青干部担任,形成管理团队帮扶。

（2）医疗专家团队帮扶。根据受援当地医疗疾病谱分布情况、医院发展总体规划、医疗技术现状、医疗设备配置、专业发展需求等现实情况，精准选择帮扶专家，有利于从医院发展方向、经营理念、政策制定、运行模式、实施细则到学科建设、技术创新、人才培养等一揽子方案，执行操作起来更默契、更流畅、更高效，从而更好地促进医院发展。

2. 培养人才，用好人才，留住人才

（1）医院骨干"走出去"。选择针对医院发展和专业发展需求的骨干人员到上级医院进修学习。外派进修学习选择医院要慎重，尤其是向医疗水平发达的地区外派进修学习，避免出现"营养过剩、消化不良"的现象。

（2）援建专家"请进来"。利用对口援建这一有利平台，"请进来"专家，根据医院专业发展需求，采取中、长期聘任的方式，由其进行手把手的带教。

（3）积极为人才搭建施展才华的平台。对于同时具备专业技术和管理能力的学科带头人等人才，给予其施展才华的平台，带动学科发展；对于想学、能学、会学的科室骨干，有针对性地外送学习，进行"压担子"定向培养，使其在业务管理或专业技术上有所建树。

（4）待遇留人。通过推行绩效考核管理机制，实现临聘人员同工同酬，提高职工收入，增强职工归属感。

（5）人文关怀。关心并落实职工，尤其是外来职工在生活、住房、子女入学、家属就业等方面的问题，稳定其生活，从而增强其集体自豪感、荣誉感和自信心。

3. 利用援建专家的专业技术，加快学科发展和人才梯队建设

（1）根据学科发展需求和业务发展计划，有的放矢，有针对性、有目的性地向援建单位申请相应专业的专家来精准帮扶，积极细化二级学科，发展新业务，开展新技术，拓宽业务范围和诊疗领域。

（2）给援建专家下指标、定任务，制定帮扶计划和目标，定期考核，要求其在规定的时间内完成帮扶任务。

（3）实行"师带徒""结对子"等人才培养模式，采取"一对一"或"一对二"针对性帮扶方式。一个老师带一个"学生"或多个"学生"，针对性强、效率高。此外，充分给予本院医务人员锻炼、学习和操作新技术、新业务的机会及时间，使其业务能力快速得到提升。

（4）避免三五天短期技术帮扶，如演示一台手术、进行一次查房、开展一次学术讲座等的一次性走马观花式的帮扶指导，这对医院整体医疗水平的提升和

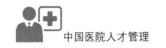

学科发展起不到任何作用,甚至严重扰乱了医院的正常工作。

刘永东:欠发达地区与发达地区最大的差距是思想观念的差距,这也是改变现状最大的挑战。请问如何调动当地医务人员的积极性,使其从思想上愿意接受新的管理理念和管理模式,投身公立医院综合改革?

刘云军:挑战虽大,但未来可期。主要从以下四个方面进行突破。

1. 找准工作切入点,发现核心问题,精准施策

医院发展的首要问题不是患者满意,而是职工满意。要正确理解职工满意、患者满意和政府满意三者之间的关系。

医院采取"大锅饭"式的分配方式,使得全院职工凝聚力不强、人心涣散,制约了医院的发展。打破"大锅饭"、全面推行绩效考核管理机制,是医院开展工作的首要切入点。

医院运营首先一定要让职工满意,只有让职工满意,他们才能对患者服务有温度、有深度,患者才能得到优质的医疗服务,患者满意了,政府也会满意。

2. 借鉴北京先进的管理理念,改革医院运营机制

推行绩效考核管理体系。科学有效的考核管理机制是提升职工积极性、凝聚力和创造力的原动力,并且会贯穿医院发展、学科建设和人才培养的始终。

实行临聘人员同工同酬。实行临聘人员同工同酬,能够极大地增强其主人翁意识和责任感,且有利于其创造性和主观能动性的发挥。

提高临床医务人员的高风险岗位补贴。鼓励职工积极参与高强度、高风险、高付出的工作,并给予其相应的补贴。

3. 严于律己,敢碰硬、敢较真,能担当、讲奉献

打铁还要自身硬,在利益面前保持清醒的头脑,公字当头,不谋私利,一切为了医院,这是领导者获得全院职工认可的必备条件。

4. 善于发现人才,知人善用

管理就是管人理事。受援医院长期处于封闭的环境,人员交流学习的机会不多、业务能力不强、技术落后;领导班子管理思路不更新、管理能力不提升,医院一潭死水,服务不到位导致百姓不来就诊,形成恶性循环。要为边远地区的医务人员提供更多的学习、培训机会,让他们走出来,到三级医院进行沉浸式的进修学习。

刘永东:面对当前公立医院人才短缺和人员冗余同时存在的结构性失衡、人才管理的长期价值和短期利益的博弈等现实问题,作为一名优秀的医院管理专家,您认为公立医院如何化挑战为机遇实现高质量发展?

刘云军：化挑战为机遇实现高质量发展重在敢于直面问题，勇于担当责任。唯有脚踏实地，才能事半功倍。

（1）选派管理人员要精准，敢担当、有作为、大格局、甘于奉献；选派专业技术人员要精准，考虑当地需求，不能为凑人数而派人，要对专家负责、对受援地负责、对派援地负责；中、短期帮扶要区分业务项目；避免"一次性""走秀式"帮扶。

（2）院长留下成熟、规范、精细、科学的医院管理模式、管理理念、管理流程很重要。专家留下诊断新思路、治疗新技术、服务新流程，留下一支梯队合理、技术精湛、人员稳定的当地医疗队伍是最宝贵的。

（3）打破旧思想、更新发展理念，找到适合医院发展、切实可行的运行模式，贪多嚼不烂，全心做好一件事是成功的开始。要明白工作是干出来的，不是说出来的。对口援建需要能忍耐、能吃苦、能奉献的实干家。

（4）信息化建设对于偏远地区意义重大，能部分缓解其人员不足、业务不强的问题。比如，玉树藏族自治州人民医院与青海省和北京市多家三级医院实行了远程会诊，与玉树藏族自治州一市五县实现了智慧分级诊疗信息化建设，利用"健康扶贫智慧分级诊疗"平台，实现了远程影像、远程心电、远程会诊、双向转诊等。

第四回：院长说"育人"
一条主线，五个专项，文化引领，多维育人

访谈嘉宾：任勇　山东中医药大学附属医院院长

访谈人：刘海艳　《中国医院人才管理》课题组成员

刘海艳：中医药人才是中医药传承创新发展的重要支撑。如何建立符合中医药特点的人才培养模式，大力培养中医药人才，让中医药在传承和创新中行稳致远，是当前我国中医院面临的人才考题。请问山东中医药大学附属医院对此都有哪些创新实践？

任　勇：我院在中医药人才培养方面的创新实践可以概括为一条主线、五个专项，即以建立全周期人才培养体系为主线，出台了五项人才培养计划。众所周知，中医药人才是中医药事业传承创新发展的重要支撑和力量源泉。中医药人才培养模式有着培养周期长、成长速度慢、贡献时间长、后劲足的特点，为加快我院人才成长速度，贯彻实施"人才强院"战略，我院先后出台了五项

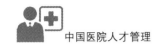

针对各年龄层次的培养计划,建立了覆盖人才成长全周期的培养体系。

一是"育苗"人才计划,培养高素质的青年中医药人才。"育苗"人才计划即对新入职的卫生系列初中级专业技术人员实施为期一年的灌溉式培养,提升其业务、教学、科研能力。培养一批理论基础扎实、实践能力突出、科研思维活跃、教学意识及能力优良的高素质青年中医药人才,使青年人才服务能力和服务水平进一步提升。

二是"朝阳"人才计划,培养青年中医药学术骨干。培养一批年龄在35周岁以下,具备硕士研究生以上学历或学位,有明确的主攻方向,对所在岗位的某一专业方向有较深入的研究,或具备较强的实践能力,并显示有较好发展目标的青年人才。朝阳人才作为医院的储备人才,是医院的重点培养对象,医院为其匹配科研资金,为其创造良好的学习、科研条件和工作环境,优先安排到国内外一流的学术机构或医疗机构进行培训。

三是"卓越"人才计划,培养有一定学术地位和声望的中青年人才。培养一批年龄在45周岁以下,具备博士研究生以上学历或学位,或具有副高级及以上专业技术职称,有明确的主攻方向,对本学科领域内1~2个四级学科有深入研究,在省内有一定学术地位和声望的中青年人才,造就一批骨干精英,为学科梯队建设、省部级人才工程储备人才。

四是"高峰"人才计划,培养学科带头人。培养一批年龄在55周岁以下,具有正高级专业技术职称,在本学科有较大的影响力,具有带团队的能力和水平,在省内有一定学术地位和声望的中年人才。医院给予其人才引进匹配政策待遇、学科建设经费,促进优秀人才可持续发展,助力其成为学科带头人,提高医院在国内外学术界的影响力。

五是"薪火"专家计划,培养薪火传承人。医院重视传帮带,遴选一批达到退休年龄的学科带头人及其他有志于传承的老中医药专家继续在医院从事临床工作,医院给予一定的补助,薪火专家的主要任务是进行临床带教、经验传承,帮助青年人才成长。

刘海艳:在中国,"用人"属于"玄学",似乎大家都知道这其中的"理",但实际做起来极其不易。您作为山东省中医药界的领军人物、具有丰富实战经验的医院管理专家、省级中医院院长,请问您是如何识人的?

任　勇:对于任何一个组织来说,中层是一个非常特殊的群体,他们的作用也至关重要,因为对下,他们是领导者;对上,他们是执行者。中层的角色定位至少有四个特征,即承上启下、完成目标、理解上级、帮助下级。对于医院来讲也是如此,高素质的中层管理干部和业务科室负责人是整个医院良性发展的支撑。中层管理干部和业务科室负责人的识别、选拔、发展也是对医院领导者的考验与挑战。我院的干部选拔坚持一个导向、五个步骤,即坚持正确的选人、用人导向,步骤由理论考试、民主测评、演讲答辩、综合评价、岗位试用构成。

一是理论考试:主要考察候选人的理论水平,中层领导者首先要具备扎实的专业理论基础、丰富的工作经验,具有开拓进取的创新意识,在业务、管理、科研各方面有前瞻性的发展思路,在本专业具有较大的影响力和较高的知名度。

二是民主测评:主要考察候选人的群众基础,对候选人在相关范围内进行民主测评,民主测评采用只允许一人进入测评房间,不允许其他干扰的方式进行,从而使测评结果更加真实、有效、客观。对于测评同意票比例低于70%的候选人,自动淘汰。

三是演讲答辩:主要考察候选人的语言组织、表达能力和应变能力。在实际工作中,领导者讲话的艺术也非常重要,棘手的问题可能换一种沟通方式就能够化干戈为玉帛。演讲评议工作委员会根据演讲答辩的情况给出评价意见。

四是综合评价。医院党委根据民主测评、演讲答辩、个人意愿和实际工作需要等,按照人岗相适的原则对候选人进行综合评价,讨论确定各岗位的考察对象。

五是岗位试用。对于各岗位产生的考察对象,实行试用期制度,试用期一般为一年,试用期满,能够胜任的,正式任职;不能胜任的,免去试用职务,回到原岗位继续工作。

刘海艳:文化建设是医院良性发展的原动力,人才文化建设是吸引人才、留住人才、激发人才的制胜法宝。请问山东中医药大学附属医院是如何加强文化建设促进人才发展的?

任　勇:医院要发展,人才是根本,医院发展与人才文化建设相辅相成,缺一不可。近年来,我院在人事人才工作中逐步形成了四大文化:

一是事业为上文化。人才不论年资高低,均是医院可持续发展和高质量发展的生力军。要做好人的工作,需要有一颗公心,事业为上。

二是公开公正文化。大到管理干部调整、人才项目选拔,小到科室间人员的岗位调整,均全院公开发布岗位设置及条件要求,让有意向的员工均可以报名参与竞争;在选拔环节,更是坚持公正、客观的评价原则,根据岗位特点,梳理胜任力要求,以此设置不同的考评方法和内容。

三是竞争择优文化。建立"能者上,平者停,庸者下"的良好局面,给更多英才提供施展才华的舞台。如岗位聘用制度,给每一等级设立聘期任务,严格执

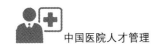

行聘期考核,对聘期考核不达标的人员,暂停竞聘高一等级,给予观察期,观察期内若仍不达标,则给予降级处理,打破以往"能上不能下"的被动局面。

四是尊重欣赏文化。人才不是一个模子刻出来的,不能用一把尺子去衡量,要客观评价、尊重欣赏各类人才,为各类人才创造发挥才能的空间。

第五回:院长说"绩效"
激发新活力,需舞好绩效考核"指挥棒"

访谈嘉宾:张艳丽　临沂市妇幼保健院院长
访谈人:刘海艳　《中国医院人才管理》课题组成员

刘海艳:临沂市妇幼保健院作为走在全国前列的地市级妇幼保健院,请问医院是如何通过绩效管理变革,激发内生动力,助推公立医院绩效考核提升的?

张艳丽:公立医院绩效考核的实质是什么? 这是值得我们首要思考的问题。我们认为,公立医院绩效考核是将医院高质量发展的战略目标或思想理念进行科学定义和量化,以一套可测量、可比对、可视化、系统化的数据指标体系来测量和预测公立医院运营管理的效率、效益及效果,在监测、统计、分析和研判趋势中不断学习与成长,进而构建测量、反馈、改进、激励和提升的长效机制或动力型绩效环境。另外,我们认为,绩效管理是一种激励管理,是一种激励机制,是一种制度层面的引导,通过变革绩效管理,充分发挥绩效考核的导向和引领作用,能为医院高质量可持续发展注入强大的内生动力。

基于以上理解,我院开启了绩效管理变革之旅:一是变革绩效管理组织,设置工作专班,由人力资源部牵头推行定岗定编,编制岗位说明书,强化岗位管理;二是变革绩效管理目标体系,围绕公立医院绩效考核指标,编制医院发展战略规划,有针对性地设置绩效目标,将目标管理贯穿到绩效管理全过程;三是变革绩效管理制度与指标体系,制订《业务科室质量与安全综合绩效考核办法及实施细则》《行政职能科室质量与安全管理绩效考核办法》,从6个维度、9个方面层层分解,创新性地设置个性化指标、专项激励指标、专项否决指标,将绩效目标与个人/团队目标联系起来,激发医护协同、跨专业协同、临床与保健协同的团队效应;四是实施智慧医院信息化支撑工程,实现日常绩效数据透明化、可视化,激发全员自发自主开展绩效改进和提升活动;五是变革绩效管理行为,将"倾听患者声音""倾听流程声音""系统统计分析指标变化"三位一体的追踪方法学纳入核心绩效管理行为,强力助推绩效提升;六是实施院科两级精益项目管理,强化绩效反馈沟通及绩效指标改进辅导活动,激发全员参与绩效管理,在参与中形成合力,在参与中提升、获益和成长。

经过一系列的实践与探索,激发了组织的内生动力,2021年我院在全省妇幼绩效考核中排名第一,实现了绩效管理变革助推公立医院绩效考核提升的管理目标。

刘海艳: 推动公立医院高质量发展,学科是基础,人才是关键。请问医院如何完善人才评价与培养机制,激发人才创新活力,建立岗位职责和知识价值的薪酬体系?

张艳丽: 新的阶段和时期,医院的科室设置、业务内涵、人员配置和工作职责发生了新的变化,绩效管理作为医院管理的指挥棒,也要及时更新和改革,只有这样才能适应医院的精细化管理需要。

我院在总结之前绩效管理方案的基础上,完成了新一轮的绩效管理改革,构建了全面、系统、科学的科室效益考核评价体系——科室贡献价值评价,根据科室床位设置、人员配比、医师人均门诊人次、负担床日数、科室出院人次等指标,客观评价科室工作,合理确定整体科室薪酬水平。

结合我院往期绩效管理方案的经验(绩效指标的设置并不是越多越好),我们在绩效管理方案的指标选取上,坚持少而精的原则,通过建立关键绩效指标(KPI),将科室的运营、发展目标与医院整体的战略规划目标有效联系,让科室及员工能充分感受到医院绩效管理的重点和方向,增强绩效的导向性,引导科室及员工的努力方向与医院的发展战略和整体规划方向一致。

绩效管理方案不与科室薪酬挂钩,设置能体现医务人员技术难度、岗位风险、劳动强度和工作效率等方面的指标体系,依据科室实际完成情况,合理评估医务人员绩效水平。

合理确定科室人员配置,实施定编定岗,以岗定责、以岗定薪。把医院对科室和人员的管理,真正意义上升到人力资源管理高度,进行人力资源规划、人力资源培养等,使院内人力资源得到有效的优化整合,发挥更大的人力潜能;针对科室缺编或超编等情况,在绩效管理方案中,制定相应措施,完全体现绩效分配中多干多得原则,引导科室对人员使用合理统筹。

我院注重发挥薪酬制度的保障功能,对引进的学科带头人,实行年薪制;对新建科室、新引进的科室负责人,设定体现科室特点的薪酬项目,充分发挥绩效的保障和激励作用,调动大家的工作积极性,促进了新建科室的快速发展。

我院通过绩效管理变革,促进了医院的高质量发展,医院业务收入结构持

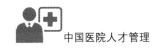

续优化,人力资源得到合理开发与利用,员工薪酬结构更加科学与合理。

第六回:院长说"引进"
"靶向引才"精准发力,高端人才"借脑引智"

访谈嘉宾:何浩欣　普洱市中心医院院长

访谈人:刘海艳　《中国医院人才管理》课题组成员

刘海艳: 思茅是普洱茶的故乡,茶马古道上的重要驿站,也是我国通往东南亚的重要通道。这里居住着汉、哈尼、拉祜、佤、傣等 14 个世居民族,民族人口占 61%。请问医院是如何加快民族地区医疗卫生人才队伍建设,为区域百姓筑起"健康堤坝"的?

何浩欣: 近年来,医院紧紧围绕"科研兴院,人才强院"的发展战略,坚持党管干部原则,以德才兼备、以德为先、任人唯贤、事业为上、公道正派的选人用人标准,将"把好干部标准""忠诚干净担当"等要求落到实处,探索建立有利于用好现有人才、引进急需人才、着眼高端人才的制度措施,多措并举提升内涵,队伍建设显成效。

1. 建立公开引进机制

医院实施个性化的人才引进策略,按照"一事一议""一人一策"的原则,将优秀的真正有实力的人才吸引过来,为医院发展贡献力量。

2. 建立和完善人才激励机制

医院本着有利于学科建设、有利于医院成长、有利于提高医院核心竞争力的原则,积极建立和完善医院人才激励机制,规范激励行为,提高激励效果。为了更好地提高医院职工的工作积极性,一方面,医院建立并完善绩效考核制度,将绩效奖金与职工的加薪、升职直接挂钩,从而提高职工的工作积极性;另一方面,医院通过明确每一个岗位的职责,确保按劳分配,以多劳多得、优绩优酬为原则,按照工作量提供奖励,激发职工的工作积极性和创造性。

3. 以人为本,注重医院职工的发展和诉求

近年来,医院大力推进"健康文化",倡导员工身心健康也是一种好的福利与激励。比如,建设大型户外职工健康文化活动中心,足球场、篮球场、网球场和室内健身房、乒乓球室等应有尽有;提供"爱生活爱健康的咖啡沙龙""暖心食堂的职工营养餐""个性化的员工生日感恩会""温馨呵护女性员工的孕妈妈工作牌"等。

刘海艳: 医院学科建设离不开优秀的学科带头人。作为区域医疗中心的普

洱市中心医院,如何"靶向引才"精准发力,破解人才短缺难题,打造有温度的人才聚集地?

何浩欣:学科是一家医院的专业基础,学科带头人则是医院学科建设的核心与龙头。学科带头人的素养不仅代表着个人的能力与水平,而且直接影响到所在科室及医院的医疗、教学、科研等工作的质量。因此,学科带头人的培养和成长是医院管理的重要目标及任务。

一是医院采取"引进来,请进来"和院内自主培养相结合的方式,不断加大人才队伍建设力度,持续深化人才梯队库建设。

二是坚持择优培养、双向选派的原则,推动职能科室之间、职能科室与临床医技科室之间的跨部门历练及条块联动轮岗锻炼,对不同层次人才进行差异化的培养支持,切实提高人才引进和培养的质量与效果,为医院的高质量发展提供坚强的组织保证。

三是引进一批省内外知名专家到院建立了专家工作站 15 个,引进上海华山医院神经外科高幸博士团队。

四是紧扣人才培养,不断增强医院发展后劲。持续拓宽人才引进渠道,根据医院岗位需求,有计划、分层次培养不同专业、不同学科人才,不断优化人才配置,使多种人才发挥优势和特长,产生名医效应,以名医带动名科,以名科推动医院发展。

五是紧扣"科研兴院",提升医院发展软实力。以进一步提升医院整体科研实力为目标,通过加强医院科研成果的转化应用、提升科研工作和临床工作的紧密关联,明确医院科研工作的主要方向。

六是紧扣内涵建设,不断创新医院文化。以社会主义核心价值观为引领,做好医院章程工作,通过提炼医院院训、愿景、文化,多角度讲好医院故事,凝聚支撑医院高质量发展的精神力量。强化患者需求导向,不断改善服务细节,提供"有关怀的医疗",打造"有温度的医院",培养"有情怀的医生"。

第七回:院长说"梯队"
人尽其才,才尽其用,以干代训,边干边学
构建可持续的演化发展框架

访谈嘉宾:张秀　北京市肛肠医院院长
访谈人:刘永东　《中国医院人才管理》课题组成员

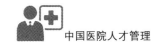

刘永东:不同阶段医院人才管理的主要任务是什么？重点工作有哪些？主要方法有哪些？开展相关工作过程中存在哪些难点？

张 秀:在不同的发展阶段,医院人才管理要基于医院发展战略进行相应的调整,人才管理的主要任务也要有所区别。在医院发展的初级阶段,人才管理的首要任务是吸纳各方面人才,完成人才管理基础性工作,初步建立人才队伍,能够做到人尽其才,才尽其用。当医院进入快速发展上升期后,首要任务是稳定人才队伍,在甄选优秀人才上下功夫,建立健全人才培养模式。当医院进入成熟稳定期后,在形成着眼于未来的人才梯队的同时,优化人才成长途径,健全人才评价激励机制,是加强人才队伍建设必不可少的任务。医院应运用科学的管理工具,建设人才管理体系,选拔、考核人才,创新人才培养机制,拓展人才培养空间。医院在人才管理工作中,如何选择相应的指标考核人才、考核的最佳频次是多少、怎样将考核结果正向反馈给职工以起到良好的激励效果等,都是工作的重点和难点所在。

刘永东:支持医院发展的关键人才有哪些？医院人才培养模式是怎样的？在人才培养和梯队建设上,医院推进了哪些政策,取得了怎样的效果？哪些地方还存在可优化的空间？

张 秀:医院十分注重人才培养工作,每年都会选送优秀的医务人员外出学习、进修,参加骨干医师培养、护士专科培训等,同时,在医院内部也有转科培训等培养方式。医院的学科带头人、关键技术人员及管理人员是医院发展的关键人才。医院采取多种形式宣传引导和教育职工,统一思想,牢固树立人才观念,在全院上下营造尊重科学、尊重知识、尊重人才的良好氛围。同时,医院实施人才培养策略,以医院的发展前景为目标,以科研管理为抓手,重点选拔学科带头人,增强医院发展后劲,力求建立合理的梯队结构;在管理人员方面,建立后备干部人员信息库,为医院的未来发展储备可用人才。医院不断放宽对各级人才的培养途径,优化脱产学习、专项培训、攻读学位、赴外研修、学术交流等不同培养方式,简化流程,为人才提供学习的绿色通道,旨在提高医院人才的知识层次、理论水平、专业技能和科研能力。此外,医院转变工作方式,探索新的用人机制,发挥人才优势,合理使用人才。医院在择优培养、动态评估方面还存在可优化的空间,未来要推动人才合理流动,逐步推行按需培养、择优培养,更加合理地使用和培养人才,做到人尽其才,才尽其用;对人才培养对象,要定期对其培养目标、培训计划进行阶段性测评,实行动态评估管理,优胜劣汰,使人才培养工作落到实处,为医院纵深发展增添动力。

刘永东：医院人才管理是否已经形成稳定的、可持续的演化发展框架，具有可持续的成长力？

张　秀：医院人才管理，一是以干代训，边干边学，人才在临床实践中掌握要领，将相关理论内容融入实际工作，从而提升人才培养的效率和质量。二是定期组织专家学者前来指导工作，从而完成相关培训。三是定期开展相关讲座来指导工作，进而促使人才在培训中增长才干；定期组织召开学习交流研讨会，与大家共同交流工作经验，共同切磋工作技术，并在研讨会上制订考核方案，检查大家的工作成果。四是做好人员关系维护，通过各类团建活动来增强团队凝聚力，并做好利益分配，实现多劳多得，让所有的付出均有所收获，从而形成激励举措。

第八回：院长说"体系"
打造整合型人才管理体系，人才全周期管理

访谈嘉宾：聂文英　济南市妇幼保健院院长
访谈人：张铁山　《中国医院人才管理》课题组成员
张铁山：人才队伍建设是构建医院核心竞争力的根本保障，加强人才队伍建设是提升医院核心竞争力的基础。请问济南市妇幼保健院提出的"内培养外引进，实行多元化人才培育机制"都有哪些特色和亮点？

聂文英：随着经济社会的发展与医药卫生体制改革的深入，济南市妇幼保健院以人才强院为目标，深入实施人才发展战略，明确人才培养对医院综合发展的基础性、战略性、决定性作用；把强化人才队伍建设、优化学科建设、建立院校合作体系、创新人才培养机制等作为医院人才培养的重点。医院实行引培并重、引培并举，全面构建并完善人才选、用、育、留、继的相关支撑配套制度，形成了良性的人才发展系统。

一是对外引进。医院结合学科、专业发展需要，根据科室人员需求计划，每年定期制订详细的招聘方案，有计划地为医院储备各类人才。医院积极扩展多种招聘途径，医院领导班子成员亲自带队赴省内外知名院校现场公开招聘优秀硕博研究生、赴一流高校宣讲、参加各类卫生健康招聘会等，进行医院品牌宣传；制定了《高层次人才引进管理办法》，发布了《高层次人才引进十条措施》，加大投入比重向高层次人才抛出橄榄枝；同时制定了《引进人才科研启动专项经费管理办法》，以充分调动引进人才的积极性，发挥其在学科建设、专业

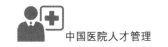
发展、科学研究中的作用，为引进高层次人才提供有力保障。"不为我有，但为我用"，医院通过柔性引才制度从北京大学第一医院、北京大学第三医院、齐鲁医院、山东省立医院等多个国内知名医疗单位聘请客座教授，对科室管理、学科建设、科研水平进行指导培养，提升了医院的临床科研水平。

二是对内培养，聚焦育才强才。医院建立了国内培养和国际交流合作相衔接的开放式人才培养机制，与高校合作建立了全市妇幼健康人才科研学术平台，与美国匹兹堡大学医学中心签约了人才培训基地，选拔优秀人才出国研修访学和参加国内外学术交流与讲学、赴国内知名医院进修学习。医学之路学无止境，医院重视年轻医务人员在职继续教育深造，鼓励职工攻读博士学位，给予报销学费和部分期刊发表费用的政策支持。近年来，医院申请攻读博士学位的职工数量呈明显上升趋势。

张铁山：拓宽医务人员职业发展空间是调动医务人员积极性、主动性和创造性的重要举措。请问医院在人才评价、岗位管理、进阶路径、激励机制、专科人才培养等方面都做了哪些创新实践？

聂文英：济南市妇幼保健院注重调动医务人员的积极性、主动性和创造性，重视人才的职业发展规划。

一是打造医教研一体化平台。着力人才培养模式和体制机制的重点突破，致力重大科研立项和管理平台建设的精准施策，加强院校合作，如近年来与山东第一医科大学合作共建妇幼医学中心，与山东大学附属生殖医院合作成立"山大生殖—济南妇幼妇女儿童健康联合研究所"，与高校合作建立全市妇幼健康人才科研学术平台，此外，与山东第一医科大学合作共建微生物实验室和基因扩增实验室项目，进一步满足双方临床科研合作需求，增进学术交融，激发医院科研团队的创新能力，产出更多的优秀科研成果。同时，首创院校联合教学新模式，承接山东第一医科大学助产学本科见习教学任务，探索实用见习教学模式，以培养应用型助产专业人才为目标，与山东第一医科大学共同努力将助产学本科专业打造成精品专业，培养高质量助产专业人才。

二是搭建发展平台。筹建山东大学—济南妇幼健康大数据研究中心，组建妇幼队列及妇幼相关专病队列，形成深度融合的妇幼保健康临床诊疗和研究新模式；筹建"济南市出生缺陷防治一体化""济南市孕产妇救治""济南市宫颈病"三个临床医学研究中心，充分发挥高层次人才和团队的专业优势。开展新技术、新业务、新项目近百项，均完成部门项目论证及医学伦理专家论证。

三是打通职工向上通道。以职称为抓手，试点改革卫生职称制度新思路。

作为全市首家卫生职称制度"双自主"改革试点单位,医院打破职称和聘用硬性挂钩限制,从临床实绩、科研成果等不同侧面考察人才,充分调动卫生专业技术人员的积极性和主动性。同时,医院制定了《中青年人才选拔培养实施方案》,对学科带头人、中青年不同层次的人才有针对性地组织培养,通过个人报名、遴选、专家评价方式入选培养计划,签订培养协议书,并定期考核被培养人的培养计划阶段性成果,对不能按期完成任务的人员终止培养,实行能上能下动态管理。

四是构建与人才相适的薪酬体系。薪酬激励是人力资源管理中的重要手段。医院着力打造富有竞争力的薪酬体系,以岗位管理为核心,向临床一线医务人员倾斜,与绩效考核紧密挂钩,充分发挥激励作用。医院根据职工工作岗位和工作性质的不同,划分医、护、技不同的系统核算绩效,通过工作关键绩效指标,分析其工作付出的技术、风险程度、消耗的资源与成本等,设计相应的绩效分配模式,最后由科室进行绩效分配。这种模式充分提高了职工的积极性,加强了科室成本管理的责任意识。

五是打造人文环境,注重医院文化建设。首先是丰富职工的生活,组织多样化的文体娱乐活动,增强职工的归属感。其次是重视人才诉求。医院领导班子成员与引进人才"结对子",定期组织人才座谈会,通过邮箱、公众号等建立反馈平台,将人才所需所盼内容反馈到职能科室,予以解答解决,提高人才的满意度。

第二节　最佳实践"十锦囊"

他山之石,可以攻玉。最佳实践的案例呈现,并非囫囵吞枣、不加思考的全盘接受,也并非东施效颦的照搬模仿。课题组在全国范围内征集了百余家医院的人才管理实践案例,又从中遴选出十个有代表性的案例进行深度剖析,从中提炼出可借鉴、可复制的人才管理实践模式,贯穿医院人才管理选拔、任用、激励、培育、保留、继任的各个环节,作为呈现给院长们的人才管理实用"锦囊"。更为重要的是,医院人才管理的创新理念与变革实践如星星之火,唯有"从实践中来到实践中去",在"特区""试验田"中不断探索改进,凝练模式,推广开来,方能成燎原之势。

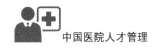
锦囊一
构建基于事业的人才激励机制
——中日友好医院

代郑重

近年来,中日友好医院发展迅速。面对高质量发展新要求,医院根据人才成长规律,建立全方位、整梯次、阶梯式的人才培养体系,全方位培养并用好人才;结合学科评估推动实施人才评价,压实主体责任、顺畅人才推举机制,探索构建基于事业成就和职业发展的人才激励机制,为医院高质量发展奠定坚实基础和发展后劲。

1. 用规划为人才定心

强化人才管理必须明确责任主体,同时多部门密切协同。中日友好医院始终高度重视人才,"十四五"发展规划进一步强化了人才强院战略,在全院上下达成了广泛共识。在领导班子带领下,医院建立了以科室为人才管理责任主体,各职能部门各司其职、密切协同的较完备的人才管理体系。

2. 用发展机遇激励人才

医院将事业发展机遇作为对医师的职业激励,促进有能力、愿做事、能成事的人担当作为。医院实行主诊医师负责制,激励科室有能力、业务强、敢担当的年轻骨干医师积极参与、主动承担科室管理工作,为优秀的年轻人才搭建施展才华的平台,这既有利于充分调动人才的积极性,又有利于医院及科室在实践中发现、培养年轻人才。

3. 用培养成长激励人才

"用人为标,养人为本",人才培养工作是人才管理的"牛鼻子",也是医院人才的深层激励机制。医院实施"菁英计划"人才培育工程,压实科室负责人作为第一责任人和第一培养人的责任,精准托举、多样发展,为优秀人才脱颖而出开辟通道,为潜心专业、创新研究的优秀人才成长提供有力的支撑保障。从毕业后入职的新员工,到青年骨干人才、青年拔尖人才,乃至部分学科领军人才,经过严格的遴选确定入选者,医院通过资助开展研修,匹配高水平导师,优先开放实验室资源,在科研项目、教学课题、职称和导师资格申报等方面给予专门辅导,允许申请专职科研时间并给予经费支持,从而建立起全方位、整梯次、阶梯式的人才培养体系。

4. 用榜样力量激励人才

医院精准推举优秀人才,成果丰硕,用榜样的力量激励人才成长并做出贡献。2021年,医院在全国名中医、全国杰出专业技术人才、岐黄学者、首都国医名师、突出贡献专家、享受国务院政府特殊津贴、科技新星、青年人才托举以及国家中医药创新团队等人才项目中均有斩获,人数及类别均创历史新高。医院积极筑巢引凤,着力引进优秀骨干,开展高层次人才长期招聘,引进多名高层次人才和学科骨干;精心选拔优秀高校应届毕业生,为学科发展夯实人才基础。

5. 用创新机制解放人才

医院对标国家卫健委直属医院的功能定位及高质量发展试点医院的职责使命,建立科学的人才评价机制,参考国家重点学科建设要求,借鉴行业权威评价方法,结合医院工作实际,各部门通力协作,从医、教、研、人才等维度,对各学科进行评估,为科室发展和人才成长明确了努力方向。近年来,医院坚持不懈地创新职称评审工作,破除"唯帽子""唯论文",进一步畅通人才成长路径,激发人才活力。

锦囊二
聚焦关键人才,"雁阵格局"构筑人才管理之势
——山东大学齐鲁医院

徐　峰　赵伟宁　俞　水

青年人才是国家战略人才力量的源头活水,培养青年人才就是奠基未来。山东大学齐鲁医院把政策重心和工作重点放在培养青年人才方面。近年来,医院不断创新人事人才体制机制,加大投入和支持保障力度,完善全链条培养制度,育引并举,现已建设成各级各类重点人才计划有机衔接的青年人才育引体系,人才培养工作取得显著成效。

1. 学科带头人是学科人才队伍建设的第一责任人

(1)成立医院人才工作领导小组,设置医院人才工作办公室,加强对医院人才工作的组织领导和沟通协调作用。

(2)医院党政领导班子与各学科带头人、科室负责人签订《任期目标责任书》,明确学科带头人、科主任是学科人才队伍建设的第一责任人。

2. 完善人才育引体系,助力职业发展"三级跳"

(1)育引已取得具有重要影响的标志性成果的高水平青年人才,通过一定培

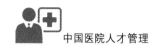

养期内的持续支持,使其成长为国家级人才项目入选者或相当层次学科带头人。

(2)周期性选拔培育医院现有的具备发展潜力的青年人才,使其成长为医教研复合型人才。

(3)遴选"杰出青年医师",培养造就杰出临床医学人才,提升齐鲁医院核心竞争力。

3.营造浓厚的学术氛围,培植人才成长沃土

(1)创办"广智论坛",与医院各学科联动,每月邀请不同学术背景的知名专家学者,围绕行业前沿、热点研究领域及问题进行交流。

(2)关心青年人才成长,常态化组织青年人才交流座谈,如"杰出青年人才汇报交流会""青年科技创新人才座谈会",充分发挥现有人才的带动作用,对外以才引才,对内培育团队,通过团队力量和大师传帮带,帮助青年人才迅速成长。积极开展院校合作,与学校联合育才、引才,资源叠加,提升人才育引效能。

4.满足个性发展需求,构筑人才发展"雁阵格局"

(1)对医院青年人才进行全覆盖摸底,精准分析,与学科及导师联动,给予支持,补齐短板。对入选各类人才工程的青年人才,医院均按政策规定足额配套经费。强化青年人才培养支持,做好青年人才服务保障,如提供住房保障、配备专职科研助理、提供带薪学术假期、增设专业技术职务系列、拓宽青年人才晋升通道、建立具有全国竞争力的博士后薪酬体系等。

(2)将医院发展战略与学科、人才发展战略紧密结合起来,将青年人才自身价值实现与为医院创造价值结合起来,打造医院、学科与人才发展共同体,形成发展合力。将"发现人才、挖掘人才、培养人才、成就人才"的全链条人才服务进行战略前移,提前布局培养,个性化支持保障,构筑人才发展"雁阵格局"。

锦囊三
聚焦人才生态系统建设,"学科链与人才链"两链融合、代际传承
——昆明医科大学第二附属医院

曾　勇

推动公立医院高质量发展,学科是基础,人才是关键。昆明医科大学第二附属医院泌尿外科通过"学科链与人才链"两链融合、代际传承催生高质量发展新动能。

1.以人才驱动引领创新驱动,构建共生态新格局

新技术、新业务在临床的开发与应用是提高医疗技术水平和医疗质量的重

要途径,是医院增强综合实力和持续发展的关键,也是增强医院竞争力的重要手段。而学科带头人的政治素养、专业水准、创新意识决定着上述目标的实现。全国"五一劳动奖章"获得者、云南省优秀党务工作者、泌尿外科主任王剑松教授作为先进典型代表、医院学科发展的一面旗帜,在学科建设中以人才驱动引领创新驱动,积极构建共生态新格局,不仅为医院培养和造就了一批高素质的人才队伍,而且始终保持领先态势,走在全国泌尿外科的前列,医院泌尿外科成为国家临床重点专科,入选"中国泌尿肿瘤百强榜"。

医院大力支持人才项目、科研项目申报,搭建高水平科研平台,用事业留人。每年进行科研奖励、开展科技学术周活动,以院内人才为引领,激发更多的人才发挥潜力,创新创造干事业。不断探索院内人才培养机制,通过院内聘用和院内选拔,为人才提供平台支持,帮助其实现自身价值。

2. "走出去、请进来",构建临床医学人才培养新模式

泌尿外科立足创新可持续发展,探索"走出去、请进来",注重医、教、研一体化人才培养体系构建。团队严把人才准入原则和标准,重视人才与国内外顶级院校合作交流,注重人才引进和培养双管齐下。近年来,医院不仅建立了一个具有显著影响力的泌尿专业人才储备基地,而且在国内形成了一个成熟的泌尿外科重点专科培训中心。

以优秀的学科吸引和培育人才。从2016年起,医院通过校园招聘会,大胆采用现场筛选、以科室留用意见为主的考核方式,引进多名优质院校博士研究生,并给予生活补贴和科研启动金等物质奖励,通过强大的学科依托,鼓励开展科学研究、青年医师能力养成。

3. "学科链与人才链"两链融合、代际传承催生高质量发展新动能

学科建设是公立医院高质量发展的核心内涵,而人才梯队建设是学科持续发展的重要基石。将优秀的文化基因传承下去,将学科链与人才链衔接融合,是公立医院催生高质量发展新动能的有效路径。医院定期开展科研沙龙、青年医师讲堂等活动,营造良好的学术氛围,由"金桥"国际泌尿外科联盟主席李炯明及其泌尿外科团队承办的"金桥"国际泌尿外科会议,吸引了二十多个国家的泌尿外科专家参与,通过各国泌尿外科专家同堂论道,共同分享、交流和探讨当今泌尿外科领域的新进展、新技术和新方向,推动了区域泌尿外科的发展。近年来,泌尿外科先后培养出了多名"80后"博士生导师、"90后"硕士生导师,为提高我国泌尿外科的整体水平做出了积极贡献。

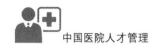
锦囊四
聚焦人才战略管理，打造平台化、自主化、共生化运营模式
——普洱市中心医院

杨劲松　何浩欣　邓志勇

推动公立医院高质量发展，人才是第一资源。普洱市中心医院全职引进神经外科博士团队的做法值得肯定与借鉴。一方面迅速补齐基层医疗短板，有效提升医疗服务能力，填补医院神经外科空白，更好地满足百姓就医需求；另一方面为医院凝聚发展力量、鼓舞发展士气、扩大医院周边辐射力及影响力、构筑医院核心竞争力提供重要支撑。

1. 将人才上升到医院发展战略高度

(1)通过人才盘点厘清医院战略目标与人才现状之间的差异，进一步识别支撑医院战略落地的关键岗位和关键人才，通过岗位能力分析，形成更系统、更健全的人才培养体系，通过管理线、业务线和辅助线"三线联动"，统筹各类人才协调发展。

(2)秉持人才管理"两个凡是"(凡是有利于人民健康，凡是有利于可持续发展)的思想准则，根据医院总体发展战略规划及人才发展基本价值取向，实行"一事一议""一人一策"的个性化引才策略。

2. 平台化、自主化、共生化运营模式创新探索

(1)从行政管控转向协同共生。对于人才管理，医院重在平台建设和运营保障，给予人才更大的自主化发展空间。

(2)"平台留人、生态留人"，全力打造平台化生态型组织。在不断推进医院文化与生态文化融合，人与自然融合的新理念下，医院将人才的幸福感、获得感和成就感提升到了更重要的位置。与此同时，医院提出了让家属"温暖发光"、让子女"荣耀成长"的全方位、多维度激励措施。

锦囊五
从直线管理到生态管理，"外引内培"破解人才瓶颈，构建医院人才继任体系
——重庆市忠县人民医院

袁　军　黄大勇　冉建忠

虹吸效应下的县级医院，"大病不出县"成为一种奢望。重庆市忠县人民

医院通过"外引内培"破解人才瓶颈,打造忠义文化,厚植人才根基,不断实现县域医疗卫生能力迭代升级,一跃成为全国县级公立医院综合改革示范医院。

1. 坚持内培外引,破解人才瓶颈

(1)通过人才盘点,实现人才和业务之间的动态匹配,更好地支撑医院发展战略目标。具体表现在"高层牵引""业务配合""文化支撑""核心流程"四个方面。

(2)以临床实践为基础,以技能培养为目标,建立"全覆盖、多层次、立体式"的人才培养体系,促进全员能力进阶,如"双轨制"职业发展体系、临床情景模拟教学等。

(3)设立人才专项编制池,优先引进重点学科和紧缺专业急需的高层次人才。重点引进有一定知名度或有较大影响力,学科建设急需且有发展潜力的人才。同时,统筹考虑充实其他学科发展所需的高层次人才。

2. 打造忠义文化,厚植人才根基

(1)从直线管理转向生态管理,医院不断优化人才发展生态环境,着力打造忠义文化,通过"以文化人"培养一支忠诚、干净、担当的医疗队伍。

(2)从重物质要素转向重人才技术要素,加大绩效激励,落实"两个允许"(允许医疗卫生机构突破现行事业单位工资调控水平,允许医疗服务收入扣除成本并按规定提取各项基金后主要用于人员奖励),建立体现医务人员岗位职责和知识价值的薪酬体系,最大限度地激发人的创造力,推动医院健康持续发展。

锦囊六
做实人才"引、育、用",打造人才能力供应链
——安康市中心医院

李杰龙

高层次人才"引不进,留不住"是广大基层医院和欠发达地区普遍面临的难题。安康市中心医院坚持以问题为导向,将人才战略确立为强院第一战略,在人才引进、培养与使用方面下功夫,全面推进人才发展提能升级的做法值得借鉴。

1. 建立人才工作联系制度,聚焦人才引进

(1)每年召开人才工作会议,专题研究人才工作,建立人才工作联系制

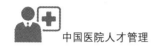

度,同时将人才工作纳入年度绩效考核和重点工作任务督查。

(2)"走出去揽人才",深入高校和基层宣传医院品牌文化、学科实力等比较优势,重点面向西北、西南等地区知名院校招才引智。同时,推出一系列人才引进优惠待遇,如发放安家费、按高一级职称人员给付工资待遇等。

2. 建立院校合作长效机制,聚焦人才培养

(1)紧盯医学院校,共建实训基地,将应用型、技能型医学人才培养作为主要目标,先后与西安交通大学医学部合作共建研究生安康基地,招收同等学力研究生三届237人。与西安医学院合作成立西安医学院附属安康医院暨研究生联合培养基地,与湖北医药学院合作举办湖北医药学院第六临床学院等。

(2)建立多层次、多角度、多渠道、全方位人才培养体系,如订单式培养、师徒制培养、职业导师制培养等。

3. 打通人才成长和晋升通道,聚焦人才使用

(1)激发本土人才活力,促进人才发展能力进阶,如开展"育苗""拔尖""晚霞""知识更新""包装"人才五大工程,落实"十百千万"人才培训培养提升工程,开展"天使人才培训工程"及苏陕协作帮扶项目,不断加大本土人才培养。

(2)启动实施人才培养"311"工程,即在"十四五"期间共培养30名学术领军人才、100名业务骨干、100名启明星人才,并配套人才培养经费学术领军人才3万元/人·年、业务骨干2万元/人·年、启明星人才1万元/人·年,"十四五"期间共拿出2 000万元用于人才培养。

锦囊七
以科研平台为抓手打造赋能平台,以创新领军人才为引擎促进医防融合
——临沂市妇幼保健院

伏广照

临沂市妇幼保健院以科研平台为抓手,建立专家工作站,加快科研成果转化;通过"千天计划",建立创新工作室;以创新领军人才为引擎,占领科研高地,促进学科发展,提升临床技术水平和医疗服务能力。

1. 以科技为支撑,健全和完善出生缺陷防控体系

(1)充分利用信息技术。不断加大信息化建设投入,建立全市出生缺陷监测网络、出生缺陷筛查系统;并利用互联网平台,大力开展健康教育和健康宣传工作,普及出生缺陷防治知识。

（2）全面使用远程医疗技术。牵头与 12 家县区妇幼保健院共同组建临沂妇幼医联体，利用远程救治平台、远程会诊系统及分级诊疗平台，加强对成员单位出生缺陷防控工作的远程人才培养、技术指导与帮扶，有效促进了分级诊疗及双向转诊制度的落实。

（3）做强、做深出生缺陷医学技术。依托六大省级重点学科体系，组建"筛、诊、治"一体化出生缺陷防控体系，如广泛开展一级预防，减少出生缺陷发生；规范开展二级预防，减少严重缺陷儿出生；深入开展三级预防，减少先天性残疾发生。

2.以科研平台为抓手，全面提升出生缺陷防控能力

（1）建立贺林个性化医疗与转化医学院士工作站（以下简称"贺林院士工作站"），提升诊断治疗能力。重点加强分子遗传技术在出生缺陷基因诊断、产前诊断中的临床应用及研究，以及肿瘤的基因检测、药物基因组学的应用及研究，加快相关成果转换并在全市范围内推广，有效促进了全市出生缺陷防控能力的提升。

（2）成立临沂市出生缺陷研究所，依托研究所建立"张艳丽劳模创新工作室"，下设实验室——出生缺陷研究实验室，提升基础研究能力。

（3）通过"千天计划"项目，提升发育源性疾病研究与诊治能力。积极建立本土"出生缺陷遗传样本库"，构建"出生缺陷遗传代谢病共享检测平台"，为探索人类重大发育源性疾病的起源奠定了良好基础。

3.以创新领军人才为引擎，奋力开拓出生缺陷防治新局面

（1）依靠自身优势，加强自主创新，发挥科技创新对出生缺陷防治工作的赋能带动作用。每年投入 300 万元设立专项科研基金，扶持出生缺陷相关科研项目。

（2）在贺林院十工作站、重点实验室基础上，创新开展多种单基因病的检测技术，已在基因诊断、肿瘤基因检测、药物基因组学、基因体检等领域开展全市、全省乃至全国领先项目 140 余个。

（3）积极开展对外交流与合作，开展多项人工智能研究。与澳大利亚莫纳什大学药物化学系教授兼首席研究科学家乔纳森·贝尔（Jonathan Baell）、诺贝尔化学奖得主德国生物化学家哈特穆特·米歇尔（Hartmut Michel）签订合作协议，开全省之先河，建立两个诺奖工作站。

4.以医防融合为目标，探索出生缺陷防治新路子

建立出生缺陷预防、筛查、治疗一体化服务体系。一是开展超声筛查与诊

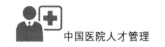

断,提高出生缺陷诊断质量和效率;二是开展胎儿医学研究,提高宫内治疗技术水平;三是提高新生儿疾病筛查与治疗水平,提高患儿生存质量;四是提高先天性结构畸形的治疗水平,减少儿童残疾发生。

<h2 style="text-align:center">锦囊八
基于人岗匹配的病案质控室主任选拔
——山东中医药大学附属医院</h2>

任 勇 于 杰

山东中医药大学附属医院在病案质控室主任岗位选拔中,遵循人岗匹配的基本原则,应用岗位价值管理、人才画像、人岗匹配的理论支撑,倡导"不凭资历凭能力、不凭关系凭实绩、不凭活动凭实干"的用人导向,真正把政治素质高、工作有本事、作风过硬、群众公认的优秀人才选拔到合适的岗位上。

1. 岗位价值管理

病案质量管理是医疗质量管理的重中之重,是各种核心制度的集中体现,是医疗安全的根本保障,是医保付费和医院绩效评价的依据,是大数据的基础和来源,是医学发展的重要文献。在三级公立医院绩效考核中,病案首页是国家重要监测指标,首页数据的质量关系到医院绩效考核成绩。病案质控室主任一岗,是提高全院医疗质量和安全的重要岗位。2018年12月,本院病案质控室原负责人退休,亟须遴选出新的负责人。

2. 人才画像

医院按照病案质控室负责人的工作性质和岗位职责,确定了申报人应具备的能力,如责任心、领导能力、执行能力、协调能力、学习能力、熟练使用计算机等综合素质;通过为理想的岗位负责人进行画像并建立模型,人事处按照模型明确了竞聘条件,在全院范围内公开发布遴选通知。经个人报名、资格审核,最终有六名同志进入竞聘环节。

为多角度了解竞聘人员的综合素质,考核分三个环节进行。

(1)笔试环节:考虑到参加竞聘的人员来自全院医疗、护理等不同岗位,对病案管理工作的了解程度不同,若直接进行病案基本知识测试则有失公允,无法真正评价竞聘人员的真实水平。因此,医院专门邀请院外病案管理专家对六名竞聘人员进行了题为"基于病案首页数据的医疗质量管理"的授课,并围绕授课内容当场进行笔试,重点考察竞聘人员的学习能力、理解能力,作为判断能否胜任本岗位的依据之一。

(2)机试环节:病案质控室不仅承担着病历归档工作,更重要的是病案编码、数据分析,为病案质控、临床科室提供数据支持和分析建议。因此,病案质控室负责人应有良好的计算机应用能力、综合分析能力。在规定的时间内,发给六名竞聘人员同一篇管理类论文,要求他们结合自己的理解回答相关问题并制作幻灯片,重点考察竞聘人员的综合分析能力、管理潜力、电脑操作能力及平时学习积累情况。

(3)面试环节:考察发现问题及解决问题的能力,能够对接临床各科室,提供解决问题的思路和建议。因此,面试环节采取"汇报+答辩"的形式。竞聘人员面向考官讲解所制作的幻灯片,并接受考官的随机提问,重点考察竞聘人员的综合素质、语言表达能力、随机应变能力和掌控全局能力。

经过三个环节的考核评比,一名科护士长总成绩第一,最终成为病案质控室主任岗位的考察人选,并且这一结果得到了全部竞聘人员的认可。

3. 人岗匹配

新任病案质控室主任上任后,带领部门职工圆满完成了医院病案管理任务,提高了医院精细化管理水平,既维护了患者的合法权益,又提高了医院的整体医疗质量,在国家绩效考核、大型医院巡查、医保付费等多项工作中均得到了专家的广泛认可。

本次病案质控室主任岗位竞聘,是医院深化人事制度改革、创新选人用人方式的一次尝试。通过这种竞聘方式,既有利于把真正有能力、有担当的人才挑选出来,又有利于竞聘人员之间互相查找差距、明确努力方向,提高选人用人的透明度和公信度。

4. 实践启示

本次基于岗位胜任力模型的人才评价选拔方式的改革,有以下几个方面的优点:

员工层面,有利于竞聘人员之间互相查找差距、明确努力方向,激发员工动力,促进人才自我努力。

管理层面,该方法对于管理和技术兼具的岗位选拔具有明显的优越性,可以针对岗位特点个性化地制定评价指标,通过对人员的能力进行盘点,全方位地了解人员的知识、技能、能力和个性素质,为人员的使用决策提供科学依据,促使管理更加精细化、差异化和规范化。

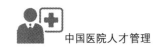
医院层面,为实现对某些特需岗位人才更为精准的选拔创造了条件,用科学的方法营造公开、公平、公正的人才成长氛围,有利于提高选人用人的透明度和公信度。

锦囊九

从"成事"到"成人",岗位胜任管理聚焦护理人才评价体系构建
——山东大学齐鲁医院

曹英娟　米文杰　岳寿伟　张艳艳

人才能力供应链思维,将人才与对应能力、职务进行有效、快速的连接配对,以建立一个类似于供应链管理的、动态的人才管理模式,并对其各环节进行协调、整合,力求以尽可能低的成本、尽可能高的效率,使人才能力供应链的一体化运作达到最优状态,最终为医院提供一个动态的优秀人才队伍。

以山东大学齐鲁医院康复科护理人才评价体系构建为例,分享该科护理专业如何发挥好人才评价的指挥棒,实现从优秀到卓越的华丽蜕变。

从泛医政管理新思维看人才评价,即从"成事"到"成人"的焦点切换,从"基础——过程——结果"到"育人——引导——源头"的范式转移,从传统的"定规矩、抓准入、强监管"向"建机制、搭平台、强素质"的新一极管理进阶发力。从管控到赋能,由胜任力进而转化为创造力,进一步形成文化价值观及集体人格,激发人才管理新动能。

(一)从"成事"到"成人"的焦点切换

1."成事":岗位胜任力

"成事"的关键是要构建合理的岗位体系,重点解决岗位职责、岗位胜任力、岗位编制、工作饱和度、岗位说明书等核心问题。

第一步,开展工作分析(见表7-1),优先解决几个基础问题:人才对于特定的岗位而言需要具备什么样的胜任力,工作完成时间的具体要求,工作的流程,工作的具体地点,工作的意义,完成这项工作的外因条件。通过工作分析,可以全面揭示组织结构、层级关系对岗位工作的支持和影响,为最佳组织模式的选择提供决策依据。

表 7-1　康复科护理工作分析说明书

工作分析说明书 （2022 版）	部门	护理部	
	科室	康复科	
编写人:XXX	编写日期:XXX	核准人:XXX	核准日期:XXX
分析目的	1.组织规划:为组织人力资源规划提供依据,作为权、责分配的依据 2.工作评价:说明工作的任职条件和工作间的相互关系,评价员工与工作是否配置良好 3.招聘选拔及任用:明确各个需求岗位的职业特征,岗位所要求的知识、经验、能力等 4.建立标准:建立各个岗位工作的标准,考核员工 5.职业生涯管理:实现特定岗位工作内容多元化,加强团队建设。按需培养人才 6.员工培训管理:指导培训工作,提出工作要求,确定适当的指导与培训内容 7.绩效评估:确定绩效的评估标准,制定考核程序及方法,便于管理人员执行监督职能及员工自我控制		
分析用途	1.促进康复科多团队工作的统一协调,使工作内容标准化、流程化,员工任用标准明确化 2.对康复科新员工及进修规培人员岗位胜任力的知识、技能培训具有指导意义,可作为培训教育的基础 3.用于工作评价,考核不同岗位员工的胜任力,促进员工与岗位的有效配置 4.为员工的绩效考评、岗位安排和晋升及未来职业规划提供依据 5.为各环节工作流程及考评建立标准 6.明确岗位空缺状态、各需求岗位的职业特征,以申请补充更适合的新员工		
分析过程	1.准备阶段:(1)确定工作分析对象;(2)确定资料来源;(3)确定参与分析的人员;(4)制定工作分析进度 2.调查阶段:(1)文献法;(2)问卷法;(3)访谈法;(4)观察法 3.分析阶段:(1)辨别;(2)选择;(3)统计分析;(4)提炼 4.完成阶段:根据要求,编写详细的"岗位说明书"与"任职说明书"		
分析内容	1.对康复科工作内容及医院需求的分析:人类对健康的需求变得更为迫切,追求整体水平的提高,追求生存的质量。护士的工作从治疗走向预防,走向促进患者全身心的康复护理 2.对康复科组织结构和工作模式的分析:(1)人员构成。康复医师、康复护士、物理治疗师、作业治疗师、言语治疗师、义肢矫形器师、心理治疗师、社会工作者等。(2)工作模式。以小组协作的工作方式进行多专业、跨专业的专业合作;全面、协调地实施康复医疗工作 3.对康复科主体员工的分析:根据主体员工分析结果,达到人尽其才的目的		

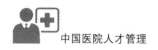

（续表）

分析项目	1.工作名称：简洁明确，容易理解 2.工作人数：记录所需人员数量和人员具备的工作能力，了解工作的负荷量和人力配置 3.岗位位置：岗位在科室整体工作中的位置以及与其他工作岗位的联系需予以明确 4.工作职责：包括康复治疗、康复护理任务，管理任务和科研、教育培训任务 5.工作环境：不同的康复项目有不同的训练场地要求，不同的患者对病房的需求也不同 6.设施设备：对于康复设施设备、操作工具，其名称、性能、用途和操作方法均应记录 7.工作时间及轮班需求：工作的起止时间、工作时长、轮班次数等均应说明 8.工作知识：应具备基本的、专业的工作知识和技能，包括医院管理规定、法律法规、应急预案、急救技能等 9.人员特性：执行工作的主要能力，包括组织能力、操作能力、灵活程度、记忆能力、计算能力、表达能力和写作能力等 10.工作经历（历练）：从事此项工作所需积累的工作经验及所需具备的综合工作能力。如值班岗位的工作人员应具有较强的个人综合能力、灵活的协调能力、有效的沟通能力 11.体力需求：每项工作对员工体力有不同的需求，因此员工的身体素质也应满足工作需求 12.智慧运用需求：工作执行过程中，所需运用的智慧，包括对疾病的评估评定能力、问题处理能力、应急能力、决策能力、与其他专业组的沟通能力、交接班组织能力、协调能力等 13.执行工作的步骤：完成一项工作所需的过程与步骤必须进行认真核对 14.熟练及专业度：工作人员只有对每项工作均熟练、专业，才能保证工作有条不紊地进行
分析时机	1.缺乏明确、完善的书面岗位说明，员工对职位的职责和要求不清楚 2.有书面说明，但所描述的工作具体内容及完成该项工作所需具备的各项知识、技能和能力与实际情况不符，很难遵照执行 3.对在职人员进行培训，很难确定培训需求 4.对员工绩效进行考核，没有考核标准 5.科室工作发展不明显，科研成果少，成绩不显著

　　第二步，基于共性岗位胜任力的标准化岗位说明书的制定（见表7-2至表7-4）。岗位说明书是根据工作实际科学设计的，是在工作分析的基础上形成的。岗位说明书是对各类岗位的工作性质、任务、责任、权限、工作内容和方法、工作环境和工作条件，以及岗位名称、编号、层级和该岗位资格条件、知识要求、职业道德、能力要求、身体条件、岗位考核项目和标准等做出的统一规定。要特别注意，岗位说明书的内涵是动态发展的，需要及时维护。

表 7-2　康复科值班护士岗位说明书

值班护士岗位说明书 （2022 版）	部门	护理部	
	科室	康复科	
编写人:XXX	编写日期:XXX	核准人:XXX	核准日期:XXX
工作名称 （岗位名称）	值班护士		
直接上级	护士长		
岗位位置	值班护士是病房核心岗位,协调科室各工作流程顺利完成		
工作目的	负责医嘱审核,保障患者正确治疗;协调科内其他岗位、护理人员与康复医师、康复治疗师的工作配合,保障工作有序进行		
主要任务	主要职责		
基础任务	职责一:严格执行医院及科室的各项规章制度 职责二:值班物品交接 职责三:核对、处理医嘱,及时通知相关护士执行医嘱 职责四:接待新入院和转科患者,通知责任护士和分管医生 职责五:出院和转科病历的整理,做好交接。及时领取、补充各类医疗护理表格和检验标本容器 职责六:电脑、打印机的清洁和保养。每月负责时钟校对,并有记录		
管理任务	职责七:病区床位管理 职责八:护士长不在时,处理急需的临时工 职责九:制订耗材请领计划,负责耗材的贮存管理 职责十:对科室文件、文档进行归档、保管,以保障科室文件正确保存		
教育、培训、科研任务	职责十一:教育、培训在职员工及实习、见习、进修人员 职责十二:每年积极参加学术会议投稿,发表专业相关论文 1~2 篇 职责十三:参与科室工作制度、流程、标准及常规的制定,参与国家级、省级、市级等科研立项		
工作关系	内部:协调各工作环节按时保质保量完成任务		
	外部:联系相关临床、辅助后勤等科室		
工作环境与 工作条件	洁净		
	安静、整齐、基础设施设备齐全		
其他特点	在完成基础任务的基础上,完成领导指派的其他各项质控工作		
岗位最低要求			
教育程度	护理专业本科及以上学历		

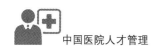

（续表）

专业技术资格	护师及以上
工作经验	N3 及以上
工作知识	基础护理知识:护理管理学、护理心理学、护理沟通学等,熟练掌握抢救知识及技能、新冠肺炎疫情防控应急处置,能配合医师进行危重患者抢救工作
	康复护理知识:掌握康复科疾病的相关知识及技能,包括常见疾病的康复护理常规及技术操作
技能培训	(1)每季度理论和技术操作考核 1 次;(2)按时参加护理部组织的培训及考核
相关证书	护士及以上资格证书;相关培训、考核证书
其他条件限制	政治素质过硬,身体健康

表 7-3　康复科责任护士岗位说明书

责任护士岗位说明书（2022 版）	部门	护理部	
	科室	康复科	
编写人:XXX	编写日期:XXX	核准人:XXX	核准日期:XXX
工作名称（岗位名称）	责任护士		
直接上级	护士长		
岗位位置	责任护士是病房主要岗位		
工作目的	责任制整体护理,负责分管患者的优质护理服务工作		
主要任务	主要职责		
基础任务	职责一:在护士长的领导下进行工作,参加晨会交班,进行床头交接班 职责二:接待入院患者,及时评估,进行入院宣教和卫生处置,按时完成各项护理记录 职责三:实行优质护理,负责分管患者的各项治疗及健康宣教,及时发现和解决患者的各种护理问题 职责四:加强医护沟通,参与医生查房、病例讨论,及时反映患者病情,协助完善治疗方案 职责五:依据患者护理级别及病情巡视病房,及时完成各种评估,客观记录患者的病情变化及治疗、护理措施 职责六:做好出院患者的宣教工作,完善护理记录。做好床单元终末处理		

（续表）

管理任务	职责七:加强陪人管理及沟通,保持病房环境清洁、整齐、安静、安全 职责八:协助护士长做好病区管理工作
教育、培训、 科研任务	职责九:按计划到相关科室进修,提高护理水平 职责十:参加科内及护理部各项培训,积极参加院内学术小组活动 职责十一:积极撰写护理论文
工作关系	内部:协调各工作环节,按时保质保量完成任务
	外部:配合值班护士联系相关临床、辅助后勤等科室
工作环境与 工作条件	洁净
	安静、整齐、基础设施设备齐全
其他特点	在完成基础任务的基础上,完成领导指派的其他各项质控工作
岗位最低要求	
教育程度	护理专业本科及以上学历
专业技术资格	具有护士执业证书,并经过专业教育与培训考核合格的人员
工作经验	N1 及以上
工作知识	基础护理知识:护理学基础、内科护理学、外科护理学、妇产科护理学、儿科护理学等,掌握抢救知识及技能、新冠肺炎疫情防控应急处置,能配合医师进行危重患者抢救工作
	康复护理知识:掌握康复科疾病的相关知识及技能,包括常见疾病的康复护理常规及技术操作。
技能培训	(1)参加科室培训计划及考核;(2)按时参加护理部组织的培训及考核
相关证书	护士及以上资格证书;相关培训、考核证书
其他条件限制	政治素质过硬,身体健康

表 7-4　康复科康复治疗师岗位说明书

康复治疗师岗位 说明书(2022 版)	部门	医务处		
	科室	康复科		
编写人:XXX	编写日期:XXX		核准人:XXX	核准日期:XXX
工作名称 (岗位名称)	康复治疗师			
直接上级	科主任			

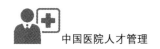
（续表）

岗位位置	科室三大模块之一
工作目的	负责患者康复治疗训练
主要任务	主要职责
基础任务	职责一：在康复医师的指导下，负责具体康复训练治疗工作，严格按照操作常规进行 职责二：病人的康复评定，确定康复治疗的种类、剂量、病程，严防差错事故，做好医疗安全工作 职责三：观察病情、康复治疗效果及反应，并向康复医师反馈，如有问题及时处理 职责四：参加科内康复小组评定、讨论、学习活动，积极钻研业务，运用国内外先进技术和经验，开展新技术、新项目 职责五：向病人进行康复治疗常识的宣教工作，介绍注意事项
管理任务	职责六：保持工作区域整洁，保障康复患者安全，保障康复设备性能良好
教育、培训、科研任务	职责七：根据工作能力及考核，确定不同层级，完成相应层级的工作要求及考核要求，积极撰写论文，申报科研课题
工作关系	内部：协调各康复治疗部门工作环节，按时保质保量完成任务
	外部：联系医师组及护理组
工作环境与工作条件	洁净
	安静、整齐、康复设施设备齐全、安全
其他特点	在完成基础任务的基础上，完成领导指派的其他各项质控工作
岗位最低要求	
教育程度	相关专业本科及以上学历
专业技术资格	康复治疗师及以上
工作经验	P1 及以上
工作知识	基础知识：功能解剖学、人体发育学、基础解剖学等
	专业知识：疾病康复学、肌肉骨骼康复学、神经康复学、运动康复治疗学、作业康复治疗学、言语康复治疗学、心理康复治疗学、物理康复治疗学等
技能培训	每月理论考核一次，每月技术操作考核一次
相关证书	技师及以上资格证书；相关培训、考核证书
其他条件限制	政治素质过硬，身体健康

　　第三步，工作饱和度分析及定岗、定编、定员管理。岗位说明书编制工作完成之后，岗位体系的构建就完成了吗？实则不然，完成岗位职责的工作标准是

什么？岗位工作是否饱和？岗位设置是否合理？需要几个人来做？选择谁来做？这就需要对每个岗位的工作饱和度进行分析，从定岗、定编、定员三个方面来验证岗位体系构建是否合理。

工作效率越高，通常工作饱和度就越高。

岗位需要做的事情由岗位说明书规定，而工作饱和度分析可以为提升工作效率、有效制定人才选用育留继计划，以及人才的考核晋升和薪酬确定提供依据。

工作饱和度分析的流程为：首先，确定工作标准，同时把完成每项工作需要的材料、人力、物力和财力都尽可能有效地计算出来。其次，确定标准工作时间，并根据时间验证定岗的合理性，同时确定岗位编制。最后，对工作进行再分析、再设计，确保工作饱和度的提高。

除进行工作分析并根据其结果编制岗位说明书之外，组织还需要根据其结果对定岗、定编和定员进行动态管理。

第四步，人才岗位胜任力评价。通过建立岗位胜任力模型，以及良性竞争与退出机制，鉴别表现优秀的员工，为人才梯队建设与继任提供依据；淘汰不符合共性岗位胜任力的员工，以免该类员工对组织文化起反作用。

2."成人"：个人创造力、组织创造力

标准化的岗位说明书从工作分析开始，建立基于共性岗位胜任力的岗位职责和要求体系，这是护理专业化管理的基础性工作；但是核心人才的岗位管理则需要突破传统的岗位职责描述体系，通过构建包含人才评价、人才能力进阶、专科人才规范化培养(专科护士培养)、基于职业生涯的发展规划、专业胜任力等的完整体系，从"成事"到"成人"；从聚焦于岗位到聚焦于人才和组织的创造力。针对创新能力培养，基于特定岗位胜任力的实现，将合适的人在合适的时间、安置在合适的岗位上，使个人与团队的潜能得以实现和提升，从而提高实际绩效水平，促进组织战略目标的实现，这些都需要领导者人才管理理念和思路的转换，将人摆在突出重要的位置上，将人的创造力发挥与价值实现作为医院人才管理的出发点和落脚点。

(二)由"个人"到"组织"的螺旋式上升

组织基础优势不能忽略，在此沃土上，胜任力的前提下，去发现创造力，培养创造力，然后再反哺组织，从而得出最佳的人才体系，最终达到"人与组织和谐共生"的螺旋式上升发展态势。

1.全面质量管理，人人都是"革新小能手"

质量管理是在质量方面指挥和控制组织的协调活动，通常包括制定质量方

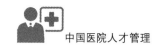

针、目标以及质量策划、质量控制、质量保证和质量改进等活动。质量管理的发展经历了质量检验、统计质量控制及全面质量管理三个阶段。质量检验仅仅是对最终产品的质量"把关",是事后检查;而统计质量控制注重对影响产品质量的因素的分析,提倡预防为主;全面质量管理从"系统工程"的概念入手,把质量问题作为一个有机的整体加以综合分析研究,基于质量第一、一切为了病人、一切以预防为主、一切用数据说话、一切按 PDCA（Plan,计划;Do,执行;Check,检查;Act,行动）循环进行的原则,综合运用多种多样的管理方法,实施全面、全过程、全员参与的管理,建立一套科学、严密、高效的管理体系。康复科护理部通过建立科学管理、质量保证和质量评价三大体系进行全面质量管理。

科学管理体系

在多年的工作实践中,康复科护理部反复比较、不断探索,在不同专业、多学科协作下,形成了一套适合自己的科学管理体系,包括目视管理、定置管理、时间管理、安全管理等。在科学管理体系中,多种管理方法相辅相成,相互配合。例如,通过推行目视管理,细化工作程序,使各项警语及标识深入人心。以目视管理为主线,与定置管理相结合,规范环境秩序,向空间要效益,规范社会秩序与物品秩序,向时间要效益;与时间管理相结合,优化工作流程,实施准时化生产;与安全管理相结合,将安全隐患公布于众。所有管理方法运用到全面质量管理工作中,与质量管理相结合,有计划、有落实、有检查、有跟踪、有反馈、有结果,闭环管理,实现质量"零缺陷"。

质量保证体系

质量保证体系是指运用系统的原理和方法,通过制定完善的规章制度、工作流程与工作标准,明确各环节在质量管理上的任务、职责和权限,使工作制度化、标准化、程序化,使科室从上到下形成一个全面、协调、高效的质量管理有机整体,保证患者的安全。质量保证体系包括核心制度、岗位职责、工作流程、工作标准、工作记录等,以"院级—病区—科室质控小组"三级质量管理模式来保证质量。

质量评价体系

质量管理是医疗质量管理的重要组成部分,关系到医院护理的服务水平,与患者的安全和利益密切相关。那如何评价质量管理水平,保障各环节工作质量呢?科室质控小组根据美国医疗管理之父阿维迪斯·多那比第安（Avedis Donabedian）提出的"三维质量结构"（即"结构",硬件设施及人力资源配置;"过程",医务人员在医疗过程中的医疗服务行为;"结果",由医疗服务而产生的健康状况的改变)模式制定科学的评价指标,进行全过程、全流程质量控制。定期将监测结果进行纵向、横向、基准值比较,发现变化或差异及时分析并查找原因,进行适当的干预或流程改造,以实现医疗质量的持续改进。质量评价指标不但协助我们准确了解本科室现状及其变化趋势,同时将评价指标内容开诚布公地分享给其他科室,携手持续改进质量。

通过实行全面质量管理,医院优化了工作流程,提高了工作效率,保证了临床服务质量。通过全员参与每一个环节,使每一名员工都具有高度的责任感、严谨的专业素质,都能在全面质量管理层面上,主动把控工作各环节质量,形成自觉意识、方法意识,自发进行深度思考,人人成为革新小能手,提出许多令人惊喜的"金点子",从而全面推动医疗质量持续改进。

2. 从个人与组织看事物的辩证与发展

"发展离不开改革,还需要创新"。各专业都需根据国家政策法规、医院规章制度、临床需求等对实际工作进行科学严谨的推敲考量,开展与时俱进的改革创新。在改革创新过程中,很多情况下实际工作的内容看似没有发生十分显著的变化,本质上却是在更高的基础上、更广的理念下工作,抑或在节点关窍的细微演变上实现质的提升。正如马克思主义辩证法中发展的螺旋式上升规律所阐释的,事物发展总的方向和趋势是由低级到高级、由简单到复杂的,但前进的道路不是直线而是螺旋式上升运动。发展似乎是在重复以往的阶段,但它是以另一种方式重复,是在更高的基础上重复。

思想解放的程度决定改革的方向和力度,思想统一的程度则决定改革的践行与效果。在医院这样一个多班次轮转、多岗位衔接,相同班次涵盖多个岗位、相同岗位又涉及多个班次的有机整体中,多班次、多岗位能否一以贯之决定着集体的思想能否高度统一,集体的行动能否上升发展。在理想状况下,先行者提出改革创新的新理念、新思路、新方法,首先少部分团队成员具备了胜任力;然后通过组织培训、个人努力,更多的成员也具备了胜任力;最终,思想的火花得以在整个团队范围内传递践行,并在集体的助推下不断反馈、改进,达到集体的上升发展。事实上,在薪火传递的过程中,诸多践行者往往没有抓住一开始就具备胜任力的员工,切实起到传递作用。由于一般员工未能正确地领会革新思想的本质甚至根本没有获得革新思想的传递,仍用固有的思维框架对待貌似习以为常实则已经前进发展的事物,从而阻碍新生思想的发展和传播。原本是推动科室发展的改革创新的智慧火花,在多环节传递、践行的过程中却变成了在原有层次上的无意义重复;发展的螺旋式上

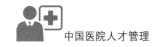

升未能得到应有的团队传递和助推，却演变成了众人不解的原地消耗。因此，思想的火花只有在个各岗位上被胜任、被践行，才能在组织的助推下真正实现团队在更高基础上的螺旋式上升。

世上没有两片完全相同的树叶，也没有完全通用的管理模式，直接套用他人的管理模式是不可行的，应结合各自医院、专业工作特点探索适合自己的管理模式。但无论哪种管理模式，人才与组织的共同发展是核心因素，是管理者应重点把控的方向。

锦囊十

泛医政管理新模式，医院产科质量管理办公室在保障区域母婴安全中的作用
——中国医学科学院北京协和医院

张占杰　高劲松　马良坤　朱华栋　张　砫
赵玉芳　宋　杰　常　青　潘　慧　杜　斌

北京协和医院作为全国疑难重症诊治指导中心，北京市、东城区市/区两级危重孕产妇救治中心，北京市妊娠合并风湿免疫系统疾病、妊娠合并内分泌系统疾病会诊指定医院，承担对口区帮扶任务。接诊孕产妇来源广，且常伴有病情急危重症、社会因素复杂、非常规产检多见等特点，医院各级领导高度重视，通过强化管理团队，推行管理人员深入一线、评估消项风险点清单、创建危重孕产妇预警管理信息系统、个案跟进、组织救治演练等管理举措，做到妇幼管理人员对危重孕产妇住院信息、病情危重程度、诊疗效果心中有数，能快速响应、积极协调多学科救治，全力保障母婴安全；同时，落实预防为主策略，规范孕妇学校管理机制，以产科中心为主导辐射多部门共同参与，提升孕期全程保健理念，预防性控制风险升级，倡导舒适分娩等服务。护佑妇幼健康，保障区域母婴安全，初心不变。

1.强化管理团队，产科质量管理办公室落户医务处，发挥行之有效的协调、支持作用

(1)医院产科质量管理办公室设在医务处。由具备临床工作经历、对医院相对熟悉的“专/兼职”管理人员落实日常管理工作，保持24小时手机畅通。

(2)强化管理团队，明确职责，团队协作。在主管医疗副院长、医务处处长和产科中心主任的直接领导下，门诊部、医务处、院总值班、产科中心形成医院产科质量管理办公室工作团队，门诊部负责门诊危重孕产妇转会诊安排、登记；

医务处负责急诊、住院危重孕产妇转会诊协调、登记等。充分发挥职能处室协调有力的优势,在保障危重孕产妇救治响应、转会诊评估响应、信息化建设等方面发挥重要作用。

(3)建立急诊微信群。除管理团队成员外,重点科室主任或副教授入微信群,主要对兄弟医院转会诊申请快速响应。

(4)管理人员深入急诊科。急诊科是救治患者的最前沿场所,同时也是救治环节的风险点。急诊科医护的救治能力不容置疑,且为危重孕产妇救治提供绿色通道,但仍要注意避免出现医疗安全隐患问题。管理人员深入急诊科,可以及时地了解孕产妇病情以及临床反馈的"制约"问题,快速解决或梳理优化流程,从制度流程上规避安全隐患,如2019年完善了《紧急手术checklist》,一旦启动,30分钟内急诊科医护护送患者至指定手术室急诊手术;针对孕产妇致死率高的妊娠合并肺动脉高压,建立相对固定的专家会诊团队;组织演练隔离孕产妇至发热门诊就诊、紧急分娩处置流程等,做到疫情防控、医疗救治两手都要硬。

(5)畅通信息,个案管理。管理人员加入急诊微信群,第一时间得以了解危重孕产妇、特殊孕产妇等就诊信息,并加强沟通。特别是对随时有潜在生命安全风险的可疑宫外孕患者,当遇到其不听劝阻、自行离院时,可以及时向区产科质量管理办公室汇报,必要时社区工作人员共同跟进,个案管理直至评估无风险后解除,切实保证风险防控不留"死角"。

(6)不定期组织多学科危重孕产妇救治演练,防患于未然。采取实体演练或桌面演练相结合的方式,进行羊水栓塞、产后出血、可疑宫外孕破裂出血、孕产妇车祸伤急会诊响应等处置,主动查找不足,举一反三,提高一线医师快速识别凶险病情和团队协作能力。

2. 创建危重孕产妇预警管理信息系统,早知早干预

(1)推进医院妇幼三期信息系统建立,实现与北京市妇幼保健网络信息系统对接,从而保障数据填报质量、提高工作效率。通过实现门急诊电子病历、上线妇幼三期信息系统、落实孕期风险评级、部分数据自动提取等,极大地减轻了临床医师负担,让原来需要人工填报的耗时应用于临床,用更多的时间服务患者。产检医师通过信息系统风险评级提示,可以有针对性地指导患者加强风险控制。

(2)创建危重孕产妇预警管理信息系统。基于传染病管理信息系统的建立思路,鼓励临床医师主动上报高危孕产妇信息;反之,也要考虑到临床工作繁忙

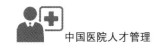

的实际情境,为避免遗漏,建立危重孕产妇预警管理信息系统势在必行,从而实时监测在院患者中的孕产妇分布情况,通过病历记录了解孕产妇诊疗经过,早知早干预,提升管理服务。

3. 全程保健,预防为主,动员孕产妇加强自我保健意识

(1)北京协和医院妇产科学科奠基人林巧稚大夫有句名言:妊娠不是病,妊娠要防病。自 2019 年以来,孕妇学校由产科主任任校长,产科教授任主任,门诊部、医务处全力支持,设专人负责日常管理,专人由经验丰富、负责任的护理人员胜任。孕妇学校秉承预防为主的理念,授课教师包括产科、儿科、营养科、物理康复科、心理医学科、麻醉科、药剂科、口腔科、中医科多学科的医护人员。每周 1~2 堂孕产妇线下课程,课程设置两周一循环,便于孕产妇合理安排时间。孕产妇可以通过医院 App(手机软件)预约线下课程、提前在 App 预习部分体验式课程、获取专属听课凭证。孕妇学校鼓励孕产妇和亲属们主动参与学习,通过孕期保健管理,达到风险可控或降级目的,为顺利分娩健康宝宝共同努力。

(2)为顺应新冠肺炎疫情防控常态化要求,2021 年 5 月孕妇学校创建了产科健康服务平台,提供贴心的专业指导和服务,分为医院信息系统(HIS)嵌入、医生 App 嵌入、患者 App 嵌入、健康管理平台(孕妇学校管理人)四个端口。孕产妇建档自动加入服务,为孕产妇提供孕妇学校线上图文视频、课程预约、签到、问卷填写、健康方案服务,提供血糖、血压、饮食、运动等家庭监测工具。学习数据输送到医生工作站,形成闭环反馈。

4. 倡导舒适分娩,制定工作流程,实施分娩镇痛,保障医疗安全

(1)2019 年 3 月,北京协和医院成为第一批国家分娩镇痛试点医院。早在2016 年,北京协和医院就率先在国际医疗部开展分娩镇痛工作;2019 年 1月,在普通产科分时段试行,至同年 5 月全面开展 24 小时椎管内分娩镇痛。

(2)实施分娩镇痛工作前,医务处协调产科、麻醉科医护参与,制定椎管内分娩镇痛工作流程(见图 7-1)。由麻醉医师培训产科医护人员,明确分工,密切协作,保障安全。从事椎管内分娩镇痛的麻醉医师需具备三年以上高年资住院医师(麻醉专业)资格,经由麻醉科核心组审批同意,报医务处备案后,方可从事分娩镇痛工作。麻醉科安排专业组长推进分娩镇痛工作,驻产房工作的麻醉医师须每日参加产科早交班,以了解当日待产妇状况。当分娩镇痛过程中出现危及产妇与胎儿的紧急情况时,呼叫上级麻醉医师到场参加抢救。

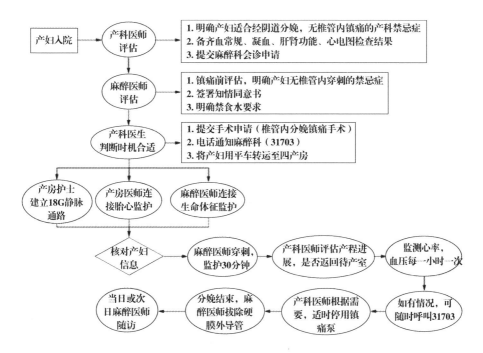

图 7-1　北京协和医院椎管内分娩镇痛工作流程

（3）产前宣教与咨询。针对孕 32 周以上的孕妇,通过孕妇学校以讲座方式普及分娩镇痛及剖宫产麻醉相关知识,发放宣传材料;通过微信宣传平台,推送椎管内分娩镇痛科普知识;开展孕晚期产前麻醉门诊评估及咨询,尤其是有特殊情况的孕妇,开展一对一评估及咨询。让产妇在分娩发动前就知晓椎管内分娩镇痛的相关事项。

以"道"唤醒认知，以"授之以渔"赋能实践。拥有一个"表单＋模型＋教练"的人才管理实务操作工具箱，让管理者不再为无从下手犯难。静思悟"道"、明"法"、取"势"、成"器"、用"术"五位一体，助力中国医院人才管理战略落地。

医院人才管理是一种多维视域下生态化、系统化、集成化的管理实践。本书按照医院人才管理的"道""法""势""器""术"系统展开，既传之以道、唤醒认知，又授之以渔、赋能落地。第一章、第二章聚焦医院人才管理新趋势、新思维、新内涵，揭示了医院人才管理三大趋势、五大变化，为医院人才管理明"道"。第三章聚焦人才管理新生态，通过基线调查和循证实践为中国医院人才管理画像，发现症结、系统优化，为医院管理者提供一套内部操作系统，解决人才管理中"法"的问题。第四章聚焦医院人才管理新方向，立足"中国之治"的政策背景与医疗卫生行业人才生态，明确医院人才管理之"势"，帮助管理者"取势""用势""顺势而为"。第五章、第六章从人才选拔、任用、激励、培育、保留、继任六个环节，引入学科健康度评估、人才盘点、岗位胜任力模型、EAP 人才价值赋能、CPD 管理进阶、TAT 人才成长模式等一系列人才管理的方法和模型，为医院人才管理提供"器"。第七章、第八章的最佳实践和方法论为医院人才管理之"法"，多种工具、模型和表单构筑医院人才管理五大新思维、三大核心能力，为医院管理者提供一套人才管理的全景图、方法论和工具箱。"道以明向，法以立本，术以立策，势以立人，器以成事。"唯有以道御术，承道启法，才能不断提升医院人才管理的专业化能力，从经验管理走向科学管理。悟"道"、明"法"、取"势"、成"器"、用"术"五位一体，助力中国医院人才管理变革与战略落地。

第一节　悟"道"——医院人才管理五大新思维

在中国文化语境中，"道"的含义高深玄妙，不可言说，因此只能靠"悟"。但"道"又是根本性的规律，"道法自然"，如果不能从根本上理解和把握事物运行的规律，就不能从根本上解决问题，只能"头疼医头，脚疼医脚"。悟医院人才管理之道，医院管理者需要具备五大思维。

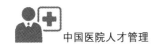

1. 战略性思维:中国医院 E-STAR 人才战略模型

对所有人的管理,必须基于一种战略性思考。医院人才管理既不是医院人事部门的一项事务性工作,又不是人力资源管理的战略性提升,也不是人才管理的战术突进。医院人才管理的优化需要战略引导、理念创新引领、全要素整合、全员参与,以及全生命周期管理,因此医院管理者急需一个工具模型,帮助其厘清人才管理各相关要素之间的影响和制约关系,进行系统性、战略性思考。

中国医院 E-STAR 人才战略模型(见图8-1)为这种战略思考和顶层设计提供了工具,该模型由韩根东专家团队自主研发而成。

医院管理者在制定医院人才战略时,需要从 A(Aim,目标)、S(Subject,学科)、T(Talent,人才)、E(Ecology,生态)、R(Resource,资源)五要素出发,构建多维度、立体化、动态化的医院人才战略推演模型,通过三大战略组合、五大实现路径,为医院领导者、管理者制定医院人才战略提供实用的思维工具。

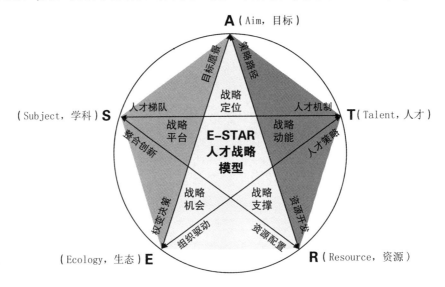

图8-1 中国医院 E-STAR 人才战略模型

A——医院的目标愿景,反映医院的战略定位。战略目标的实现既需要学科发展和人才的支撑,又需要符合医院内外部生态环境,还需要足够的资源支撑。

S——学科建设和人才培养是医院管理永恒的主题。学科是医院发展的战略平台。学科建设需要杰出的学科带头人的引领,需要健康的人才梯队,还需要整合资源,促进学科健康发展。业务战略与人才战略应该同频共振。

T——医院发展的战略动能。公立医院高质量发展促进医院资源配置从重物质要素转向重人才技术要素。要激发医院的人才动能，需要改革人才机制和人才策略，着眼于人才能力，打造人才能力供应链。

E——包括医院的外部和内部生态。公立医院受国家宏观政策的影响较大，新医改带来了体制机制的重大变革，国家的相关人才政策也会对医院人才管理产生重大影响。另外，医院内部的生态也会影响人才的发展。医院能否为人才发展提供良好的环境和机会，能否提供人才发展的职业路径、赋能平台和培养体系，都会对医院人才管理产生影响。

R——医院发展的战略支撑。各级各类医院所处的地理位置、发展水平、资源状况各不相同，一线城市、三级医院对医疗卫生人才形成强大的虹吸效应，而偏远地区、基层医院人才和资源都相对匮乏。人才战略的制定必须考虑到医院的现实资源状况，否则只能是空中楼阁。

医院战略目标的实现，需要学科、人才、资源及生态的支撑。医院管理者需要从联系的、全面的、相互作用的视角来思考五要素之间的关系，找准战略定位，搭建战略平台、释放战略动能、寻找战略机会、增强战略支撑，创新医院人才管理的新思路、新路径，整合资源，搭建生态，强学科，聚人才，最终助力医院战略目标的实现。

2. 平台化思维：人际协作价值共生

激活组织

如何让组织充满活力、让员工充满激情，应该是许多高层领导者思考的问题，其实关键症结在于领导者自身，让组织充满活力的首要因素是领导者有没有很强的危机意识。事实上，生物界的进化论在管理领域同样适用，在激烈的竞争中，领导者如果没有危机意识，就难以适应变化，保持领先。

长久以来，在我国公立医院，"稳定"是一种常态，医院规模越来越大，组织机构日益复杂。随着老龄化、分级诊疗、数字化医疗等新趋势的出现，基层医疗卫生机构、民营医疗卫生机构及互联网医疗迅猛发展，已经成为医疗卫生服务不可忽视的重要力量。广大民众面临的医疗卫生服务选择更加多样化、分层化，从计划经济体制走来的公立医院竞争压力凸显，面临生存危机，不确定性将成为一种新常态。面对这样的局面，医院领导者有没有危机意识，能不能打破原有的平衡启动变革，考验着其勇气与担当。

组织文化能不能包容变革、面对阻力够不够坚持也是让组织充满活力的重要因素。变革一定会触动原有的利益格局，遇到来自各方面的阻力，或者遭遇

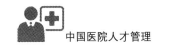

"习惯的力量"而慢慢回归常态。成功与否的关键在于领导者有没有一种开放、包容的心态,是否鼓励创新的尝试,能不能持续推动,坚持到让变革的力量成为主流。新事物的产生并战胜旧事物需要一个漫长而曲折的过程,不可能是一帆风顺的,新习惯的建立和固化也需要不断适应的过程。此外,组织成员的责任感同样重要。如果成员抱着与组织协同共生、共同成长的信念,就会转化为推动组织变革的强大动能。

协同共生

随着时代的变迁和技术的进步,个体价值的崛起已经成为一股不可阻挡的潮流,尤其是知识工作者越来越成为自主的个体。因此,未来组织讨论的重点已经不是组织与个人的雇佣关系,而是如何构建一种机制,达成二者的协同共生、价值共享。

基于协同共生的管理新范式是:具有系统思维的领导者,依赖于激发个体内在价值,而不是沿用至今的组织价值,来考虑整体及个体的行为。在这种新范式下,有关个体价值的创造会成为核心,"我"如何成为"我们","个体价值"如何成为"整体价值",如何设立并创造共享价值的平台,让组织拥有开放的属性,能为个体营造创新氛围,则成为基本命题。

3. 成长性思维:打造人才能力供应链

组织对人才的管理应聚焦于能力,而非人才本身。实现从个人能力到组织能力的能级跃迁,其核心在于打造人才能力供应链。因此,人才管理传统理念突破的关键在于正确认识能力,这种能力一定是面向未来的,而岗位胜任力模型提供了评价的维度和标准。用成长性思维来管理能力,就是把人才的选、用、育、留、继各个环节打造为人才能力的供应链,从而源源不断地为组织提供充足的人才能力储备。

当我们谈人才管理时,面对的不是一堆机器设备,而是活生生的人。我们必须时刻记住这一点。虽然人没有说明书,不能调参数,不能满负荷运行,但是我们也看到人具有巨大的潜能,这是一个待挖掘的巨大宝藏。"让平凡人做不平凡的事",更重要的是"让平凡人成为不平凡的人"(德鲁克,2021)。从能力、绩效、潜力的维度看待人才,能力可以培养,绩效可以辅导,潜力作为内在动力可以被激发。"人人皆是人才,人人皆可成才",对于医院管理者而言,与其大张旗鼓地招揽和引进人才,不如把目光转向内部。高潜人才的挖掘,胜任力的培养,人才池的建立和继任管理,以往在医院中这些部分可能是彼此孤立的,引而不用、选而不留的现象时有发生,从而造成人才断档、人才资源的巨大浪费。医院应将人才管理视作"百年大计",今天的成功也许是十年前埋下的"种子",医院要用成长性思维来打造人才能力供应链,实现从个人能力到组织能力的能级跃迁。

4. 生态化思维:开放赋能打造进化优势

当下,生态型组织代表了一种新的组织形式和发展方向。生态型组织拥有自适应、自进化、协同共生的独特运行机制,在无须借助外界因素的情况下,也能展现出强大的内生动能和发展潜力。我们可以用"48字口诀"来描述这种组织:使命为先,文化强盛;权力弱化,信息透明;前端驱动,中台赋能;小微团队,自由协同;分散决策,适者生存;动态优化,共生共赢(杨少杰,2019)。

医院生态概念既指医院外部的大生态,又指医院内部学科、人才、资源、服务等要素构成的小生态。医院作为医疗卫生服务的主要提供者,国家宏观政策、人民群众的医疗卫生服务需求、所处地域的特殊情况、服务人群的疾病谱特点,以及医联(共)体、分级诊疗背景下医院在整个医疗卫生服务体系中所处的位置和可获得的资源支持,都对医院的生存和发展具有重要影响。在医院内部,学科、人才、资源、服务构成一个内部生态系统,各要素之间相互影响、相互作用,既可以构成医院发展的核心驱动力,又可能成为医院发展的制约因素。生态也是一种思维方式,与马克思的唯物辩证法异曲同工,即用联系的、发展的、全面的观点看问题。医院的生态化既是人与组织关系的范式转变,又是医院面对内外部环境变迁主动应变的必然出路。

5. 系统性思维:以"道"驭"术"是根本

《孙子兵法》认为"道、天、地、将、法"五大要素,运筹帷幄,知之者胜。决定战争胜负的绝不只是"兵强马壮"这一个方面,而是要天时、地利、人和诸要素的相互配合。医院人才管理也是一样,医院的战略发展、学科建设、人才培养、梯队建设等绝不是一个个孤立的问题,而是彼此相互联系、相互影响、相互制约的,同样需要放在一个生态系统中去考量。

道、法、术、器、势是老子《道德经》的精髓思想,其中道是根本性的规律;法是一般性的原则,是制度、规范、理念;术是技术层面上的具体实践方法;器是有形的工具,以道御术是根本;势是当前的客观条件和形势,管理者要运筹帷幄,不能不考虑势的条件和变化,抱法处势而用术,懂得顺势而为是关键。

为什么医院管理者每天忙于处理各种问题,问题还是层出不穷?管理者常常聚焦于具体问题,却很少停下来思考这一系列问题背后的原因是什么,如何从根本上解决这些问题。系统思考的能力对于管理者而言尤为重要。身为管

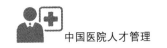
理者,可能更多地关注术而较少地思考道。当出现问题时,管理者的直觉反应是购买什么设备、派什么人员去解决,而很少去思考为什么会出现这样的问题。君子务本,本立而道生。医院管理者在人才管理工作中绝不能盲人摸象,见局部而不见整体,重术而不重道,本末倒置,否则只能陷入无效管理的恶性循环。

(刘海艳　张铁山　韩根东)

第二节　明"法"——医院人才管理生态全景图

法是体制、机制、制度规范,是道的具体化。医院人才管理中的法,就是在建立现代医院管理制度的基础上,打破医院科层制组织结构的管控与平衡,建立协同共生新秩序。

1. 中国医院人才管理生态全景图

中国医院人才管理生态全景图由《中国医院人才管理》课题组自主研发而成(详见第三章第三节)。

医院人才管理需要系统的思维方式和系统化的工具抓手。医院人才管理生态全景图以人才为核心,以胜任力模型、人岗匹配、赋能创造为人才管理的核心驱动,围绕人才的选、用、育、留、继等关键环节,立足人才管理的十大关键实践,让医院管理者对人才管理有一个宏观的系统思考,从整体的、联系的、生态的维度去全面把握人才管理工作。

2. 泛医政管理

2020 年,韩根东专家团队首提"泛医政管理"概念(详见第二章第二节)。

泛医政管理以人的健康照护为中心,以多学科协同治理、全方位均衡发展为目标,以医学的人文性、人体的整体性、学科的协同性为纽带,旨在推进健康促进、预防、诊断、控制、治疗、康复六位一体深度融合。同时,从局部管理到系统化、集成化管理,从关注事到关注人,建立人与事、人与人之间的相互依存、相互促进、和谐统一关系,实现人与人的链接,人与组织的链接,最大限度地释放个人和组织的效能,是泛医政管理的关键所在。

泛医政管理对于医院管理及人才管理的启示在于,医政管理从重事到成人转变;人才管理的思路从管控到赋能转变;标准从胜任到创造转变。物尽其用,人尽其才,事尽其善,要实现这三大转变,医院需要从精细化管理、职业化管理和岗位胜任管理上下功夫,充分发挥人才效能,把人置于医政管理的核心。

(刘海艳 张铁山 韩根东 郭伟)

第三节 取"势"——EAP 人才价值赋能与 CPD 管理进阶

势源于道家哲学,在中国的语境中,既可以理解为一种时空的概念,又包含虚实的寓意。《孙子兵法》中"如转圆石于千仞之山者,势也"所描绘的意象,代表了一种系统动力学的概念,"势能"与"动能"的相互转换。趋势、态势则是对一定时间维度内发展演变状态的判断,重点在于"取势""用势""顺势而为"。唯有对形势的发展做出正确的判断,才能在变革中赢得先机和主动。势还可以理解为一种相对关系或影响力,如"优势""气势"。个体或组织要想在竞争中处于有利地位,就要立足实际,善于调动资源,创造有利的势。

在人才管理中,首先要把合适的人放在合适的位置上,才能释放出相应的效能。如何实现医院人才管理中势能与动能的转换,我们可以借用物理学中势能的概念,诠释人才效能的这种转换。一块石头放在一个足够高的位置上,其势能大小既取决于石头自身的重量,又取决于石头所处的位置。与之相类似,人才自身的能力、素质和潜能,以及把人才放在怎样的平台上亦尤为重要。医院要获得这种人才势能,首先要做好人岗匹配,把人才放在"足够高"的位置上,以获得足够的势能,这是外驱力;其次,人才自身的内驱力,是将势能转换为动能的决定性因素。二者只有结合起来才能产生最大的效能。因此,从外驱力到内驱力的转变,是这种动能转换的核心。EAP 人才价值赋能模型聚焦人才的释能、建能和赋能,从而提升组织的效能,促进人的价值实现。

CPD 管理进阶与 TAT 人才成长模式从人才成长发展的规律出发,为医院管理者提升管理能力和领导力,持续职业发展进阶、能级递进提供路径,帮助管理者应对未来领导力的挑战。

1. EAP 人才价值赋能模型

EAP 人才价值赋能模型由韩根东专家团队自主研发而成。

EAP 是 Efficiency(效能)、Ability(能力)、Potential(潜能)的英文缩写,旨在通过释能、建能和赋能三大作用机制,以组织人才能力为目标,基于现实,盘活存量;基于未来,构建增量;提高整体效能,从个人能力走向组织能力,让人才能

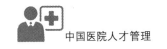

力真正成为组织竞争力的源泉。

E指员工的表现给组织价值增值带来的贡献。分为个人效能和组织效能。组织要达到最大效能,就要有效激发人才的效能,使之发挥更大的贡献和价值;除了激励措施,还要建立起员工培养体系,通过提升员工能力来提升组织效能。

A指员工的岗位胜任情况,即员工在某一岗位表现出来的与该岗位相适应的能力情况。能级管理突出岗位胜任力管理,将岗位胜任力作为评价员工能力的维度,侧重于面向未来的人才能力进阶和能级跃迁。

P代表人才尚未展现出来的能力,是人才能够晋升到更高职位的可能性。这种潜能可能是员工本身具有而无法施展或不愿施展的,也可能是有待发掘和培养的潜在能力或可能性。因此,组织需要激发员工的内驱力,通过潜能释放将这种潜在能力显性化。组织的需要是员工的指南针,员工的才能驱使他找到方向,员工的热情驱使他朝着目标努力,从而实现组织与个人发展的双赢。

该模型着重于统筹人才管理外驱力的同时,更加重视激发人才成长与价值实现的内驱力,实现医院人才管理内生和外生力量的阴阳平衡,努力提升人才的效能,从而提升医院高质量发展的效能。医院通过人才管理,促进人才能力进阶、潜能激发,以及人才效能与组织效能双提升。

2. CPD 管理进阶

CPD 管理进阶课程以夯实医院管理基础为出发点,以培养医院管理基本技能为落脚点,借助医院管理理论融合创新、医疗服务模式创新、典型案例经验分享等,进一步优化管理者的知识结构和专业结构,激发其创新思维,提高其职业化管理水平,以确保在快速变化的环境中胜任不同的挑战。

CPD 管理进阶课程主要针对公立医院院长及后备人才(临床科室主任、护士长、职能科室负责人)等处于领导岗位的中高层管理者而开设。其课程设置主要依据管理者职业发展需求,提供与岗位相符的管理知识和技能,进而指导管理者设定发展目标、规划发展路径、化解冲突危机,继而实现发展愿景。

CPD 管理进阶课程的与众不同之处体现在:①定制化。CPD 管理进阶课程的进行没有一个固定的程序,而是取决于个人发展的需要,是一个设定发展目标、规划发展路径继而实现目标的过程。因此,每一期 CPD 管理进阶课程的设置不是固定不变的,而是完全依据参训学员不同的知识结构、文化背景和职业发展需要量身定制。②整合化。CPD 管理进阶课程以问题为导向,以案例为载体,以应用为目标,通过情景模拟、翻转课堂、小组讨论、管理解剖、拓展训练等寓教于乐、寓学于趣,理论与实践结合,当下与未来衔接,多学科交叉综合,毕业设计开题答辩注重学以致用、知行并进。③强调质变学习。CPD 管理进阶课程不仅是一个帮助大家设定发展目标、规划发展路径继而实现目标的过程,更是一个激发潜能、启迪思想、唤醒心灵的过程。苏格拉底的"产婆术"便是 CPD 管理进阶课程重要的教学模式之一。④强调学习转化。CPD 管理进阶课程非常重视学员后期跟踪辅导,强调进阶性知识和技能学习与提升。所谓进阶性知识和技能,主要是指随着管理者岗位的升迁而进行的与岗位相宜的知识和技能的再学习与再升级。医院管理者的能力发展阶梯(见图 8-2)包括系统化的线上线下课程学习、行动学习、岗位历练和教练辅导等。

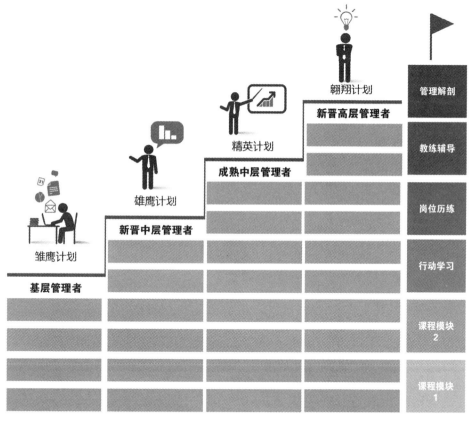

图 8-2　医院管理者能力发展阶梯

3. CPD 学员进阶感悟

北京中医药大学房山医院白凤连:早已耳闻 CPD 管理进阶课程的与众不同,但课程体验后还是超出了我的预期想象。让四十不惑的我依然难以抑制"心脏的加速"。"唤醒、超越、改变",究竟是怎样的一种课堂? 只有亲身体

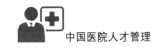

验,才会铭记一生,才会读懂什么是"凤凰涅槃,浴火重生"。

牡丹江医学院附属红旗医院杜尔滨:"离开课堂太久,一切都变得呆板迟钝",那是因为曾经的管理经验已无法应对新时代下的新矛盾和新挑战。"深知责任重大,知晓能力不足,每天工作如履薄冰",这就是我的工作写照。在多如牛毛、鱼龙混杂的管理培训中,我最终选择了CPD管理进阶课程学习。现代医院管理理念、知识、方法、应用等内容,犹如满汉全席,特别是对个人的解剖、分析,直击要害、拳拳到肉,真是痛并快乐着,使人有欲罢不能之感;对管理能力的养成进行了细致中肯、鞭辟入理的分析和再塑造。

北京市西城区妇幼保健院郭纯全:CPD管理进阶学习印象最深刻的当属管理解剖和论文答辩。管理解剖课的批判性思维和直言不讳深入骨髓,论文答辩更彰显在极限挑战中团队合作的巨大力量。CPD课堂传授有术,更有道。看方向、识大局使我们不迷失,不走弯路;重技术、选方法使我们脚踏实地,可操作,有实效。CPD课堂不仅有师,更有友,使我们怀揣共同的理想,相互扶持,相互鼓励,为了初心不懈奋斗!

中南大学湘雅二医院张妙媛:从第一天团队分组隐性观察,到第二天自画像与PDP测试,让同学们逐步反思和认识自我。特别是管理解剖课,老师用世界上最犀利的语言直击我们的痛点,以至于来不及反应,却早已泪流满面。可以说从第一天来,到最后一天走,每天都哭得"稀里哗啦",真是"最痛的领悟"。

南华县人民医院王开美:在这场"实战检验理论"的饕餮盛宴下,懵懂的我总觉得老师讲的一切都是我所需要的,抓住CPD课堂上的每一分钟,多一点管理技能的进阶学习。特别是领导特质管理解剖课,让我有种当众解剖的味道。课堂中韩教授反复强调"小成靠智,大成靠德,集大成者必有大爱",领导干部更应努力做到有责任、有担当、不负此生。反思我自己的"不在状态",除基本管理技能的欠缺外,是否存在"不求有功但求无过"的狭隘思想?五年、十年后我要成为怎样的"领导"?

云南省玉溪市人民医院周云波:CPD管理进阶学习让我顿悟——做好本职,让自己变得可信赖;担当责任,让自己变得更勇敢;多才多艺,让自己变得更受欢迎;提升学识,让自己变得更加理性;全力以赴,让自己变得更加优秀。

乌海市妇幼保健院宿静:几天的学习使我思考面对未来我该做什么?如何做?借助谁的能力帮我做?在自己对未来充满未知和迷茫的时候,我有幸参加这次使自己思想产生巨大变化的CPD管理进阶学习。虽然此次学习使我感到身心疲惫,体力和脑力都消耗很大,但是收获还是很大的。累并快乐!前行的力量忽然来临。

重庆市忠县人民医院冉建忠：忆往昔，杂乱无章的工作显得"随性而已"，课堂上的精准剖析，让我找到不安的差距，甚至"痛恨自己"。敢问路在何方？我在哪里？坚信走出 CPD 课堂上的我，总会有所改变，而不是无言的结局。

曲靖市妇幼保健院余雄武：如何做一个敢抓、敢管、人民满意的院长，自觉压力大、知识匮乏，凭借多年的管理成功经验，我选择了 CPD 管理进阶课程，通过几天的学习，提升了我的管理水平、决策能力，我坚信一定会使百年老院再放光彩，造福一方。

中国人民解放军总医院库洪安：用三个字概括学习感受，即"精""实""全"。精：课程精心安排，精益求精。整个过程紧紧围绕管理岗位的角色认知提升，管理过程中的知识与技能掌握，以及角色定位和岗位职责等展开，从而提高我们的管理水平。实：授课老师真情实感，内容注重实际。原本以为一些简单的管理知识却让我们的老师讲解得实在丰富，在老师们绘声绘色的讲解中，我们也更能理解和接受这些陌生的管理理念。全：知识覆盖一应俱全，学员听课全神贯注。课程整体内容翔实丰富，课程设置完整系统，与国际接轨的教学模式及领导力训练非常独特和新颖。尤其是在管理理念灌输的过程中，加入了有效的管理工具和技术，以及一对一的管理解剖，对于我们来讲具有很强的操作性和指导性。

据不完全统计，中国医学科学院北京协和医院、北京同仁医院、北京大学第一医院、北京大学人民医院、北京大学第三医院、北京宣武医院、北京中日友好医院、北京友谊医院、北京朝阳医院、北京康复医院、北京积水潭医院、中国医学科学院阜外医院、中国人民解放军总医院、中国人民解放军总医院第三医学中心、中国人民解放军总医院第六医学中心、中国人民解放军空军总医院、北京和睦家医院、山东大学齐鲁医院、四川大学华西医院、重庆医科大学附属儿童医院、中南大学湘雅医院、中南大学湘雅二院、湖南省人民医院、海南省人民医院、山东省中医药大学附属医院、内蒙古医科大学附属医院、普洱市中心医院、玉溪市人民医院等全国数百家医院接受过 CPD 管理进阶课程暨公立医院院长及后备人才职业化管理培训项目。

（刘海艳　武杰　白凤连　邓志勇）

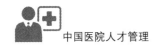

第四节　成"器"——医院岗位胜任力魔方

形而上者谓之道,形而下者谓之器。如果说道是无形的思维认知规律,那么器就是有形的模型和工具。"工欲善其事,必先利其器",人才管理的创新和变革要想落到实处,就需要引入新的管理模型和工具。岗位胜任力模型聚焦人才能力管理,着眼于面向未来的人才岗位胜任力构建与培养,与以往专注于标准的岗位任职资格体系有着本质的不同。面向医院岗位序列开发的岗位胜任力模型,为医院人才的选拔、任用、培育、保留和继任提供了有力的抓手,而且这种基于素质和能力的人才管理方法是动态的、发展的、系统的,与医院人才管理平台化、生态化的发展趋势相契合,更能体现人才管理变革的进化优势。

1. 医院岗位胜任力模型构建

基于能力管理的医院岗位胜任力模型的构建,是在已有的国内外关于医学人才岗位胜任力模型的研究和框架共识的基础上,提炼出通用胜任力、核心胜任力、X 胜任力等维度,并按照医院的职族和岗位序列,灵活组合匹配不同的能力标签。胜任力魔方的研发和使用,一改过去岗位说明书的文字罗列堆砌和僵化,通过魔方不同维度的自由组合和变化,不仅能匹配已有的传统岗位,还能根据医院的人才需求匹配新的岗位,为人才精准画像,适用性更强。胜任力魔方能够根据岗位类型和能力要求的不同,反映不同类别和层级的岗位胜任力,可以广泛应用于人才的选拔、招聘、培养和使用中。

2. 胜任力矩阵

调研发现,目前部分医院虽然也构建了自己的胜任力模型,但是在人才管理中很少使用,常常是图"一时新鲜",过后便"束之高阁"。造成这种局面的原因往往是管理者只是抓住了胜任力模型的"形",而没有摸透背后的"实"。胜任力模型必须有与之相对应的胜任力矩阵和能力素质词典,即在每个职业序列都有与之相对应的胜任力的组合,并对每一条胜任力的能力要求进行具体的界定、解读,配以具体可操作的评价指标维度,这样胜任力模型才能真正落地使用。医疗卫生行业按照职族可以分为医、护、药、技、管等序列,也可以按照关键岗位设置不同的胜任力矩阵。该矩阵是胜任力模型的进一步具体化,并且突出每一职级、每一项胜任力的具体能力要求,这样就可以与胜任力模型和学习路径图结合,不仅可以用于人才的选拔、任用、培育等,还可以用于客观结构化考核、临床情景教学等具体考核标准和教学目标的制定。临床技术族岗位胜任力矩阵举例如图 8-3 所示。

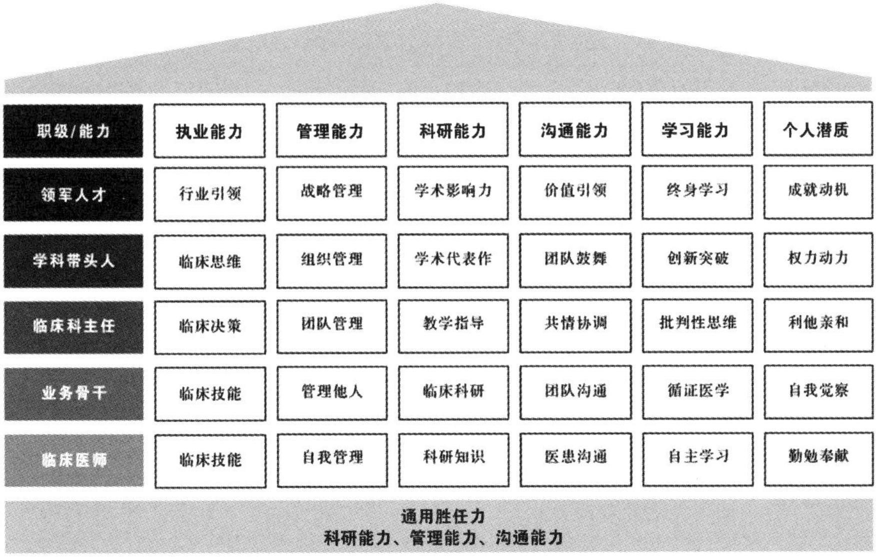

职级/能力	执业能力	管理能力	科研能力	沟通能力	学习能力	个人潜质
领军人才	行业引领	战略管理	学术影响力	价值引领	终身学习	成就动机
学科带头人	临床思维	组织管理	学术代表作	团队鼓舞	创新突破	权力动力
临床科主任	临床决策	团队管理	教学指导	共情协调	批判性思维	利他亲和
业务骨干	临床技能	管理他人	临床科研	团队沟通	循证医学	自我觉察
临床医师	临床技能	自我管理	科研知识	医患沟通	自主学习	勤勉奉献

通用胜任力
科研能力、管理能力、沟通能力

图 8-3　临床技术族岗位胜任力矩阵

表 8-1 至表 8-5 是对具体几项胜任力能力等级划分的文字描述,即对领导能力、沟通能力、执行能力、成就导向、决断能力的举例展示。这样可以避免管理者在对人才能力进行评价时主观随意性太强、不同管理者对同一名人才评价标准不一的情况,提升了胜任力模型应用的科学性和实用性。

表 8-1　领导能力等级

等级	行为等级的参考标准
杰出	能统筹好各方资源,保证物尽其用,打造出一支凝聚力强、向心力强的工作团队,能够建立自己独特的领导风格
优秀	能把资源进行一定的统筹,准确把握团队工作效率,查找问题,提出解决方案,带领员工团结一心完成各项工作
合格	有条理地制订计划并合理安排实施计划,能够协调本部门的内部关系,高效利用资源和精力,注重团队凝聚力的建设
不合格	无法制订出有效的工作目标和计划,不善于制定工作的标准和流程,杂乱无序地开展工作,不懂管理员工,员工缺乏向心力和凝聚力

资料来源:任康磊.岗位管理与岗位胜任力模型构建实战[M].北京:人民邮电出版社,2021:105.

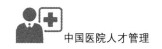

表8-2　沟通能力等级

等级	行为等级的参考标准
杰出	沟通时有较强的个人魅力,影响力极强,有很强的感召力
优秀	能够与领导、员工进行清晰的交流,表达流畅,主次分明,易于理解
合格	工作中遇到问题能够及时向领导汇报,并与员工进行交流和沟通
不合格	不善表达与沟通,不能与各关联部门处理好关系和问题

资料来源:任康磊.岗位管理与岗位胜任力模型构建实战[M].北京:人民邮电出版社,2021:105.

表8-3　执行能力等级

等级	行为等级的参考标准
杰出	对与计划的实施有强大的推动能力,并能在计划实施过程中,适当监控和指导,根据计划的执行效果进行跟踪、反馈和改进
优秀	有一定的计划推行实施能力,对计划的实施有一定的监控能力,能较好地协调各方面的资源
合格	能够较好地理解并执行上级的指令
不合格	对于上级给予的指示无法较清晰地传递给下属;计划的推行实施能力差,无法调动各方面的资源,不能对计划的实施进行控制、反馈与跟进

资料来源:任康磊.岗位管理与岗位胜任力模型构建实战[M].北京:人民邮电出版社,2021:105.

表8-4　成就导向等级

等级	行为等级的参考标准
杰出	主动性很强,工作有激情,有自己明确的发展目标,敢于挑战更高的职务,并通过自身感染周围的员工
优秀	进取心强,追求卓越,并主动学习,接受培训
合格	具有一定的进取心和工作的主动性
不合格	不思进取,满足现状

资料来源:任康磊.岗位管理与岗位胜任力模型构建实战[M].北京:人民邮电出版社,2021:105.

表8-5　决断能力等级

等级	行为等级的参考标准
杰出	在复杂的情况下能够表现出高度的理性,迅速做出决断
优秀	对于突发的事情能够当机立断,迅速做出决断,对于员工提出的建议能够合理地思考并做出决定

（续表）

等级	行为等级的参考标准
合格	做决策时需要借助他人的力量,通过协调决定
不合格	优柔寡断,延误时机,判断困难

资料来源:任康磊.岗位管理与岗位胜任力模型构建实战[M].北京:人民邮电出版社,2021:105.

3.胜任素质词典

结合医院岗位胜任力模型,参考 HAY/McBer 公司的胜任力分级素质词典,编写一套适用于在医院进行岗位胜任力评价的胜任素质词典,作为胜任力评价工作表。下面以变革管理为例,说明胜任素质词典的编制方法,如表 8-6 所示。

表 8-6　胜任素质词典分级评价表——变革管理

层次	题项
管理变革的强度	
-1.抗拒。对所有的变化持防御心态	(1)对与现状不同的情况感到不安 (2)不喜欢有波动的工作环境 (3)持刻板印象,认为变化没有好处,只有坏处 (4)态度强硬,反对任何制度性的改变
0.无动作。对环境变化无任何知觉,或仅做上级交代的任务	(1)满足于周遭的环境数十年如一日 (2)凡事持"萧规曹随"的态度,不做任何改变 (3)不理会上级交代的工作之外的事情
1.能感知到环境的变化,但无法提出具体因应的策略及方法	(1)能感受到周遭的环境在改变,持被动适应的态度 (2)没有办法对环境的变化提出因应的策略及方法
2.能体认出组织确实存在与外在环境不相合之处,并提出具体因应的策略及方法	(1)可以明确地辨认出环境的变化,并提出具体因应的策略或方法 (2)持"医院必须随着环境变动而变动"的观点,并传达变革信息给组织成员
3.能提出具体因应的策略及方法,并能说服组织中的成员认同其观点	有能力让其他成员认同个人所提出的观点
4.能运用多样化的技术或方法,鼓舞人员参与改变的行动	(1)能鼓舞成员乐意参与所提出的行动 (2)能运用周详的策略让医院面对环境的变化

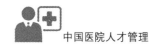
（续表）

层次	题项
5.能运用策略,借由系统的激励方式影响他人,使他人愿意接受创新,使整个医院都拥有执行创新能力	(1)所制定的策略或方法可以提升成员接受变革的意愿并采取具体的行动 (2)能提出具体的策略或方法促成团体行动以执行变革

（刘海艳　韩根东）

第五节　用"术"——医院人才管理三大核心能力

术是技术层面上的具体实践方法。人才管理需要对影响人才发挥作用的内在因素与外在因素进行计划、组织、协调和控制。实践中,人才管理主要从战略和医院发展需求出发,围绕学科建设进行人才队伍建设,针对不同人才群体形成差异化的管理系统。这一过程包含员工职业生命周期的所有方面如选拔、任用、激励、培育、保留和继任等。因此,人才管理的具体方法丰富多样,林林总总,难以一一呈现。我们从能力管理的维度,遴选三大核心能力模型,包括医院人才能力评估模型、医院人才能力进阶模型和医院人才管理成熟度模型。这三大模型从微观到宏观,为医院管理者的人才管理具体实践提供参考。

一、医院人才能力评估模型

人才评估是医院管理中的一项重要的价值判断活动,没有科学评估就没有科学管理。医院人才评估涉及方方面面,如能力评估、绩效评估、岗位聘任评估、人才梯队及学科健康度评估等。从人才能力评估的维度,常用的模型、工具有人才盘点九宫格、人才地图,高潜人才评估模型,领导力评估模型等。

1. 医院人才盘点工具

(1)九宫格——人才能力与分布

九宫格(见图 8-4)是人才盘点中常用的工具,通常包含绩效和能力两个维度;横坐标为绩效,纵坐标为能力。按照评估结果的高中低划分为不同的等级,横纵交叉构成九个不同的格子。例如,9 号格代表高绩效、高能力的明星人才;7 号格代表高绩效、低能力的待提升人才;3 号格代表高能力、低绩效的关注人才;而 1 号格则代表低绩效、低能力的待优化人才。

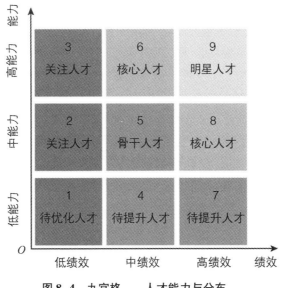

图 8-4　九宫格——人才能力与分布

明确人才在九宫格中所处的位置需要建立在前期搜集的信息的基础上。通过对人才进行测评、绩效考核等一系列的盘点之后,得出人才盘点数据,最终呈现一张九宫格图:将人才盘点的结果直观、可视化地展示出来,对人才进行分类管理,并根据人才在九宫格中所处的位置采取相应的人才管理举措。

绩效—能力九宫格是一种常用的九宫格形式,除此之外,还可以按照绩效和潜力两个维度制作绩效—潜力九宫格,我们称之为高潜九宫格。潜力反映了人才的未来,预测了未来人才能够被提拔一个层级或多个层级的可能性。它适用于组织人员稳定且整体能力水平较高的情况,组织人才盘点着眼于未来,目标是为了发现高潜人才。

(2)人才地图——组织人才概况与梯队

人才地图能够帮助组织明晰人才分布和梯队状况,进而采取相应的人才管理举措。以中国医学科学院北京协和医院为例(王子姝,2017),通过开展人才盘点,围绕科室人员行为能力、业绩表现进行评价,全面测评科室人员的能力和绩效状况;采用 360 度评估法,参考所在岗位标准,评估科室人员能力;通过人才测评,考察科室人员潜质,预测其发展空间和在未来岗位上的胜任水平;通过客观业绩数据,如手术量、门诊量、患者满意度等或年度自评总结,考核科室人员在目前岗位上的工作成果。

经测评获得某科室人员在九宫格中的位置情况后,将该科室所有人员分布在一个九宫格中,如图 8-5 所示,9 号格的陈 XX 是绩效与能力双高的高潜人才,且任科室负责人,是明星人才;6 号格的肖 XX 是有一定潜力的优秀员工,是科室的业务骨干;7 号格的张 XX 绩效偏低但能力较高,作为刚入职的住院医师,需在工作方式方法上给予辅导;8 号格的王 XX 是绩效合格、潜力较高、未来可晋升的人员;3 号格的马 XX 绩效优秀但潜力偏低,多为高年资的专业人员;刘 XX、李 XX、吴 XX、高 XX 在 5 号格内,是可达到现在岗位的绩效标准、拥有一定潜力的人员;2 号格的李 XX 是达成绩效目标但能力欠缺者,可给予培训机会,在现岗位上继续发展,提升绩效和能力。经过这样的评估、分析和排布之后,就构成了一幅九宫格人才地图。通过九宫格人才地图,组织人才分布、梯队状况一目了然,管理者可以做到心中有数,采用的人才管理举措可以更加有针对性、有的放矢。

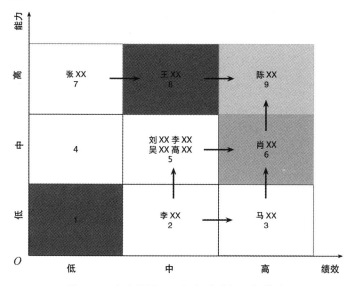

图 8-5　人才地图——组织人才概况与梯队

2. 高潜人才评估模型

医院管理者经常面临想用人时却无人可用的困境,而采用外部招聘的方式填补关键人才缺口成本高,容易出现"水土不服";此外,一些从医院流失的人才在其他医院表现卓越,反映出这些高潜人才被埋没,医院没有提前识别和激励他们;医院采用单一、固定的模式按部就班地培养人才,导致那些本该进入快车道的高潜人才没有足够的机会成长,从而造成高潜人才浪费和流失。面对这种局面,医院管理者应将目光聚焦于内部,通过人才盘点发掘高潜人才,通过有效的培养和激励措施激发人才效能,从而有效地解决医院人才短缺的困境。

如何识别高潜人才?管理咨询大师拉姆·查兰(Ram Charan)提出的高潜人才行为特征可以作为选拔标准:①他追求的目标是什么?是想担任领导,还是只满足于成为个人贡献者?②他的成就感源于何处?是通过自己努力达成目标,还是愿意激励他人且与他人协作?③他对个人专长之外的领域是否感兴趣?④他是否有一套行之有效的办法来帮助自己持续学习,不断掌握新的技能,不断磨砺自己的意志品质,逐步实现自己的梦想?⑤他是否勇于接受挑战,愿意处理日益复杂的困难局面,并能把偶尔的失败当成绝佳的学习机会?

在医院管理实践中,高潜人才的选拔可以通过推荐、自荐、九宫格等方式,并通过360度评估、行为事件访谈、评价中心、心理测验等方式综合评估候选人各方面的能力潜质。

高潜人才候选人推荐表如表8-7所示。

表8-7　高潜人才候选人推荐表

标准	非常同意 (5)	同意 (4)	不确定 (3)	不同意 (2)	非常不同意 (1)
在完成任务时能够获得具体的结果					
对新想法和建设性反馈持开放态度					
勇于创新					
愿意承担新的和看起来重大的责任					
对组织的使命、愿景、价值观和目标有深刻理解					
是一个自我管理的终身学习者					
能够成为一位有效的团队成员					
能够有效地领导一个团队					
获得了中上层领导和同事们的尊敬					
候选人姓名: 评语: 推荐意见:□推荐　□不推荐 推荐人:					

高潜人才战略是加速高潜人才成长的一种战略性干预手段,影响组织未来领导力的发展,需要组织专门设计和精心实施。明确高潜人才标准是开展高潜人才选拔和培养活动的前提,清晰的选拔流程和有效的测评方法有助于发现高

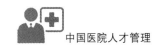

质量的高潜人才。培养高潜人才有五种常用的方法,即课题培训、行动学习、导师指导和教练辅导、发展型任务和轮岗、测评反馈和个人发展计划。医院可以将上述方法整合为一个学习旅程,加速高潜人才成长。

3. 领导力评估模型

"有战略却不执行,是在做白日梦;有执行却无战略,是在做噩梦;若无领导力,则二者皆是镜中花、水中月。"(田效勋等,2021)领导力对于医院中高层管理者而言同样至关重要。

领导(Leadership)不同于管理(Management),管理关注基层,思考的是"怎样才能有效地把事情做好";而领导关注高层,思考的是"我想成就的是什么事业"。用彼得·德鲁克的话就是"管理是正确地做事,领导则是做正确的事"。华伦·贝尼斯(Warren Bennis)说:"管理是有效地顺着成功的梯子往上爬,领导则是判断这个梯子是否搭在了正确的墙上。"(柯维,2020)

作为医院的中高层管理者,应该具备的领导力包括以下维度:

(1)**战略思维**。对外部环境中影响组织竞争优势的变化敏感;有所选择,懂得取舍;平衡短期和长期利益;考虑到整体和局部的紧密关联性;通过鼓舞人心的愿景进行引领。

(2)**高质量决策**。让拥有不同专长和掌握合适信息的人参与决策;倾听经过深思熟虑的不一致的声音;对个人偏见有觉察,善于整合大家的意见;从复杂信息中找到联系和模式;面对不确定性表现出决断力;经过系统思考,不简单接受既有选项,而是拿出针对复杂问题的创新解决方案。

(3)**引领变革**。确定问题,抓住机会发起变革;发动众人制订变革方案;为未来构建愿景,并影响内部和外部的利益相关者;围绕文化和变革问题建立共同的思维模式;理解他人的想法和感受,有效处理他人对变革的抵触情绪;采取切实可行的行动,如在组织中树立代表变革方向的榜样,以推动变革的发生。

(刘海艳　王爱杰)

二、医院人才能力进阶模型

医院人才能力的发展与进阶,需要结合医疗卫生行业的实践性特点,要求人才培养的理论与实践相结合。对于临床医务人员的能力提升而言,临床情景模拟及客观结构化考核能够确保培养和评估考核与医疗实践密切结合。这是对传统的以课程和讲座为主的培训形式的挑战。由韩根东专家团队主编的《临床情景模拟教学培训教案》及《青年医师成长手册：鉴别诊断手绘版》等获得业界广泛好评,一度成为年度畅销书。目前,很多医院都建立了临床情景模拟教学中心,配合《临床情景模拟教学培训教案》的使用,帮助医院明确培训目标、规范培训过程,提升培训效果。

对于医院中高层管理者而言,领导力的提升是更具挑战性的能力进阶过程。领导力的发展有两种模式：一种是水平发展,即知识、技能和胜任行为的增加;另一种是垂直发展,即思维方式的进阶,个体有能力以更复杂、更系统、更具战略性和共生的方式进行思考,它强调思维倾向、身份、心智模式的转换。VUCA 时代更需要领导力的垂直发展,只有这样才能更好地拥抱变革。由韩根东专家团队研发的"领导特质与行为分析""领导力训练""批判性思维与决策"等能力进阶课程,引导和帮助管理者领导力的垂直发展。

学习是一段旅程。戴安·劳(Diane Low)的 EPIC 框架描述了学习旅程的概念。EPIC 的字面意思是"史诗",象征学习之旅是神圣的。每一个字母则代表一种发展方法：字母 E 代表历练(Experience);字母 P 代表人(People),指要从与他人的互动中学习,包括导师指导、朋辈学习、行动学习、教练辅导等;字母 I 代表探索(Investigation),指从信息中学习;字母 C 代表课程(Courses),包括线上和线下的各种学习课程。

学习路径图和员工发展档案是医院对员工的学习发展、人才培养和能力进阶过程进行有效管理的实用性进阶模型和工具。

1. 学习路径图

医学知识的更新速度日新月异,从医学院毕业后,在医疗卫生行业漫长的执业生涯中,能够不断成长的往往是拥有终身学习目标和理念的人。在医院的人才培养中,医院组织和提供的一系列学习与发展的机会属于外驱力,除此之外,个人的内驱力更加重要。"认识你自己"是人最重要的智慧。学习需要内驱力,反映了人自我管理、终身学习的意愿。因此,在个人学习和成长中,自我认知和自律性是两个重要的人格因素。

学习路径的管理同样重要。系统、持续的学习过程及持续的支持和评估能够提升人才培养的效果。医院人才培养与发展需要借助实用工具,将个人职业发展与组织发展结合起来,将教学培训与临床实践结合起来,打造组织与个人价值共生的学习型组织。

2. 员工发展档案

如表 8-8 所示,通过员工发展档案可以全方位、全周期地跟踪员工的任职

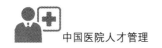

和进阶历程,从而有针对性地制订发展计划并有侧重地培养相应的能力。

表 8-8　员工发展档案

个人发展档案				
个人基本信息				
照片	姓名		部门	
照片	岗位名称		职级	
照片	直接上级		隔级上级	
人才盘点评定等级				
工作经验				
时间		部门		职位
绩效/能力/潜力评价结果				
近三年业绩 完成情况	前两年	前一年	本年	总体评价
近三年业绩 完成情况				
360 度评估				
素质测评				
潜质				
性格风险				
离职风险				
对部门的影响				
可否调动				
个人发展计划				
发展目标	行动	完成时间	责任人	备注

(刘海艳　崔永生　邢佑文　褚福明)

三、医院人才管理成熟度评估

1. 医院人才管理成熟度模型

要评价医院人才管理工作做得究竟怎么样,不能仅凭感性经验和直观印象,需要有科学、系统的评估工具。医院人才管理成熟度模型以医院为核心,以员工发展、组织发展和业务发展为目标,涵盖医院人才管理体制机制、人才管理举措和人才能力供应链各个维度(见图8-6),帮助医院管理者形象、直观地从各个不同的维度对医院人才管理状况进行评价。

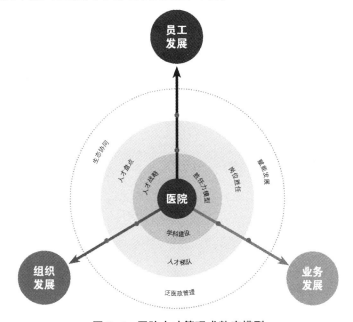

图8-6　医院人才管理成熟度模型

2. 医院人才管理TMC评估

医院人才管理TMC评估旨在提供有关组织人才管理实践的反馈和见解。首先,根据以下量表(见表8-9)提供TMC的频率评级和重要性评级,该评级反映了组织使用TMC的频率。

表8-9　TMC评估

人才管理能力	频率评级	重要性评级
高管团队支持		
高管团队将人才管理视为战略重点		

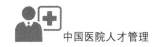
(续表)

人才管理能力	频率评级	重要性评级
高管团队积极参与人才评估流程		
高管团队表达了对人才管理实践进行投资的迫切性		
高管团队支持将人才管理实践整合到医疗机构的运营中		
高管团队每年都会在领导力培养项目中多次授课		
高管团队将至少 20% 的时间用于指导和培养组织中的其他领导者		
平均评分(总计/6 分)		
绩效评估实践		
整个医院的中层管理者都认为绩效管理系统是可信的		
关键岗位的员工认为绩效管理系统是可信的		
中层管理者每年至少两次与上级会面,正式讨论其绩效		
高潜员工每年至少两次与上级会面,正式讨论其绩效		
中层管理者每年都会收到旨在培养人才的 360 度反馈		
平均评分(总计/5 分)		
人才评估实践		
人才评估会议的特点是进行真诚而非政治化的对话		
人才评估会议包含合作与协作式决策		
根据医院的战略重点确定高潜员工		
正式的评估(例如九宫格)被用来根据工作绩效和领导力潜能来规划关键岗位上的员工		
一线或基层管理者对高潜员工进行正式评估		
平均评分(总计/5 分)		
遴选与入职实践		
管理岗位的遴选过程涉及与领导能力相关的基于行为的面试		
向关键职位的外部候选人清楚地说明医院的独特性		
晋升到管理岗位或新入职的员工要完成正式的入职培训		
从医院外部聘请的管理者要完成正式的入职培训		
平均评分(总计/4 分)		

（续表）

人才管理能力	频率评级	重要性评级
领导力培养文化		
医院中的中层管理者将确定高潜员工的过程视为公平、公正的过程		
医院力求将高潜员工的筛选流程透明化		
医院文化不强调与高潜能的职称相关的地位		
员工认为确定高潜员工的过程是公平和公正的		
中层管理者经过培训,可以正式向员工传达对高潜员工的认定		
平均评分(总计/5 分)		
薪酬激励实践		
高管团队将薪酬激励实践作为人才管理实践的重点		
通过绩效评估激励中层管理者支持人才管理实践		
院领导班子提倡和支持薪酬激励的人才管理实践		
平均评分(总计/3 分)		
基于角色的领导力培养		
医院文化不鼓励人才囤积		
医院文化鼓励管理者将高潜员工调岗到医院其他部门,或在整个医疗系统中进行培养		
医院采用行动学习计划,在该计划中,高潜员工通过完成团队项目来学习新技能,这些项目可以解决关键的、医院范围内的问题,并在培训会议中反思其经验		
医院采用轮岗制,这种方式可以让领导者至少有一半的时间被分配到具有挑战性的技能培养岗位		
平均评分(总计/4 分)		
人才管理的投资回报率(ROI)		
院领导班子审查医院的人才管理指标		
医院利用指标和 ROI 分析来评估人才管理实践的有效性		
医院的人才管理指标清晰地传达给医院或医疗系统的管理团队		
平均评分(总计/3 分)		

资料来源:格罗夫斯.人才制胜:医院如何选对人、用好人、留住人[M].杨小红,胡航,石璐,译.北京:科学技术文献出版社,2021.

注:频率评级量表:1=完全不;2=很少;3=有时;4=通常;5=始终。重要性评级量表:1=不重要;2=稍微重要;3=重要;4=非常重要;5=极重要。

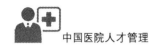

接下来,说明在回顾练习中确定的 TMC 的重要程度,以应对组织当前面临的人才管理挑战。

3.盖洛普员工敬业度调研

盖洛普认为,没有测量就没有管理,如果不知道员工怎么敬业,就不知道怎么管好团队。为此,盖洛普建立了员工敬业度调研指标体系。这套体系的核心理念是人本理论和优势理论,认为要想把人管好,首先要选对人,把人用对,然后给他创造环境,发挥他的优势,这是管人的根本。盖洛普员工敬业度调研的四个维度具体如图 8-7 所示。

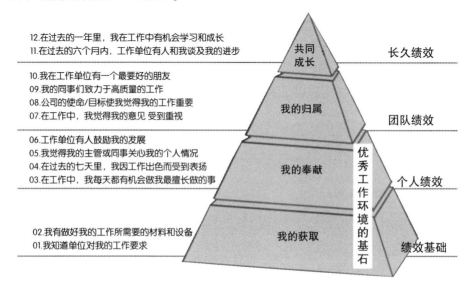

图 8-7　盖洛普员工敬业度调研的四个维度

（刘海艳　高华斌　刘钊）

参 考 文 献

1.COLLINGS D G, MELLAHI K. Strategic talent management: a review and research agenda[J]. Human resource management review, 2009, 19(4): 304-313.

2.GRANT A M, CHRISTIANSON M K, PRICE R H. Happiness, health, or relationships? managerial practices and employee well-being tradeoffs[J].Academy of management perspectives, 2007, 21(3): 51-63.

3.LEWIS R E, HECKMAN R J. Talent management: a critical review[J]. Human resource management review, 2006, 16(2): 139-154.

4.MCCLELLAND D C. Testing for competence rather than for "intelligence" [J]. American psychologist, 1973, 28(1): 1-14.

5.McKinsey & Company. The war for talent[R/OL]. (2001-04) [2022-06-07]. https://www.beteronderwijsnederland.nl/wp-content/uploads/2013/02/War_For_Talent%20McKinsey2001.pdf.

6.NWANISOBI B C, CHRISTOPHER I C. Talent management: a conceptual framework with practical approach [J]. International journal of recent research in commerce economics and management, 2020, 7(4): 1-10.

7.PORTER M E. What is value in health care? [J]. The new england journal of medicine, 2010, 363: 2477-2481.

8.TYSKBO D. Competing institutional logics in talent management: talent identification at the HQ and a subsidiary[J]. The International journal of human resource management, 2019, 3: 2150-2184.

9.WARR P. The measurement of well-being and other aspects of mental health [J].Journal of occupational psychology, 1990(63):193-210.

10.白洁.人才管理"三能"模式:打造组织人才能力供应链[M].上海:复旦大

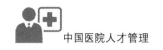
学出版社,2018.

11.北森人才管理研究院.人才盘点完全应用手册[M].北京:机械工业出版社,2020.

12.蔡晗,褚玉晶,曲晶.基于新职工职业生涯规划调查的医院人才管理对策分析[J].江苏卫生事业管理,2021,32(6):30-732.

13.陈光华.平台创新:构筑国家竞争新优势[M].北京:科学出版社,2021.

14.陈林,韩根东.孕产期全面心理健康促进共识:理论与实践[M].北京:北京大学出版社,2020.

15.陈莹莹.核心创业人才组织承诺与离职倾向的影响关系研究[D].无锡:江南大学,2009.

16.程晓军.浅议中国古代典籍中的人才观[N].中国社会科学报,2021-01-25(6).

17.稻盛和夫.干法[M].曹岫云,译.北京:机械工业出版社,2021.

18.德鲁克.知识社会[M].赵巍,译.北京:机械工业出版社,2021.

19.德鲁克.卓有成效的管理者[M].许是祥,译.北京:机械工业出版社,2022.

20.丁双凤.公立医院核心人才流失情况分析及留用策略[J].人力资源开发,2021(11):34.

21.樊代明.过于关注微观,医学或将走偏[EB/OL].(2018-03-02)[2022-06-06].http://jjckb.xinhuanet.com/2018-03/02/c_137010050.htm.

22.方鹏骞,王一琳.我国公立医院治理能力现代化的关键问题与体系构建[J].中国医院管理,2020,40(8):3.

23.冯友兰.中国哲学史[M].北京:中华书局,2014.

24.格罗夫斯.人才制胜:医院如何选对人、用好人、留住人[M].杨小红,胡航,石璐,译.北京:科学技术文献出版社,2021.

25.顾璟,李博,钦嫣,等.大型公立三甲医院高级职称自主评审现状[J].解放军医院管理杂志,2019,26(12):1142-1144.

26.桂克全.解密华西[M].北京:光明日报出版社,2014.

27.哈默,贾尼尼.组织的未来[M].陈劲,姜智勇,译.北京:中信出版社,2021.

28.韩根东,白丽萍,魏文华.现代医院岗位描述与职责管理[M].长春:吉林电子出版社,2010.

29.韩根东,徐希胜,王乐华.青年医师成长手册:鉴别诊断手绘版[M].长春:吉林电子出版社,2018.

30.何欣.人才战略:人才战略规划梯队、盘点及激活之道[M].北京:中国法制出版社,2020.

31.胡敏.在协和,他们是怎样培养出一名优秀医生的? [EB/OL]. (2019-05-08) [2022-02-22]. https://www.iyiou.com/analysis/2019050899573.

32.胡塞尔.纯粹现象学通论[M].李幼蒸,译.北京:商务印书馆,1992.

33.黄志伟.华为人力资源管理[M].苏州:古吴轩出版社,2019:94.

34.纪婷婷,孟纪蕊,张群,等.我国医师能力评价研究述评[J].中国社会医学杂志,2019,36(3):297.

35.柯维.高效能人士的七个习惯[M].高新勇,王亦兵,葛雪蕾,译.北京:中国青年出版社,2020:121.

36.劳勒三世.重塑人才管理[M].何缨,谈茜婧,张洁敏,等,译.北京:机械工业出版社,2019.

37.李常仓,赵实.人才盘点:创建人才驱动型组织[M].北京:机械工业出版社,2019.

38.李杨,瞿甦,浦佳静,等.三级综合医院人才评价体系的构建及应用[J].江苏卫生事业管理,2021,32(8):1016-1018.

39.李忠良,李静红.《资本论》缩编本[M].北京:人民出版社,2014.

40.刘晨昕,王晓燕,郭蕊,等.北京三级公立医院科层制管理现状研究:以科层制理论为基础[J].中国医院,2018(10):26-29.

41.曼金斯.真相了,一流公司拼的不是人才数量,而是用人方法[EB/OL]. (2017-02-20) [2022-06-13]. http://www.hbrchina.org/2017-02-20/4990.html#.

42.彭剑锋.数字化的人力资源管理如何重塑组织与人[EB/OL].(2021-03-19) [2022-06-13]. https://m.eeo.com.cn/2021/0319/480374.shtml.

43.仟康磊.岗位管理与岗位胜任力模型构建实战[M].北京:人民邮电出版社,2021.

44.任康磊.人才梯队建设与人才培养[M].北京:人民邮电出版社,2021.

45.尚水利.新时代管理变革的特点[J].项目管理评论,2020(30):43-45.

46.水藏玺,向荣,刘洪良.胜任力模型开发与应用[M].北京:中国经济出版社, 2019.

47.苏建.现代医院人才培训机制的构建与实施[J].人才资源开发,2021(15):14-15.

48.孙亮洁.论劳动如何促进人的自由而全面发展:基于马克思主义经典著

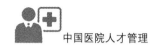

作视角[J].新经济,2021(10):28.

49.田效勋,李颖,刘瑞利.高潜人才:培养下一代领导者[M].北京:中国人民大学出版社,2021.

50.王怀明.组织行为学:理论与应用[M].北京:清华大学出版社,2014.

51.王乐华,韩根东.临床情景模拟教学培训教案[M].济南:山东大学出版社,2020.

52.王卫.天津市公立医院人才管理研究[D].天津:天津大学,2018.

53.王子姝.探讨人才盘点在医院人才管理中的应用[J].中国医疗管理科学,2017,7(5):41.

54.谢玉梅,韦惠杰.公立医院高层次人才队伍建设的路径[J].人才资源开发,2021(16):26-28.

55.徐明.中国共产党百年人才思想的理论进路与实践向度[J].北京社会科学,2022(2):6-17.

56.徐晓霞.敏捷人才管理[M].北京:电子工业出版社,2021.

57.闫斐.对新时期高校高层次人才引进工作的思考[J].教育教学论坛,2019(16):2.

58.严正,卜安康.胜任素质模型构建与应用[M].北京:机械工业出版社,2011.

59.阳毅,万杨.人才管理研究综述与展望:一个整合的研究框架[J].科技与经济,2022,35(1):76-85.

60.杨少杰.进化:组织形态管理[M].北京:中国法制出版社,2019.

61.杨永燕,樊代明:从7个方面推进整合医学[EB/OL].(2015-10-29)[2022-06-06]. https://www.cn-healthcare.com/article/20151029/content-479248.html.

62.张男.我国公立医院人力资源管理制度变革研究[D].北京:首都经济贸易大学,2015.

63.张抒扬,张舒.中国住院医师培训精英教学医院联盟住院医师核心胜任力框架共识[J].协和医学杂志,2022,13(1):17.

64.张铁山.综合医院岗位评价模型的评估与应用研究[D].长春:吉林大学,2013.

65.张英.医院人力资源管理[M].北京:清华大学出版社,2017.

66.甄永亮.马克思主义视阈中的人的全面发展理论及其当代价值[J].长春工业大学学报(社会科学版),2008,5(20):4.

后　记

与韩根东教授第一次握手是在国家卫生健康委干部培训中心举办的"第56期 CPD 管理进阶课程暨公立医院院长及后备人才职业化管理培训项目"上。我有幸受邀为来自全国各地的医院院长及中高层管理者讲授"医院信息化建设和数字化转型"课程。或许是课前的用心思考，这堂课得到了韩教授及参训学员的肯定与好评。自然，我与韩教授有了更多的交流，从工作到生活，久而久之成了忘年交，颇有"高山流水遇知音"之意。

记得那是在 2021 年的 11 月，受新冠肺炎疫情影响，北京多处小区被封闭管控。疫情下的人们处于焦虑、不安与恐惧之中。韩教授与女儿同时被"居家隔离"。但在隔离期间，父女俩彼此鼓励，韩教授完成了《中国医院人才管理》这本书的科研立项、技术路线和目录设计，他的小女儿也完成了《隔离日记》的撰写。我有幸在第一时间分享他们的快乐，受邀一起完成《中国医院人才管理》一书的编写工作。

坦言之，起初看到"人才管理"这个题目，我的理解并不深刻，但内心却有一种驱动的力量，鼓励我参加"中国医院人才管理"课题研究。这种驱动力随着研究的不断深入，尤其是在我主导了本次田野调查与实证研究后更加清晰，也让我找到了初心。也正是这种初心的力量，让我一次次挑灯夜战，一张张草图绘制，一字字推敲思考。突然有一天，晨曦照射在书桌上，"从资源驱动到人才驱动"让冥思苦想的我豁然开朗、灵光乍现、思如泉涌，或许这就是"觉醒与唤醒的力量"。

2021 年 12 月 9 日，《中国医院人才管理》编委会成立，我们以"云视频"的形式与来自北京、山东、云南、广州等地的三十余位专家学者、书记、院长进行了学术探讨，主要对本书的科研立项、编写内容、技术路线及拟创新点进行论证，同时明确各章节执笔人。

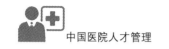

2021 年 12 月 27 日,第二次视频会议召开,通过前期文献检索、实践梳理,最终编委会达成共识:将"从管控到赋能,从胜任到创造,聚焦数字化和生态化组织赋能与人才发展"作为本书的切入点,并对各章节撰写思路、核心要义、体例要求予以明确。

2022 年 1 月 17 日,第三次视频会议决定将"团队与个人视域融合,医院与人才价值共生"作为理论创新点,并明确提出"医院与人才相互支撑、彼此借力、点与点链接,形成医院结构网,构筑医院与人才'协同共生,价值共享'的新型合作关系"作为本书的核心主旨。

2022 年 2 月 16 日,第四次视频会议,编委会以"共同学习、共同改变——团队构建"为主题,分享编写心得,聚焦原始创新,并邀请韩教授针对科研创新、工具建模等方法论进行专题讲座,旨在攻坚克难,完成模型、工具、图表的设计。

2022 年 4 月 18 日,第五次视频会议将全书样稿提交编委会集体审议,并由任勇、曾勇、张艳丽、曹英娟、邢佑文、俞水、于杰、周云波八位同志从不同视角进行点评。同时,邀请北京大学医学人文学院教授王一方、中国科学院心理研究所研究员樊春雷、国家卫生健康委员会体制改革司主要领导等专家学者进行评审,并定于 4 月 28 日交付北京大学出版社出版。

没有任何行政干预,没有任何劳动报酬,没有任何奖项授予,完全是一种自动、自发的激情投入,跨学科、跨地域的极限挑战,这背后是怎样的驱动?正如韩教授所讲,人生最幸福的是读懂,最快乐的是共鸣,最幸运的是志同道合牵手同行。大家之所以不为名、不为利、不为职称而全身心投入,是与生俱来的职业情怀、历史使命和责任担当。也正是基于共同的价值观,大家才执笔撰稿、用心思考,进而产出一系列科研成果。即使因疫情而不能谋面,彼此也依然相互理解。正如山东大学齐鲁医院人事处副处长俞水所讲:"志合者,不以山海为远。"尽管疫情隔离彼此不能见面,但目标一致,心在一起,相信我们一定会交付一本集大成、有格局、接地气三位一体的中国医院人才管理学术佳作。

编写的过程既是总结、凝练、理论升华的过程,又是赋能、创造、理论创新的过程,更是新思想、新文化觉醒的过程。大家在彼此感叹疫情对生活的改变的同时,也真实地体验了一次数字化时代全新的合作与工作模式。这充分说明了大家对人才管理理论和方法的渴求与重要共识。更具有"现象学"意义的是,本书并非传统人事部门主导的理论实践总结,而是一个跨学科集成、多学科合作、网状化结构协同完成的一部中国医院人才管理学术佳作。更有趣的是,全书的理论创新、技术创新在编写过程中得以充分"验证",比如教练技术、沟通激励、赋能创造等,让每一位编委会成员在不知不觉中完成"特殊体验",从某种角度为医院人才管理做了一个"实证"注解。实践证明,医院人才管理已经突破传统人事管理、战略人力资源管理,走向了一种更加多维、精细化、生态化的综合治理时代。

科学研究从来都不是一帆风顺的,关键在于能否熬过瓶颈期。静下心来去思考,忍住孤独与寂寞,科学研究总会拨开云雾见阳光。起初,大家对人才管理的认知是片面、碎片化的,仍停留在传统人事管理的选拔、任用、培育和激励等方法层面;对自己的人才管理实践充满自信,对人才管理的预期仍是方法论层面的"拿来主义"导向,认为最佳实践的范例可以"迁移"为我所用。随着实证调查和理论研究的深入,大多数参编人员进入了一个"迷茫时区",甚至是一个"黑障阶段"。随后,每一位参编人员都进入了一个自我突破的提升阶段,开始更加深入地思考医院人才管理的深层动因和理论体系。为什么要研究医院人才管理? 医院人才管理的核心问题是什么? 我们提出的解决方案是什么? 一次次的交流碰撞,带来了大家对医院人才管理认识的"蝶变",这种团队认知"进阶",完美地重现了医院日常活动中人才、团队甚至医院学习、求知、创新、应变的过程,这种过程并没有非常强大的科层制管理压力,也没有行政管理的要求,而是一种上下同心的团队成长,一种视域融合的能力进阶。中国医院人才管理的研究成为一次医院人才管理的"田野调查"和"现象"体验。

在实证调查中,课题组采取了一种基于真实世界的"现象学"研究方法,不做预设地利用群体认知调查来为医院人才管理画像,深度解读和阐释"百家医院、千人建言、万人认知",以发掘当下医院人才管理最直接的现象与个体感受。问卷调查是一种进阶、"压茬"式的推进,正向激发式地吸引医院参与调查,提供建言,发表见解,形成了一种"不受干扰"的意见表达。这种研究方法不预设科层制体系,去掉了传统单向管理的思维"藩篱",是一种基于全员的平等参与和互动,正是这种方法,为我们理解人才管理提供了借鉴。人才管理应该面向人的自由而全面发展,医院要为其构建"人人皆可成才,人人尽展其才"的生态环境,以及从组织到个人,"上下同心,双向同欲"的多维、多元治理模式。因此,更多的非人事专业人员主动参与人才管理研究,个体主动参与人才治理,这是医院人才管理的一种趋势,是一种可喜的现象与良好的势头。

作为本书的主编之一、医院信息部门的主管,通过研究与学习,我更清晰地认识到人才管理理论体系与方法的欠缺,更庆幸参与研究获得收获。在数字化转型和创新变革驱动的新时代,不懂人才管理的部门主管将难以带来团队创新

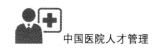

变革、激发团队创新活力,也必然无法落实医院的战略目标,无法实现医院的社会价值。与医院人事部门协同的各类部门不关心人才管理,将极大地消解医院战略人力资源管理的目标及其预期价值。同样的,如果个体仍坐等医院单向推动建立满足人才发展的环境,但自身缺乏主动规划,怠于参与医院人才管理治理,那么医院的战略就不可能直达和激发个体。

一次非人事专业人员的人才管理研究,可以看作一种人才管理发展的新现象。从专业角度来看,虽然有些突破传统的专业认识,一些创新的认知还有待商榷,但期待更多元的专业人士、专家参与到这个领域的探索中来。

相较于本书提出的理念和理论,我们更期待这种多元、多维探索的模式的认同,尤其是非人事专业人员对人才管理的关注,带来一个开放的医院人才管理理论体系、包容的医院人才管理实践探索,让医院人才管理的理论和实践在创新与变革时代,走向新的进阶发展阶段,给医院的创新、可持续发展及价值提升带来新的启示。

是为后记,期待我们的研究开启一个新的探索维度。希望本书能为医院不同层面的读者带来启发。因研究的局限和表述的不足,书中不当之处或错漏之处在所难免,欢迎大家提出建设性建议,一同探究医院人才管理,聚人才之势,应未来之变。

《中国医院人才管理》课题组副组长

2022 年 6 月于北京